Con la colaboración de

Omega

Grupo Almirall

PIEL Y ALERGIA

Roberto Pelta Fernández
Enrique Vivas Rojo

PIEL Y ALERGIA

DIAZ DE SANTOS

Motivo de cubierta: «Paisaje imposible» (técnica mixta).
Autor: **Javier de las Heras**

Ediciones Díaz de Santos, S. A.
Juan Bravo, 3-A. 28006 MADRID
España

ISBN: 84-7978-298-6
Depósito Legal: M. 11.074-1997

Diseño de cubierta: Angel Calvete
Fotocomposición: Fer, S. A.
Impresión: Edigrafos, S. A.

COORDINADORES-AUTORES

Pelta Fernández, R.
Médico Adjunto de Alergología del Hospital General Universitario Gregorio Marañón, Madrid.

Vivas Rojo, E.
Jefe del Servicio de Alergia e Inmunología de la Clínica Naval Nuestra Señora del Carmen, Madrid.

AUTORES

De Barrio Fernández, M. J.
Médico Adjunto de la Sección de Alergología. Hospital General Universitario Gregorio Marañón, Madrid.

Bueno Marco, C.
Médico Adjunto del Servicio de Dermatología. Hospital General Universitario Gregorio Marañón, Madrid.

Harto Castaño, A. L.
Médico Adjunto del Servicio de Dermatología. Hospital Ramón y Cajal, Madrid.

De las Heras Calvo, J.
Médico Psiquiatra y Profesor de Psicopatología de la Universidad Complutense, Madrid.

Hernández Arbeiza, F. J.
Médico Especialista en Alergología, Facultativo Especialista de Área. Unidad de Alergología. Hospital San Pedro de Alcántara, Cáceres.

Hernanz Hermosa, J. M.
Médico Adjunto del Servicio de Dermatología. Hospital General Universitario Gregorio Marañón, Madrid.

Herrero López, M.ª T.
Médico Adjunto de la Sección de Alergología. Hospital General Universitario Gregorio Marañón, Madrid.

Martínez Molero, M.ª I.
Jefe de Sección de Alergología Infantil. Hospital General Universitario Gregorio Marañón, Madrid.

Pelta Fernández, R.
Médico Adjunto de la Sección de Alergología. Hospital General Universitario Gregorio Marañón, Madrid.

Rubio Sotes, M.ª
Jefe de la Sección de Alergología. Hospital General Universitario Gregorio Marañón, Madrid.

Tornero Molina, P.
Médico Adjunto de la Sección de Alergología. Hospital General Universitario Gregorio Marañón, Madrid.

Vivas Rojo, E.
Jefe del Servicio de Alergia e Inmunología de la Clínica Naval Nuestra Señora del Carmen, Madrid.

Vizán de Uña, M.ª del C.
Especialista en Dermatología. Centro de Especialidades Médicas. Hospital Nuestra Señora de la Montaña, Cáceres.

Zapatero Remón, L.
Médico Adjunto de la Sección de Alergología. Hospital General Universitario Gregorio Marañón, Madrid.

CONTENIDO

INTRODUCCIÓN

La piel, un órgano que siente, suda y tiene vida propia: breve historia de la dermatitis atópica

Salvo que nos ocasione algún problema, tendemos a ignorar nuestra piel, mientras que sí concedemos una gran importancia a otros órganos como la vista o el oído. Pero en realidad es la piel, a la que con gran frecuencia tratamos con poco mimo, el órgano más extenso de nuestra economía y uno de los que cumple funciones más cualificadas. La piel es un excelente escaparate de nuestra salud física y mental, capaz de delatar a través de sus alteraciones la existencia de trastornos que tienen su origen en los diferentes aparatos y sistemas del cuerpo humano. Resulta muy acertada en este sentido una frase de Montagna: «La piel es un espejo que refleja el bienestar o las calamidades del organismo». Baste con pensar en el rubor que enciende nuestro rostro en situaciones de vergüenza y pudor o en la palidez que aparece cuando el miedo, la inquietud, el sobresalto e inclusive situaciones graves de síncope o shock son vividas por cualquier sujeto.

La piel no es un simple manto de defensa, sino una frontera activa entre el organismo y el medio ambiente, por lo cual el «órgano cutáneo» cumple importantes funciones de cara a la vida de relación del ser humano. Además la piel posee un destacado papel en la preservación de los órganos internos frente al efecto nocivo de la luz solar, siendo la melanina la encargada de protegernos de su posible acción mutagénica, mientras que la capa córnea epidérmica, junto con el colágeno y las fibras elásticas de la dermis, amortiguan las diversas agresiones y traumatismos.

La piel está inervada por casi un millón de fibras nerviosas, distribuidas en forma de terminaciones libres y de corpúsculos sensoriales dotados de un alto grado de diferenciación, para poder discriminar de manera eficaz sensaciones tan heterogéneas como el dolor, el frío, el calor, el picor y el tacto. Este último es un vehículo importante de la afectividad, decisivo en los primeros meses de vida para el desarrollo emocional del niño y con una participación determinante en la sensualidad durante la vida adulta, formando parte en definitiva de lo más íntimo de nuestro ser.

Dependemos de la piel para que nuestro organismo se adapte a los cambios climáticos, destacando en este sentido la acción termorreguladora del sudor, un líquido de sabor salado capaz de enfriar la piel al evaporarse de la superficie corporal. Cualquiera que sea la fuente generadora del cambio térmico, el organismo tiene que guardarse de no acumular demasiado calor, despidiéndolo fundamentalmente a través de la respiración y por medio de la sudoración. Al evaporarse la secreción sudoral de la superficie cutánea, la sangre que circula por la dermis verá disminuida su temperatura, evitando en definitiva el excesivo calentamiento de órganos internos de vital importancia. El órgano cutáneo contribuye así al mantenimiento de la llamada «homeostasis», un concepto que fue acuñado por el genial fisiólogo francés Claude Bernard (1813-1878).

Una prueba sumamente demostrativa de lo mucho que contribuye la piel a preservar nuestra individualidad la encontramos en los «dermatoglifos», constituidos por la configuración característica de las crestas y surcos de las palmas y de las plantas. Dichas estructuras muestran una disposición única, y por tanto irrepetible en cada individuo, que permite su identificación mediante las huellas dactilares, fundamentalmente de cara a despejar dudas en el terreno de la investigación policial.

Los cosméticos han entrado a formar parte de nuestra vida cotidiana, pues como afirma Jean-Jacques Deutsch en su libro *Las estaciones de la piel*: «Actualmente, las pieles viejas se llevan cada vez menos. Entonces, por una cuestión de elegancia, se intervienen, se estiran, se sustituyen, se zurcen, se remiendan». La obsesión por lograr la eterna juventud, uno de los mitos perseguidos por la Humanidad desde los tiempos más ancestrales, puede llegar en ocasiones a límites insospechados. Elisabeth Bathori, conocida como la «condesa sangrienta», se casó en 1575 con el conde palatino Ferencz Nádasdy. Dotada de gran belleza, manifestó desde joven una serie de ocupaciones extrañas, pues disfrutaba al pinchar a sus jóvenes costureras con agujas para ver cómo brotaba la sangre o al untar con miel el cuerpo desnudo de una sirvienta, exponiendo a la desdichada a la mordedura de las hormigas. Su principal preocupación era la posibilidad de envejecer, recurriendo con asiduidad a brujas y hechiceras para que le facilitasen filtros mágicos. Tras la muerte de su esposo comenzó a reclutar sirvientas jóvenes, que gozasen de buena salud, para torturarlas cruelmente en su castillo. Asimismo, adoptó la costumbre de tomar baños de sangre, con el ánimo de cuidar su cutis, para lo cual ordenaba coser los labios de sus prisioneras a fin de que no pudiesen gritar y, tras abrirles los vasos sanguíneos, se hacía verter la sangre aún caliente sobre la piel. La referida aristócrata llevaba a cabo sus siniestras prácticas con ayuda de un eunuco y dos viejas, que arrojaban a las muchachas a una cueva, donde las degollaban y recogían su fluído vital en barreños.

Las enfermedades cutáneas son sin lugar a dudas las más importantes, pudiendo alterar de manera importante la vida del sujeto que las padece, y llegando a ser causa en ocasiones de un prolongado absentismo laboral. Magistrales fueron a este respecto las descripciones de las dermatitis que padecían los zapateros y metalúrgicos, del «eczema de las lavanderas» o del «prurito de los panaderos», efectuadas por el inglés Willam en 1778, fecha en la que publicó su tratado *Descriptions and treatments of cutaneous diseases*. Precisamente fue este médico quien introdujo en Medicina la voz «urticaria», al hallar una similitud entre dichas lesiones y las producidas en la piel por el contacto con las ortigas (*Urtica Urens*).

En 1931 dos norteamericamos, Wise y Sulzberger, propusieron el término «dermatitis atópica», para denominar el llamado por otros «eczema constitucional». Pero dicha afección era conocida bajo otras denominaciones desde mucho antes, correspondiendo su primera descripción a la efectuada por Besnier el año 1892, con motivo de la presentación de tres casos en la Academia Francesa de Dermatología, a los que agrupó con el nombre de «Prúrigo diatésico». Aunque en esta enfermedad no siempre están presentes lesiones vesiculosas, tan características del «eczema», quizás son las que más llaman la atención tanto al individuo que las padece como al médico.

Como sucede en otras patologías puede llegar a manejarse un nutrido grupo de sinónimos de una misma entidad, que en ocasiones pueden ser motivo de confusión. En el caso de la «dermatitis atópica» la abundancia de términos es realmente desbordante: Liquen simple crónico diseminado (Vidal), Neurodermitis multiforme eczematoliqueniana (Brocq), Eczema pruriginoso (Unna), Prúrigo-eczema constitucional (Bonnevie), etc. Pero además, la complejidad del lenguaje puede inducir a errores nada despreciables en cuestiones tan candentes como la etiopatogenia, sirviéndonos como paradigma la denominación que hace Von Hebra de la dermatosis que nos ocupa: «Micosis siva ezcema flexuratum». Aunque en raras ocasiones algunas formas de eczema, como el llamado «pompholyx», pueden asociarse a una dermatofitosis tan común como el «pie de atleta», en modo alguno micosis es sinónimo de eczema. Pero al margen de este confusionismo, lo que sí le llamó la atención a Von Hebra en 1884 fue la distribución flexural de las lesiones y el prurito intenso que aquejan los pacientes. De igual manera, Jaquet sostenía que lo primero que surge es el picor y como consecuencia del rascado que provoca haría su aparición la erupción, proponiendo para su designación el término de «Neurodermitis diseminada». Aunque en los últimos años se ha elevado de manera significativa la incidencia de procesos atópicos, la dermoepidermitis a que hacemos alusión data con bastante probabilidad de antiguo. Con independencia de su variada sinonimia, la palabra «eczema» significa ebullición en griego y ya fue utilizada por Aecio de Amida, médico de Justiniano, en el año 543.

Hoy sabemos que el síntoma clave de la dermatitis atópica es el prurito, sosteniendo algunos autores que solamente debido al rascado repetido surgen las lesiones cutáneas características, con lo cual en ausencia de picor no deberían reproducirse dichos cambios morfológicos del tegumento. Una prueba a favor de tal sospecha por parte de los clínicos en cuanto a la mencionada relación causa-efecto, se llevó a cabo en 1954 por Goldblum y Piper. De una forma ingeniosa dichos autores construyeron una máquina de rascado, siendo capaces de reproducir al cabo de 60 a 90 horas unas placas mal delimitadas de color grisáceo o marrón y de aspecto reluciente, que constituyen la llamada «liquenificación». Este peculiar engrosamiento de los estratos epidérmicos no es un hecho especial de los atópicos, ni tampoco todos los pacientes con esa forma de dermatitis son capaces de llegar a desarrollarla, añadiendo así otro enigma a tan curiosa afección.

Por la tendencia a la agrupación familiar de sus manifestaciones clínicas en los pacientes con «constitución atópica», parece evidente que debe existir una cierta predisposición genética para el desarrollo de eczema en dichos individuos. Esta propensión corresponde a lo que los griegos consideraron como «idiosincrasia», término que podemos traducir de la lengua común a Sócrates, Platón e Hipócrates como «reacción peculiar al individuo». Pero no siempre se ha pensado en la presencia de un terreno abonado para que pudiese hacer acto de presencia la referida dermatitis, pues un dermatólogo tan destacado como el vienés Ferdinand Von Hebra (1816-1880) negaba tal evidencia. Tanto Von Hebra como el húngaro Kaposi sostuvieron la creencia de que el eczema podía reproducirse en cualquier persona en un momento dado, al ser capaces de inducir sus lesiones características mediante la aplicación de aceite de crotón. En consecuencia, Von Hebra define de una manera un tanto simplista el eczema como «todo aquello que parece eczema», lo cual no le resta mérito como iniciador de la Dermatología científica en la década de 1840, basándose en sus conocimientos de Anatomía Patológica.

Como podremos constatar al dar lectura a algunos capítulos de este libro, la introducción del término «atopia» en Medicina por parte del norteamericano Arthur Fernández Coca (1875-1959), que con el asesoramiento de su amigo el profesor de griego Edward D. Perry (1856-1938) lo acuñó junto con Robert Anderson Cooke (1880-1960) en 1923, sirvió para llamar la atención de los médicos sobre la existencia de una forma curiosa de reaccionar algunos organismos. Pero además se trataba de fijar nuevos horizontes etiopatogénicos, por lo que dos años más tarde Coca y Grove dieron el nombre de «reaginas atópicas» a los anticuerpos termolábiles existentes en el suero de personas hipersensibles, mediante las cuales la reacción alérgica podía transferirse pasivamente a la piel de personas normales no sensibles para inducir una reacción de habón y eritema. El interés por el estudio de esta parcela de la Patología llevó a Coca y a Cooke a fundar la primera clínica alergológica de los Estados Unidos en el «New York Hospital», combinando la práctica médica con la investigación.

La mayoría de los colaboradores que han intervenido en la elaboración de este texto, son herederos del devenir histórico de la Dermatología y la Alergología españolas. Unos como discípulos y continuadores de la obra del erudito profesor don Gerardo Jaqueti del Pozo, que figura entre los mayores expertos europeos en patología cutánea que ha dado nuestro país. Fue discípulo del Profesor Gay Prieto, eminente catedrático de Dermatología de la Facultad de Medicina de Madrid; el doctor Jaqueti estuvo ligado inicialmente al antiguo Hospital de San Juan de Dios y posteriormente, hasta su jubilación, fue jefe del Servicio de Dermatología del actual Hospital General Universitario Gregorio Marañón. Dicha institución alberga aún en su jardín la estatua de San Juan de Dios, el santo de origen portugués que en 1574 creó la Orden de la Caridad, dedicada a hospitalizar a los enfermos pobres. Otros de nuestros colaboradores, los alergólogos, son seguidores de la doctrina del profesor Jiménez Díaz, pionero de la Alergia en España. No en vano la actual Sección

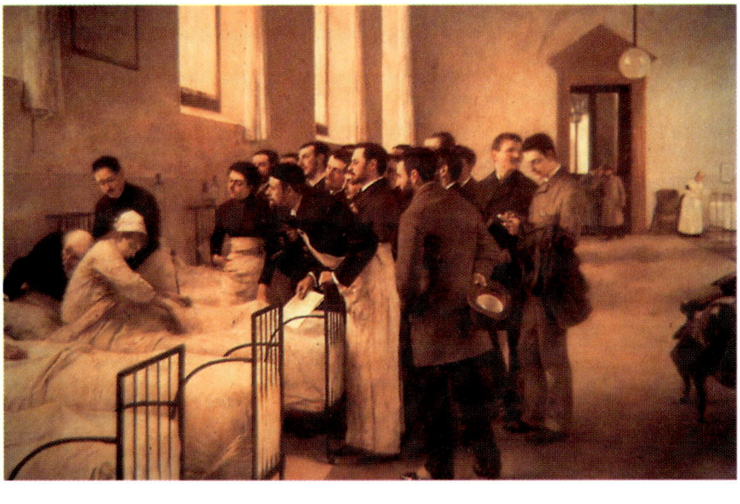

«La sala del Hospital durante la visita del médico». Luis Jiménez Aranda. Museo de Bellas Artes, de Sevilla.

de Alergología del Hospital General Universitario Gregorio Marañón (antes Ciudad Sanitaria Provincial Francisco Franco), que dirige la doctora María Rubio, ha estado integrada desde que inició su andadura en el Servicio de Medicina Interna II que dirigió hasta su jubilación uno de los discípulos predilectos de «Don Carlos», el profesor Ángel Ortega Núñez. De este médico eminente guardamos, los que hemos tenido la suerte de contar con su amistad, un recuerdo entrañable, por su sencillez, sabiduría y buenhacer.

Inestimable ha sido también la calidad del trabajo del doctor Antonio Harto, dermatólogo del Hospital Ramón y Cajal de Madrid, al igual que muy destacada ha sido la contribución del profesor Javier de las Heras en un terreno tan arduo como el de las «Psicodermatosis». Ambos son brillantes profesionales en sus respectivas especialidades, habiendo dado buena prueba de su talla científica en la redacción de los respectivos capítulos.

Cuando nos planteamos la elaboración del texto que tienen ustedes en sus manos pusimos nuestra máxima ilusión en el empeño, pero ahora son los lectores quienes deberán emitir su juicio definitivo, de cara al futuro.

Roberto Pelta Fernández
Alergólogo. Miembro de la Asociación Española
de Médicos Escritores y Artistas e
Historiador de la Sociedad Española de
Alergología e Inmunología Clínica.

PRÓLOGO

Las enfermedades de causa alérgica son un motivo bastante habitual de consulta en Atención Primaria. La piel es con frecuencia el órgano diana donde se manifiestan algunas condiciones alérgicas subyacentes, bien de forma única o más generalmente acompañadas de otras manifestaciones (nasales, oculares, bronquiales, etc.).

Situaciones como la alergia a medicamentos, dermatitis atópica, urticarias, eczema, prurito crónico, etc., son muy comunes y sin duda es responsabilidad del médico de familia su manejo adecuado, así como una correcta coordinación con otros especialistas (dermatólogos, alergólogos, etc.) que permita una interconsulta ágil en los casos necesarios. Aún siendo comunes, es posible que síntomas cardinales como el prurito o la presencia de lesiones cutáneas a veces inespecíficas, sean la primera manifestación de enfermedades potencialmente graves. El médico de familia ha de mostrar su destreza para discriminar qué pacientes merecen un estudio más exhaustivo. Una buena historia clínica es esencial para orientar correctamente el diagnóstico y puede evitar al paciente exploraciones complementarias caras e injustificadas.

Una vez más, los coordinadores de esta obra, Roberto Pelta y Enrique Vivas, nos demuestran su interés en transmitir sus conocimientos a otros profesionales, de una forma didáctica y al tiempo con un gran rigor metodológico. Desde hace años, encuentran una motivación creciente a la hora de acercarse al médico de atención primaria y de hecho han compartido con nosotros sesiones clínicas, foros de debate y otras actividades de formación y educación médica.

El libro que tenemos en nuestras manos dispone además de un gran número de tablas, figuras y sobre todo fotografías, que ilustran oportunamente el contenido, haciendo muy amena su lectura. Incluye además aspectos que son de gran utilidad para el médico práctico: cómo explorar, qué pruebas debemos pedir, cuándo y cómo remitir al paciente a otro nivel asistencial, información básica para el paciente, etc. Un capítulo se dedica de forma completa a los cuidados de la piel tanto en el paciente atópico como en personas sanas: ¿cómo se debe hidratar o nutrir la piel?, ¿qué cremas son las más adecuadas?...

Sin duda, éste es un libro interesante para muchos profesionales de la salud, para médicos en formación (residentes de alergia, dermatología, medicina de familia, etc.), pero seguramente su interés será aún mayor para los médicos que trabajamos en el primer nivel asistencial, donde con frecuencia hay que tomar decisiones importantes en unos pocos minutos de consulta.

José M.ª Lobos Bejarano
Médico de Familia. Coordinador del Centro de Salud de Vicálvaro (Madrid)

1 ¿SON REALMENTE DIFERENTES LOS ATÓPICOS?

M.ª RUBIO SOTES

Existe cierta confusión al emplear determinadas palabras para referirse a individuos o pacientes que presentan patología alérgica, pues se emplean indistintamente las frases «Fulanito es un alérgico» o «Menganito es un atópico», entendiendo que ambas significan lo mismo, lo que no es completamente cierto. En ambos casos las dos personas son alérgicas a algo, pero no todos los individuos alérgicos son atópicos. Este confusionismo arranca de principios de siglo, cuando se introdujeron estos términos en la literatura médica, y se pueden aclarar si tenemos en cuenta las definiciones originales.

Alergia. En 1906 Von Pirquet (Fig. 1.1) define la alergia como «otra actividad», reactividad alterada en un individuo que engloba a todo tipo de respuesta inmune, y añade: «alergia no designa a un determinado síntoma o conjunto de síntomas, sino a una variación adquirida de la capacidad de reaccionar el organismo, en su aspecto cualitativo o cuantitativo». En la actualidad, la palabra *alergia* describe procesos patológicos causados por una respuesta inmune (por anticuerpos o linfocitos T) frente a antígenos no infectivos y contra los que la mayoría de los individuos no presenta tales respuestas. Refleja un estado de *hipersensibilidad,* por lo que también se utiliza dicha palabra como sinónimo. Según esta definición, cualquier persona puede desarrollar alergia frente a determinados antígenos o alergenos.

Atopia. Este término fue introducido en 1923 por Coca (Fig. 1.2) y Cooke (Fig. 1.3) para describir lo que parecía ser una clase especial de alergia, observada en el grupo de enfermedades en las que la positividad de las pruebas cutáneas de hipersensibilidad inmediata se correlacionaba con la aparición rápida de síntomas, al exponer a los pacientes a alergenos específicos, y en las que existía *tendencia familiar* a presentar este tipo de alergia, con mayor frecuencia que en otros. Estos autores afirmaron que tales familias padecían una diátesis (tendencia) alérgica *hereditaria,* y la designaron

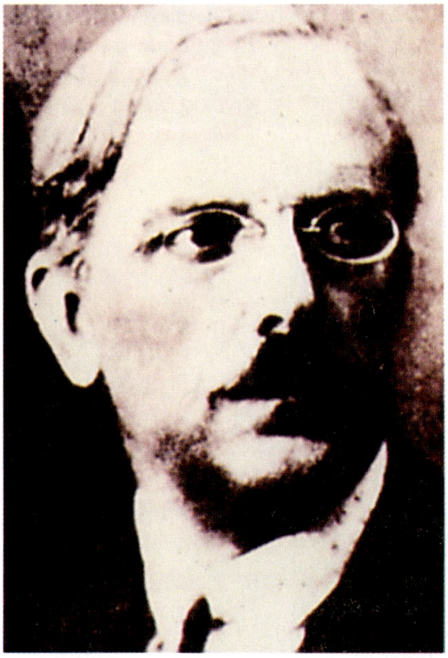

FIGURA 1.1. Clemens Peter von Pirquet introdujo en la literatura médica el término «alergia», en el año 1906, para hacer referencia a la distinta forma de reaccionar por parte de algunos individuos. Fotografía reproducida de Myging N. *Essential allergy.* Oxford: Blackwell Scientific Publications, 1986.

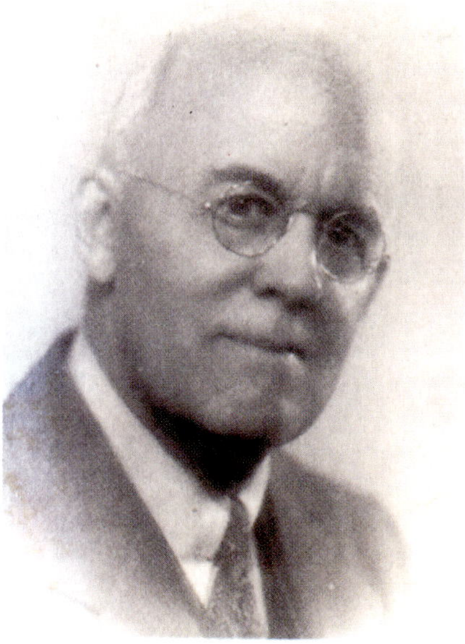

FIGURA 1.2. El doctor Arthur Fernández Coca (1875-1959), que junto con su colega Cooke (1880-1960) introdujo en Medicina el término «atopia», para definir las afecciones hereditarias de carácter alérgico de ciertos individuos. Fotografía reproducida de *Essential Allergy*. Oxford: Myging N. Blackwell Scientific Publications, 1986.

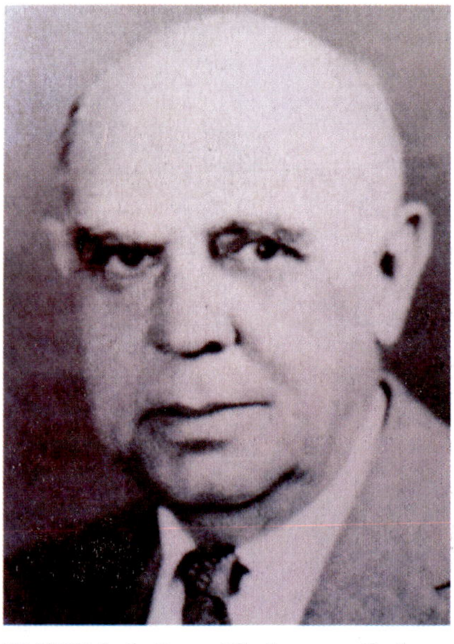

FIGURA 1.3. El doctor Robert Anderson Cooke (1880-1960), que en 1916 afirmó que el 48 por 100 de los pacientes alérgicos tenían antecedentes familiares de ese tipo de afecciones. Fotografía reproducida de *Essential Allergy*. Oxford: Myging N. Blackwell Scientific Publications, 1986.

con el término griego *atopia*, que significa «fuera de lugar» (a-topos). Según esto, solamente una porción de individuos con enfermedades alérgicas de tipo «inmediato» (según la clasificación de Gell y Coombs) en los que se demuestra la existencia de antecedentes familiares del mismo tipo de enfermedades son realmente atópicos.

Hoy sabemos que estas enfermedades, con pruebas cutáneas inmediatas positivas, están mediadas por anticuerpos IgE, de manera que en la actualidad se dice que un individuo es atópico cuando presenta pruebas cutáneas positivas y/o IgE total elevada y/o IgE específica positiva, a lo que se debe añadir, con tendencia hereditaria. Sin embargo, algunos autores poco versados en patología alérgica hablan de atopia al encontrar solamente pruebas cutáneas positivas en un individuo.

De forma histórica, y sobre la base de la amplia experiencia acumulada, *se consideran enfermedades atópicas a la rinitis alérgica, asma extrínseco y dermatitis atópica*. La asociación familiar de estas enfermedades comenzó a ser observada a principios de siglo, como ya se ha dicho, y se demostró fehacientemente hacia los años cincuenta en los trabajos de Schwartz. Después han sido numerosos los estudios epidemiológicos realizados, y cabe destacar entre ellos los publicados sobre gemelos univitelinos y bivitelinos, en los que se demuestra que en el desarrollo de enfermedades alérgicas influye considerablemente la herencia (Fig. 1.4). Así, la presencia de asma alérgico es más frecuente entre los gemelos univitelinos (19 por 100) que entre los bivitelinos (4,8 por 100). Pero también se ha deducido de estos estudios que son fundamentales los factores de exposición antigénica ambiental, «la oferta antigénica del entorno del paciente» y la edad. Así, durante la lactancia y primera infancia, predomina la producción de IgE específica frente a antígenos alimentarios, mientras que en la edad escolar es más frecuente la respuesta frente a antígenos inhalados. Y también parece que los niños que se sensibilizan precozmente a antígenos tienen mayor riesgo para sensibilizarse a inhalantes con posterioridad.

Pero existen además sensibilizaciones alérgicas con niveles no elevados de IgE total, mientras que la producción de IgE específica frente a los alergenos implicados es positiva. Por ello se ha estimado que pueden existir tipos de herencia diferentes.

Se ha dicho que la diferencia entre un individuo atópico y otro que no lo es, aunque está sensibilizado a algo, estriba en que el primero es capaz de producir tasas elevadas de IgE específica, que se mantienen a lo largo del tiempo, aunque no vuelva a tener contacto con el alergeno sensibilizante, y el no atópico produciría también tasa de IgE específicas, quizás no tan elevadas, y estos niveles descenderían rápidamente al cesar la exposición frente al alergeno. Se puede poner un ejemplo demostrativo: un individuo atópico con asma por sensibilización a epitelios de gato dejará de padecer broncoespasmo en cuanto suprima el contacto con dicho animal; pero aún después de muchos años seguirá teniendo anticuerpos IgE específicos en su sangre, y si se vuelve a exponer a respirar epitelios de gato al cabo de los años volverá a tener asma de inmediato. En cambio, si una persona alérgica a la penicilina, no atópica, suprime el contacto con el alergeno, los niveles de IgE específica pueden llegar a desaparecer, y cuando al cabo de los años recibe una nueva inyección de penicilina muy probablemente no manifestará ningún síntoma, pero si se sigue insistiendo en la administración del fármaco, al cabo de poco tiempo sus linfocitos T de memoria habrán «recordado» al antígeno y volverán a aparecer anticuerpos específicos frente a la penicilina, y el paciente comenzará de nuevo a tener síntomas.

Ya se ha dicho que son numerosos los trabajos epidemiológicos que estudian la herencia atópica, pero aquí sólo citaremos los últimos realizados en España.

A lo largo de 1992 se realizó el estudio epidemiológico «Alergológica» (Fig. 1.5) en todo el país, en el que participaron más de 300 alergólocos y se estudiaron a 4.005 pacientes que acudían por primera vez a la consulta de Alergología, de todas las edades (1.404 menores de 14 años y 2.601 mayores de edad). Entre otros importantes datos se analizaron los antecedentes familiares atópicos, tanto de forma global como en cada enfermedad por separado. De forma global, el 20,6 por 100 de estos pacientes tiene antecedentes familiares de rinoconjuntivitis, el 14 por 100 de asma, el 7,8 por 100 de eczemas y el 6,2 por 100 de otros procesos alérgicos. Estos antecedentes familiares están ligeramente incrementados en los menores de 14 años. En la Tabla 1.1 figuran los datos que resultan si analizamos los procesos referidos por separado:

TABLA 1.1. Antecedentes familiares atópicos.

Enfermedad	Rino-conjuntivitis (%)	Asma (%)	Eczema (%)	Otros (%)
Rinoconjuntivitis	30 %	29 %	6 %	7 %
Asma	25 %	42 %	6 %	7 %
Dermatitis atópica	32 %	46 %	23 %	12 %
Urticaria	16,3 %	21,4 %	9,8 %	14,4 %
Dermatitis de contacto	11,5 %	15,6 %	16,7 %	5,2 %
Alergia alimentaria	29 %	27 %	10 %	16 %
Alergia medicamentosa	13 %	15 %	3 %	10 %
Alergia venenosa de himenópteros	21,4 %	21,4 %	3 %	10,4 %

Debemos tener en cuenta que los antecedentes familiares, considerados de forma global, no son los que corresponden a la población general, sino a un grupo de perso-

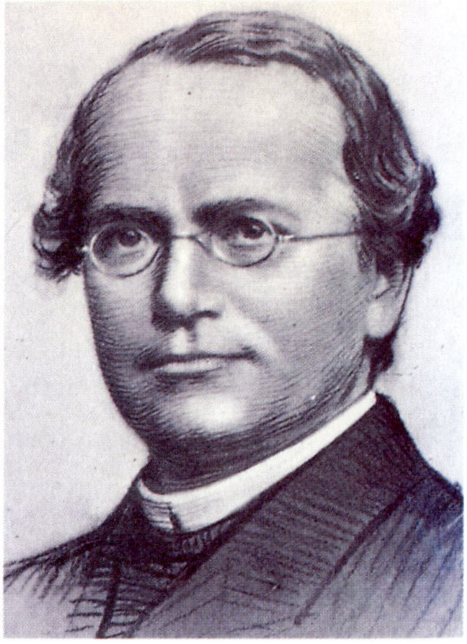

FIGURA 1.4. Johann Gregor Mendel (1822-1884), fundador de la Genética como disciplina científica. La herencia influye considerablemente en el desarrollo de las enfermedades alérgicas. Reproducido de Laín Entralgo P. *Historia de la Medicina*. Barcelona: Salvat Editores, S. A., 1990.

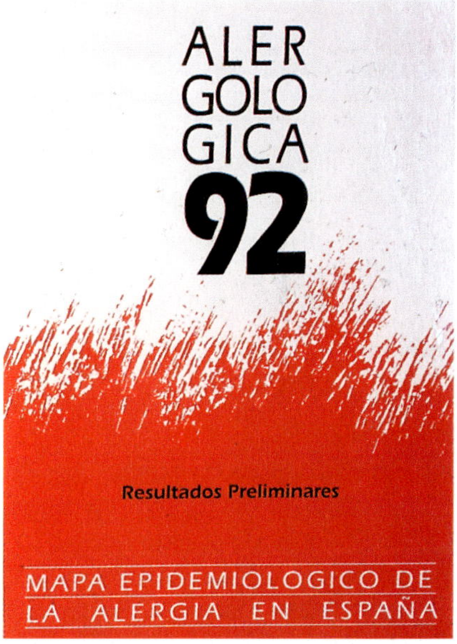

FIGURA 1.5. ALERGOLÓGICA: La encuesta más amplia efectuada en España, con la colaboración de un gran número de especialistas, bajo el patrocinio de ALK-Abelló. *Datos publicados en Alergológica: Factores epidemiológicos, clínicos y socioeconómicos de las enfermedades alérgicas en España*. Madrid: NILO Industria Gráfica, 1995.

nas con patología alérgica. La prevalencia de «facilidad para producir anticuerpos específicos IgE» es variable en todo el mundo, habiéndose publicado cifras que oscilan entre el 10 por 100 y el 45 por 100, dependiendo de la raza, edad, sexo, factores ambientales y criterios diagnósticos, por lo que es difícil establecer comparaciones seguras. No obstante podemos cotejar en los datos antes dados cada enfermedad con las cifras globales obtenidas, y así vemos que en la rinoconjuntivitis aparecen estadísticamente significativos los antecedentes familiares de asma, comparados con los de la urticaria o con la dermatitis de contacto; en el asma a su vez son significativos los antecedentes de asma; en la dermatitis atópica son frecuentes los antecedentes de rinoconjuntivitis, de asma, de eczema y de otros procesos alérgicos entre los familiares del paciente; en la urticaria, los antecedentes de eczema y de otros procesos alérgicos; en la dermatitis de contacto, antecedentes de eczema; en alergia a alimentos, antecedentes de eczema y de otras enfermedades alérgicas; en alergia a medicamentos no existen diferencias significativas, al igual que ocurre en la sensibilización a veneno de himenópteros. Se debe señalar que al hablar de antecedentes de eczema no se puede distinguir entre dermatitis atópica y dermatitis de contacto. Como se ve, la más «atópica» de todas las enfermedades (considerando los antecedentes familiares) es precisamente la dermatitis atópica, cuyos condicionantes son diversos (Fig. 1.6). Este tipo de eczema se caracteriza por niveles séricos elevados de IgE, especialmente en los casos más severos, y sobre todo cuando se asocia a rinitis y asma. Las biopsias de piel aparentemente sanas de estos pacientes muestran niveles de IgE dobles o triples que las de las personas sin eczema. Los datos epidemiológicos muestran también que, al igual que el asma, algunas familias alérgicas son más propensas a padecer dermatitis atópica que otras.

Resultados parecidos se encuentran en la *Encuesta de prevalencia de asma de la Comunidad de Madrid* (Fig. 1.7),

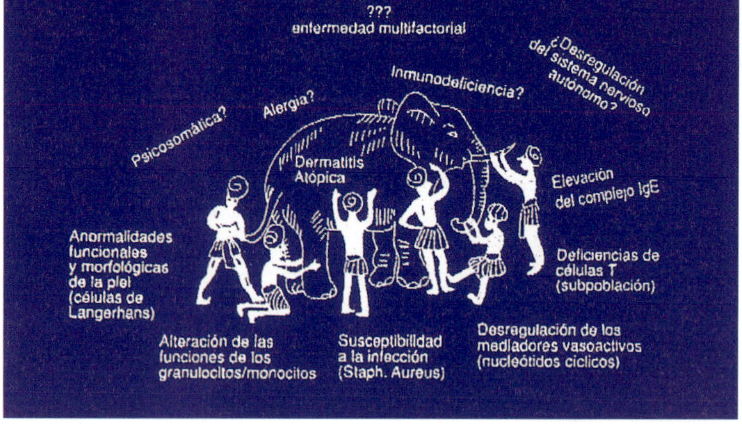

FIGURA 1.6. Factores patogénicos en la dermatitis atópica. Reproducido del libro *Manual de Alergia* (Capítulo IV.b. Dermatitis atópica: factores patogenéticos. Wüthrich B: 124). UCB-Pharmaceutical Sector - Braine - 1 Alleud. 1992. Con permiso expreso de UCB-Pharmaceutical Sector, a través de don Julián Revuelta Muste (*product manager* de UCB en España).

que en este caso sí se compara con población global. Las personas con asma tienen los siguientes antecedentes significativos en padres y hermanos: de asma en el 26,9 por 100 frente al 12 por 100 en los no asmáticos, rinitis primaveral en el 38,5 por 100 frente al 25,3 por 100; de eczema en el 11,9 por 100 frente al 7,5 por 100; y no aparecen significativos en alergia a alimentos ni medicamentos, ni urticaria.

Se confirma así que las enfermedades consideradas de herencia atópica son las antes indicadas: rinitis-conjuntivitis, asma y dermatitis atópica. Tanto en estos estudios como en otros precedentes en la *urticaria* ha sido difícil llegar a conclusiones de asociación desde el punto de vista epidemiológico. Lo mismo sucede en la sensibilización a veneno de himenópteros.

También se puede estudiar la tendencia atópica de una persona examinando la *asociación de distintos procesos alérgicos* que padece simultáneamente o que ha padecido. En este sentido destaca la asociación de rinitis con asma, algo que no debe extrañar puesto que, en el fondo, son procesos similares, que afectan a distintas «alturas» de las vías respiratorias, y se producen por alergenos afines. Y también se asocia con frecuencia el padecimiento de dermatitis atópica-rinitis-asma, relacionándose la dermatitis atópica con alergia a alimentos, aunque si partimos de estudiar las personas con alergia a alimentos no es más frecuente que se asocie a dermatitis atópica, salvo en los niños. De forma similar, durante la infancia se puede ligar alergia a alimentos con asma, pero no ocurre así en el caso de los adultos.

Y lo que claramente no está condicionado por la «constitución atópica» ni en sentido de herencia familiar ni de asociaciones con otras enfermedades es la *alergia a medicamentos*. Ni tampoco los pacientes con otras enfermedades alérgicas tienen más riesgo de padecer alergia a medicamentos que la población general. Lógicamente se excluye de estas consideraciones el asma con intolerancia a aspirina y otros AINE, que constituye una entidad clínica en sí misma, y en la que las reacciones adversas por antiinflamatorios no esteroideos son de patogenia no mediada por IgE.

Existen otras enfermedades que se han asociado con atopia, como es la *fibrosis quística*. La incidencia de enfermedades alérgicas respiratorias es mayor en los pacientes afectos de esta enfermedad y en sus familiares que en la población general. Los pacientes con fibrosis quística presentan procesos alérgicos respiratorios en cifras que oscilan entre el 11 y el 49 por 100, y los antecedentes familiares de alergia se encuentran entre el 24 y el 62 por 100. La IgE sérica está elevada con frecuencia, aunque esto parece formar parte de un incremento generalizado de los diversos tipos de inmunoglobulinas. Pero lo cierto es que los niveles de IgE total (Fig 1.8) están más elevados en los pacientes que padecen asma (598 KU/L de media), que en los otros pacientes que no tienen asma (281 KU/L media).

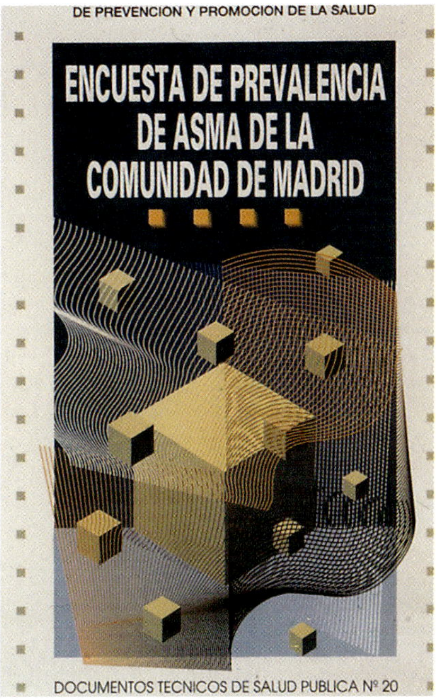

FIGURA 1.7. Encuestas poblacionales, como la llevada a cabo por la Consejería de Salud y Bienestar Social de la Comunidad Autónoma de Madrid, sirven para conocer la problemática real de afecciones comunes, en un área dada. Reproducido de Galán Labaca I y Martínez Cortes M. *Encuesta epidemiológica de asma de la Comunidad de Madrid.* Documento técnico de Salud Pública núm. 20. Consejería de Salud, Comunidad de Madrid, 1994.

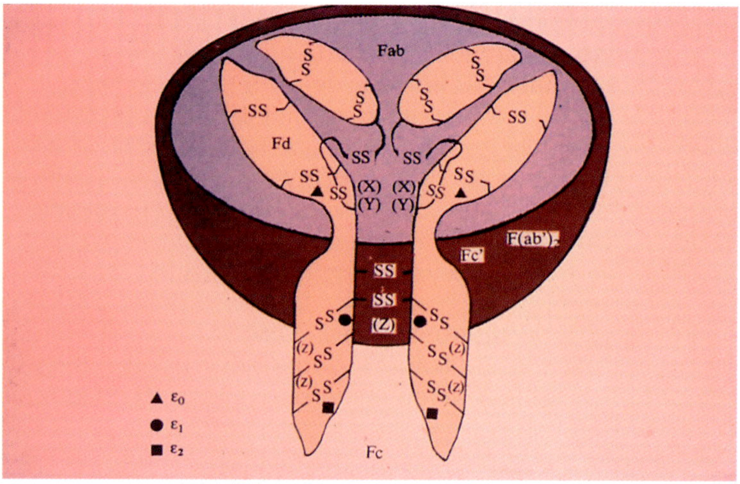

FIGURA 1.8. **Estructura de la Inmunoglobulina E, cuyo incremento es responsable de la aparición de alergopatías. Reproducido de Senent Sánchez CJ. «El mal de las flores». Capítulo 4: 38. En: Pelta Fernández R y Vivas Rojo, E. *Las flores del mal o la primavera del alérgico*, Madrid: IM & C, 1994. Con el patrocinio de UCB Pharma, S. A.**

Además de asociarse al asma, se asocia también en menor medida con aspergilosis broncopulmonar alérgica, o al menos, con la presencia de IgE específica para aspergillus.

Otro proceso que se ha asociado con atopia es el *déficit selectivo de IgA*, y es cierto que se encuentran en estos pacientes niveles más elevados de IgE e IgM. De hecho, la frecuencia de atopia entre estos sujetos es del 55 por 100. La explicación puede tener su fundamento en que la presencia de los anticuerpos IgA sea importante para limitar la absorción de antígenos externos a través de superficies mucosas, permitiendo así la estimulación de otros tipos de respuesta inmunológica tales como la formación de anticuerpos IgE o IgG, o bien el aumento de IgE podría ser consecuencia del déficit selectivo de una subpoblación de linfocitos T, importante a su vez para la regulación de linfocitos B productores de IgE. Esta hipótesis parece avalada por algunos estudios científicos, en los que se ha encontrado una disminución de interferón gamma (citocina reguladora de la producción de IgE) en los linfocitos de estos pacientes cuando son estimulados con fitohemaglutinina. Pero si consideramos este déficit en sentido contrario, no se ha demostrado que los pacientes atópicos sean portadores de déficit de IgA en mayor proporción que la población general.

Todas estas ideas sobre la herencia de la atopia están basadas en estudios epidemiológicos, pero también disponemos de otros que tratan de encontrar el o los *genes transmisores de la herencia*, que lógicamente deben encontrarse entre los que rigen la regulación de la «fabricación» de los anticuerpos IgE. Dicho control es sumamente complejo, y se ha descrito la existencia de genes que controlan el nivel de IgE total y otros que regulan la producción de IgE específica. Asimismo, se ha observado que la herencia para IgE elevada es autosómica recesiva, o bien codominante, o poligénica o mixta, dependiendo del diseño del estudio y de la metodología seguida. Son varios los genes que se han implicado según los diferentes estudios. Cookson *et al.*, en los estudios publicados a partir de 1989, localizan un gen dominante para la atopia en el cromosoma 11q13, y sugieren una herencia materna, pero los resultados de estudios de otros autores han sido discordantes para confirmar esta localización. Más recientemente (1993) el mismo grupo ha localizado en el cromosoma 11q1 la regulación de la subunidad beta del receptor de alta afinidad para IgE (FcERI), implicado a su vez en la producción de IgE.

Otro grupo de investigadores, Marsh *et al.* (1994) ha localizado en el cromosoma 5, y más concretamente en la región 5q31.1, una serie de genes que regulan las interleucinas 4, 5 y 13, que a su vez son reguladoras de la producción de IgE.

Por otra parte, la producción de IgE específica depende fundamentalmente de los genes de respuesta inmune (Ir) y de los factores ambientales. Estos genes se encuentran en la región correspondiente al Complejo Mayor de Histocompatibilidad (MHC) y aquélla es una de las mejor estudiadas (véase la Fig. 1.9). Los genes de la Clase II de esta región están implicados en la presentación de antígenos a las células T, por lo que ocupan un importante lugar en la determinación de la respuesta inmune específica. Son varios los estudios que muestran asociaciones entre los genes HLA clase II y la respuesta IgE a determinados alergenos purificados, como los de los pólenes de lolium, de ambrosía, que corresponden al HLA-D. En España, Lahoz y su grupo han encontrado asociación entre la sensibilización a polen de olivo y el fenotipo DR7-DQ2; en Italia, Ruffini y D'Amato encuentran asociación entre sensibilización a polen de parietaria y DR1101. Y en Colombia, Caraballo *et al.* encuentran asociación entre fenotipo HLA-DRB1*03 y DQB1*0601 y asma por sensibilización a *Blomia tropicalis* (un ácaro predominante en esa zona).

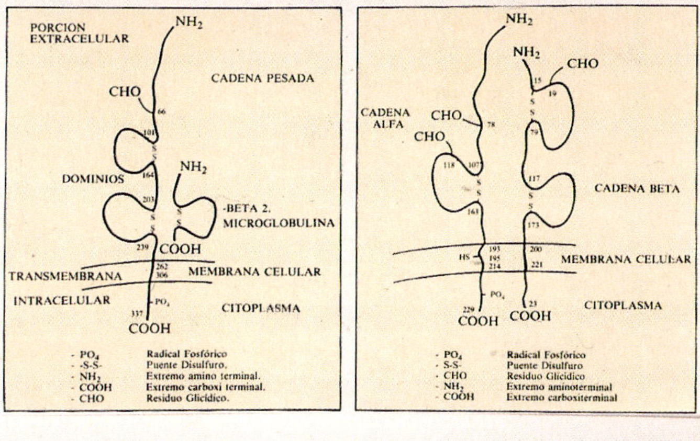

FIGURA 1.9. Existe una clara relación entre la hiperproducción de IgE en un determinado individuo y el complejo mayor de histocompatibilidad. Reproducido de Pelta Fernández R: «Más vale prevenir». Capítulo 17: 224. En: Pelta Fernández R y Vivas Rojo E, ***Las flores del mal o la primavera del alérgico*****.** IM&C Madrid, 1994. Con el patrocinio de UCB Pharma, S. A.

Se trata, por tanto, de una herencia muy compleja, hoy todavía no bien conocida, por lo que es difícilmente manejable. El *desideratum* de curación de estas enfermedades de origen genético estriba en el conocimiento perfecto de todos los genes implicados en su transmisión y en su manipulación subsiguiente, pero parece claro que aún queda mucho por conocer, y aún más para poder manipular genéticamente la respuesta IgE total y específica. Por ello es lamentable que periódicos y revistas no científicas lancen las campanas al vuelo y difundan entre los ciudadanos (y entre los enfermos alérgicos) noticias como «ya se ha encontrado el gen de la alergia, o del asma, y pronto se podrán curar los enfermos», pues crean falsas expectativas entre los pacientes, a las que los médicos tenemos que arrojar después agua fría.

Además de esta herencia genética debemos considerar otras posibles. Ya se ha comentado la frecuente asociación de rinitis y asma por sensibilización a los mismos alergenos, pero ¿por qué no presentan ambas enfermedades todos los pacientes? Cabe la posibilidad de la existencia de una herencia añadida, de la hiperreactividad bronquial. Así parecen demostrarlo algunos estudios de familias, en los que la herencia de la hiperreactividad parece ser autosómica dominante, con penetrancia incompleta.

El tema es aún más complejo, pues, como se indicó antes, la «fabricación» de IgE específica en determinados sujetos parece depender también de *factores no genéticos*. La exposición al alergeno es necesaria para que se desarrolle la enfermedad, y la evitación del alergeno produce mejoría clínica, e incluso descenso de la IgE específica, pudiendo prevenir el desarrollo de enfermedades alérgicas (Fig. 1.10). Ya la exposición intraútero a un amplio número de estímulos inmunológicos y no inmunológicos es capaz de iniciar el primer cambio en la respuesta a alergenos ambientales. Así, la exposición al humo de tabaco en el seno materno aumenta el riesgo de tener función pul-

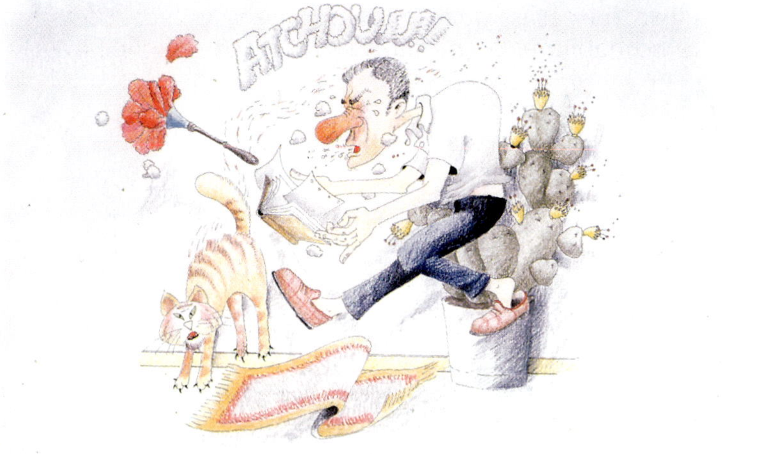

FIGURA 1.10. La exposición a ciertos alergenos ubicuos, como los ácaros del polvo doméstico, resulta difícil de evitar. Reproducido de Pelta Fernández R: «Jardines de España: cifras que hablan por sí solas». Capítulo 16: 215. En: Pelta Fernández R y Vivas Rojo E, *Las flores del mal o la primavera del alérgico*. Madrid: IM&C, 1994. Con el patrocinio de UCB Pharma, S. A.

monar deteriorada y de incremento de la tasa de IgE del cordón umbilical. Se asume que el primer año de la vida es decisivo para desarrollar susceptibilidad en la respuesta inmune posterior. Según los trabajos de Romagnani, en los últimos años han aparecido fuertes sospechas sobre la selección temprana de clones de células T específicos para un antígeno, segregando más interferón gamma (por los linfocitos Th1), o más inteleucina 4 (producida por los linfocitos Th2), que regulan la supresión o la estimulación de la respuesta IgE respectivamente. En principio, la exposición temprana a antígenos puede desembocar en tolerancia inmunológica o en sensibilización primaria. Además, el desarrollo inmunológico postnatal parece depender de infecciones víricas respiratorias concomitantes y del nivel de la contaminación atmosférica. Pero por otro lado, también se ha demostrado que en la edad escolar aparece una alta incidencia de sensibilizaciones específicas, y que una exposición a niveles altos de alergenos en dicha etapa constituye también un factor de riesgo para inducir una respuesta inmune de tipo alérgico.

El incremento de la contaminación ambiental con partículas bióticas y abióticas parece representar un papel importante en el aumento de enfermedades alérgicas. Son varios los trabajos que llaman la atención sobre la mayor incidencia de asma, rinoconjuntivitis y eczema. Así, en Suecia se ha duplicado el número de personas que padecen estas enfermedades en los últimos 30 años. En este país ha ascendido considerablemente la sensibilización a ácaros del polvo doméstico y a los epitelios de animales, debido al incremento de contaminación biótica por estos alergenos en el interior de las casas. Autores suecos han demostrado que ello se debe a cambios en el modo de vida en este país, en el que en la actualidad se habita en edificios especialmente construidos para ahorrar energía, con escasa ventilación, y con temperaturas templadas similares a lo largo de todo el año, gracias a la calefacción invernal y a la refrigeración en verano. Además han demostrado que la presencia de epitelio de gato es ubicua, incluso en casas, guarderías escolares y escuelas en las que no habita este animal, gracias a los epitelios que llevan en la ropa personas que conviven con gatos, y que los transportan a lugares diferentes (véase Figura 1.11).

La contaminación atmosférica abiótica (partículas de combustión, NO_2, SO_2, ozono, etc.) ha sido implicada en el incremento de otras sensibilizaciones, como pólenes. Se ha comprobado en Japón que las personas que viven cerca de las autopistas presentan sensibilización a polen de cedro con mayor frecuencia que los habitantes de zonas rurales, en lugares donde hay mayor número de cedros que alrededor de las autopistas. Para justificar este hallazgo se ha emitido una teoría según la cual la contaminación abiótica podría lesionar el epitelio respiratorio de manera que los antígenos de los pólenes podrían pene-

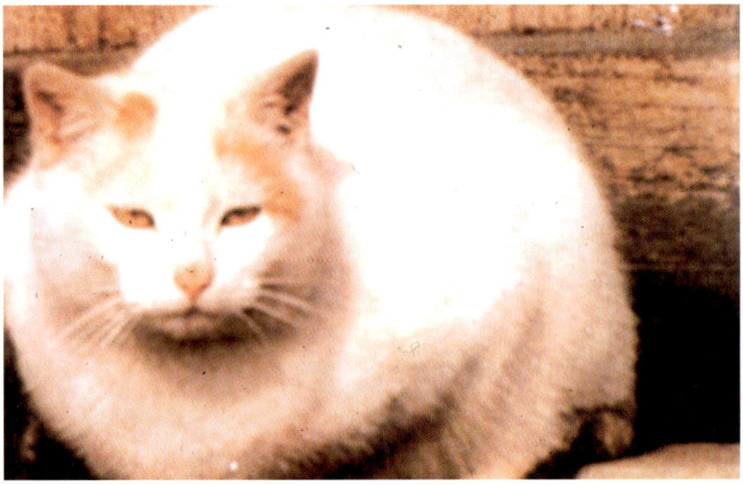

FIGURA 1.11. Las personas que poseen animales en sus casas transportan restos del epitelio en sus ropas, pudiendo sensibilizar secundariamente a otros sujetos. Reproducido de Chivato Pérez T: «Otros enemigos nos acechan». Capítulo 5: 53. En: Pelta Fernández R y Vivas Rojo E. *Las flores del mal o la primavera del alérgico*. Madrid: IM&C, 1994. Con el patrocinio de UCB Pharma, S. A.

trar a través de él con mayor facilidad. O bien, que el polen unido a determinadas partículas fuese presentado a los linfocitos T por las correspondientes células presentadoras de antígenos, llegando a originar una respuesta IgE específica incluso en personas no atópicas.

Lo que antecede es un resumen de los condicionantes hereditarios de las enfermedades atópicas y alérgicas «no atópicas», que esperamos pueda ser más extenso y concreto en el futuro.

Hoy en día apenas se hace mención de unos «signos constitucionales» a los que hace unos años se concedía importancia, explicables solamente por la carencia de instrumentos de investigación genética. En los textos anteriores a los años sesenta se aludía a una serie de signos físicos, especialmente en los niños, para mostrar la «constitución atópica». Se decía que eran niños muy inteligentes, inquietos, y se concedía importancia a una serie de características físicas, que repasaremos brevemente, pues pueden ser útiles como interpretación de síntomas que refieren los niños o sus madres.

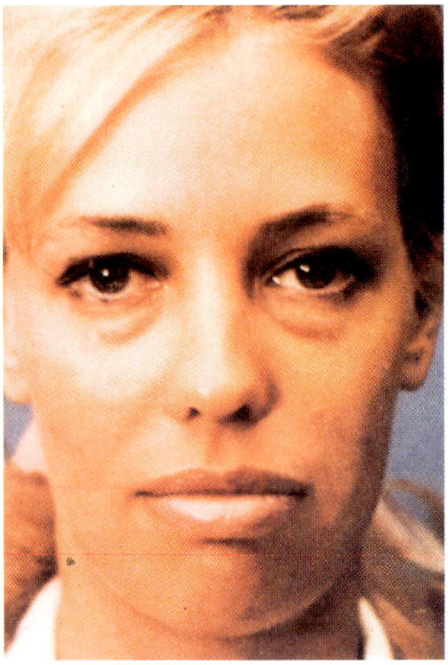

FIGURA 1.12. Algunos sujetos atópicos pueden mostrar un edema infraorbitario, por espasmo del músculo liso de Müller, acompañado de una decoloración de los surcos infraorbitarios. Reproducido de Marks MB. *Claves para la detección de alérgicos*. SANDORAMA: 23-26.1983/I.

A nivel ocular se han descrito las «ojeras alérgicas» (Fig. 1.12), que son círculos oscuros bajo los ojos resultantes de la decoloración de los surcos orbitopalpebrales causada por estasis venoso; las pestañas largas y sedosas en los niños fueron atribuidas a «diátesis alérgica», aunque no se ha explicado el mecanismo fisiopatológico de este signo; el «eczema marginal del párpado superior» (Fig. 1.13), que se puede explicar por la liberación cutánea de mediadores en unos ojos con conjuntivitis alérgica intensa. Se ha llamado la atención sobre la existencia de unos «pseudopannus alérgico» (Fig. 1.14), un estigma oftalmológico presente en buen número de niños y adultos (según Marks, que lo describió en 1963) que padecen rinitis alérgica y a veces dermatitis atópica, consistente en una mancha avascular, opaca y supracorneal, que bordea la córnea en forma de media luna, que algunos autores atribuyen al edema producido por la histamina liberada en la

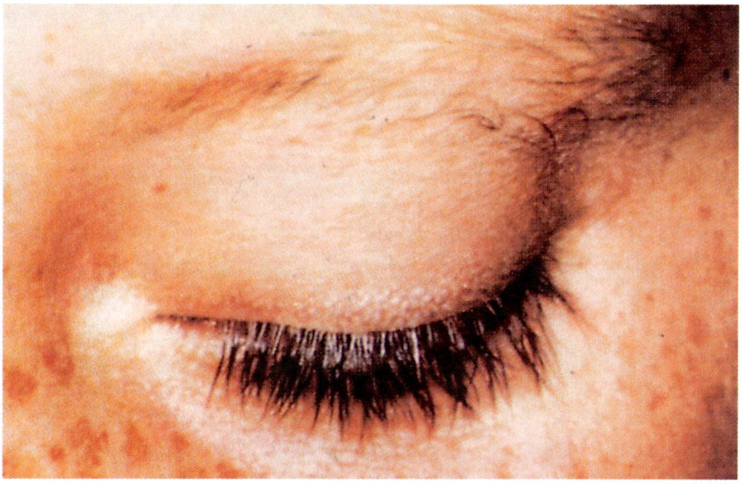

FIGURA 1.13. **En niños con rinitis alérgica puede aparecer un eczema a lo largo del borde libre del párpado, asociado en ocasiones a una conjuntivitis extrínseca. Reproducido de Marks MB.** ***Claves para la detección de alérgicos.*** **SANDORAMA: 23-26.1983/I.**

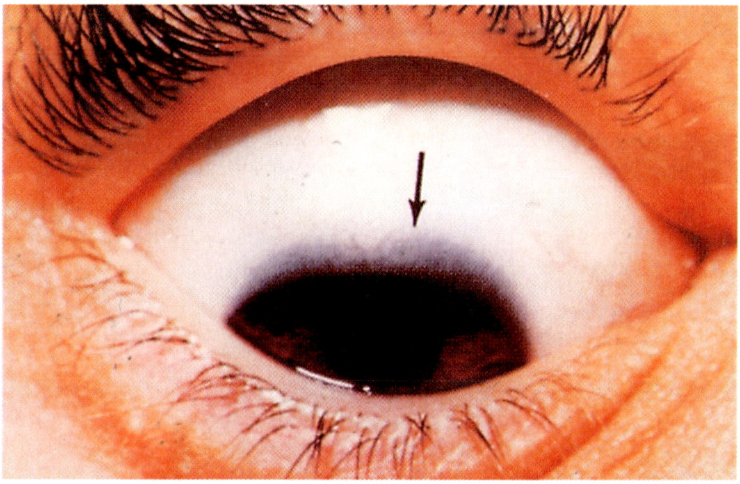

FIGURA 1.14. **La presencia de una mancha opaca y avascular, de disposición supracorneal (pseudopannus), es característica de algunos sujetos atópicos. Reproducido de Marks MB.** ***Claves para la detección de alérgicos.*** **SANDORAMA: 23-26.1983/I.**

reacción alérgica, la cual conduce a su vez un depósito permanente de tejido conectivo exento de vascularización. Asimismo, se ha descrito la presencia de un doble pliegue localizado en el párpado inferior, parecido al observado en el mongolismo, llamado «signo de Dennie-Morgan», y el «signo de Hertogue», que consiste en la desaparición o adelgazamiento de la cola de las cejas. Algunos pacientes atópicos pueden mostrar escleróticas azules.

Mas «populares» son los *signos nasales* descritos en el pasado. El *saludo alérgico* (Fig. 1.15), mediante el cual el niño repite con frecuencia el movimiento de rozar la zona distal de la nariz con la palma de su mano, hacia arriba. En realidad es una forma de rascado de la nariz pruriginosa de la rinitis alérgica. Como consecuencia de este movimiento puede aparecer un «surco nasal transverso» en la misma región (Fig. 1.16). También puede interpretarse como signo nasal la emisión de unos sonidos como chasquidos que el paciente produce al intentar aclararse la garganta ocupada por moco retronasal, acompañado de prurito palatino.

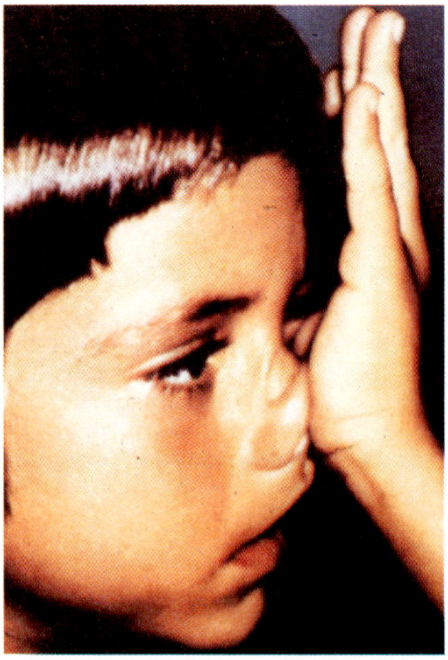

FIGURA 1.15. **El «saludo alérgico» es un signo característico de la rinitis alérgica perenne en la infancia. Reproducido de Marks MB. *Claves para la detección de alérgicos.* SANDORAMA: 23-26.1983/I.**

Se han atribuido a «diátesis alérgica» algunos *signos orales* como la hiperplasia gingival y las deformaciones orofaciales y dentales, debido a la respiración bucal presente cuando existe obstrucción nasal persistente, ocasionados por mecanismos similares a los que desarrollan el paladar ojival en los niños con obstrucción nasal permanente por otras causas. Incluso se ha descrito que el bruxismo (rechinar de dientes) podría ser un mecanismo reflejo durante el sueño en niños con rinitis alérgica, en los que el edema de mucosas obstruye también las trompas de Eustaquio. Y la lengua geográfica se ha atribuido en ocasiones a alergia a alimentos.

Lo cierto es que en la actualidad no se investiga la presencia o ausencia de estos signos de «diátesis alérgica», puesto que tenemos otros elementos más válidos para llegar a un diagnóstico correcto, como son una buena historia clínica, antígenos de diagnóstico para pruebas cutáneas bien estandarizados, y determinación de IgE específica *in vitro* frente a un gran número de antígenos, así como las pruebas de provocación en los casos necesarios.

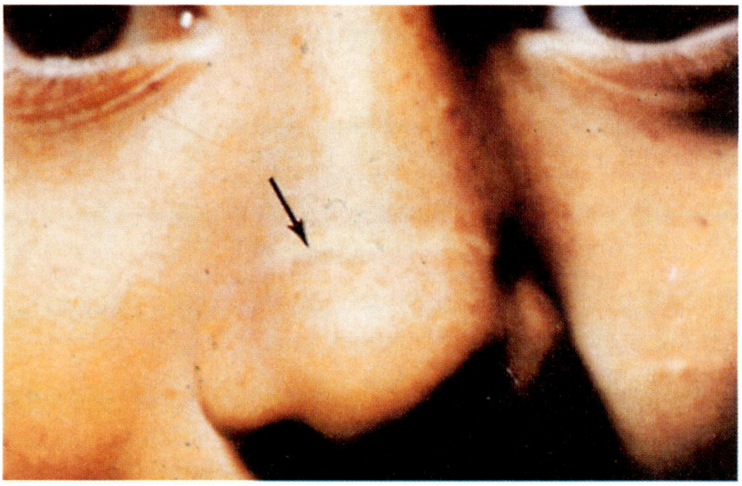

FIGURA 1.16. **Detalle de un «surco nasal transverso» presente en un niño con rinitis alérgica. Reproducido de Marks MB. *Claves para la detección de alérgicos.* SANDORAMA: 23-26. 1983/I.**

BIBLIOGRAFÍA RECOMENDADA

Basomba A, Sastre J. Proceedings I del XVI European Congress of Allergology and Clinical Immunology. *ECACI' 95.* Bolonia: Monduzzi Editore, 1995.

Galán Labaca I, Martínez Cortés M. Encuesta epidemiológica de asma de la Comunidad de Madrid. *Documento técnico de Salud Pública* n.° 20. Consejería de Salud. Comunidad de Madrid, 1994.

Lázaro Ochaita P. *Dermatología: texto y atlas.* Madrid: Meditécnica, S. A., 1993.

Marks, MB. *Claves para la detección de alérgicos.* Barcelona: Sandorama, 1983/I.

Middleton E, Reed CE, Ellis EF *et al. Alergia: principios y práctica.* Tomo II. Barcelona: Salvat Editores, S. A., 1992.

SEAIC. *Alergológica.* Madrid: Madrid Edit. Saned, S. A., 1994.

2 HIGIENE CUTÁNEA ADECUADA, UN PUNTO CLAVE PARA EL ATÓPICO

ROBERTO PELTA FERNÁNDEZ

La piel es el órgano más extenso y pesado del organismo humano, pudiendo estimarse su superficie entre 1,5 y 2 metros cuadrados en un adulto joven de talla media. Dotada de una conformación sofisticada, dicha barrera actúa como una primera línea de protección frente a las agresiones del medio ambiente, albergando además a uno de nuestros sentidos más especializados: el tacto.

La vitalidad de que goza el órgano cutáneo es tal que cada vez que se descama una célula del estrato córneo en la superficie epidérmica, otra célula de la capa basal o germinativa comienza a dividirse. Posteriormente esos elementos formes o «queratinocitos» alcanzarán la porción superior de la epidermis y habrán perdido su núcleo así como las organelas del citoplasma. Precisamente la piel es el único órgano de nuestra economía donde dicha célula muerta, que ahora denominaremos «corneocito», será indispensable para constituir la barrera cutánea; la pérdida de esta última, como consecuencia de la descamación natural de la epidermis, se verá compensada por la incansable actividad de las células que conforman la capa basal. Un conjunto de proteínas fibrosas designadas en su conjunto como «queratinas» se concentrarán en su interior, comportándose como elementos de gran resistencia frente a los agentes físicos y químicos, pues no debemos olvidar que *keras* en griego significa cuerno. Dichas estructuras proteicas son una parte fundamental del citoesqueleto de las células epiteliales, sospechándose su existencia desde 1929, año en que Peters publicó un artículo en la revista *Nature* donde afirmaba que debía existir un retículo que mantuviese fijas las organelas celulares. Posteriormente se llegó a demostrar que las queratinas tenían una disposición en alfa-hélice, remedando el modelo en doble hélice propuesto en 1953 por Watson y Crick, para explicar la disposición de las bases púricas y pirimidínicas en el ácido desoxirribonucleico (ADN).

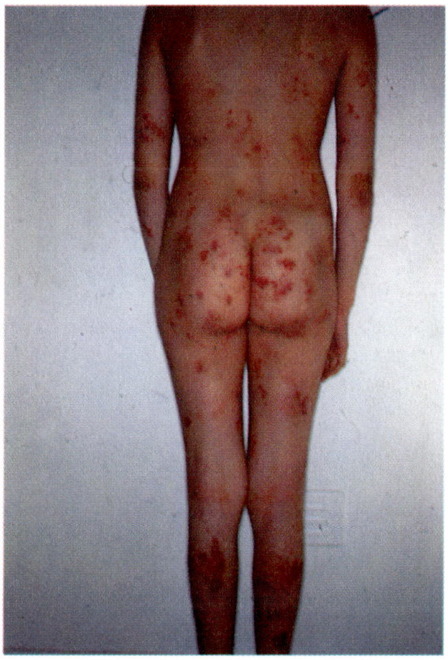

FIGURA 2.1. Las dermatosis pueden producir complejos, depresiones y situaciones de ansiedad, como les sucede a algunos pacientes con eczema atópico. Precisamente esta afección es una de las que requiere una higiene más cuidadosa. La fotografía es cortesía de los doctores Gallego Quintas y Lázaro Ochaita (Servicio de Dermatología. Hospital General Universitario Gregorio Marañón, Madrid).

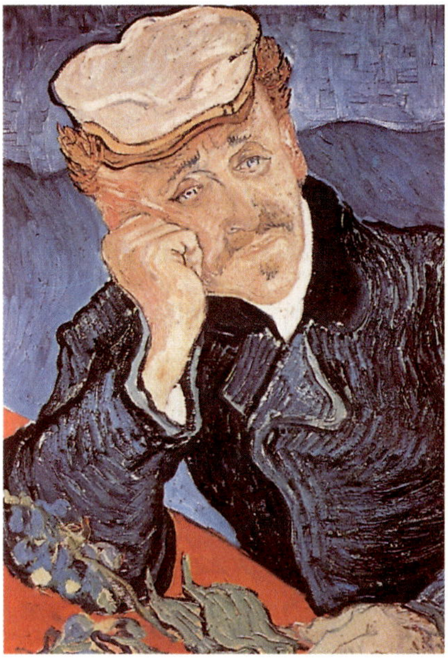

FIGURA 2.2. La piel puede ser un espejo de nuestros sufrimientos más hondos. Los ojos azules y tristes denotan la profunda melancolía en que estuvo sumido el doctor Gachet, médico personal del pintor Vincent Van Gogh. Museo de Arte Moderno, París.

Se ha llegado a afirmar que no existe ninguna alteración cutánea donde no se vean implicadas las queratinas, esas proteínas a que antes hacíamos referencia y cuya estructura es más sofisticada de lo que se creyó en un principio. En el caso del tegumento muchas cadenas polipeptídicas de queratina se enrollan formando espirales, para crear verdaderos filamentos. Actualmente sabemos que son algunos de los gránulos de forma estrellada situados en el citoplasma de las células del estrato granuloso («gránulos de queratohialina») los responsables de aglutinar los filamentos de queratina para formar el cemento interfibrilar. Dicha función es posible porque los referidos gránulos contienen «filagrina», una proteína rica en el aminoácido «histidina», precursor a su vez de la «histamina». Esta última sustancia tiene un papel destacado en la mayoría de alergopatías, debiendo su descubrimiento a los trabajos de dos científicos ingleses, sir Henry Hallet Dale (1875-1968) y sir Patrick Playfair Laidlaw (1881-1940).

La piel también se ocupa de preservar nuestro equilibrio metabólico, ya que controla la pérdida de líquidos (la dermis es un reservorio de agua), proteínas y calor (grasa hipodérmica). Por la acción de la luz solar la piel sintetiza vitamina D, elemento fundamental para prevenir el raquitismo, la osteoporosis y la osteomalacia. A su vez, la piel puede ser el espejo que nos anuncia determinadas carencias a través de sus alteraciones morfológicas, como sucede en el caso del déficit de la vitamina A (piel seca, escamosa y arrugada) o de la vitamina B_2 (riboflavina), cuya depleción también se expresa por el aspecto seco y descamado, sobre todo a nivel de la mucosa labial (queilitis). Como veremos más adelante, otros factores esenciales como los ácidos grasos insaturados pueden influir en el grado de hidratación de la piel. En la «dermatitis atópica», uno de los procesos donde la xerosis resulta más característica, se ha demostrado en los últimos años que existe cierta deficiencia de ácido linoleico. Por ello resulta fundamental que el individuo que padece esta forma peculiar de eczema sea consciente de la necesidad de respetar una serie de normas básicas para la higiene de su piel, evitando el empleo de cualquier tipo de jabón o crema hidratante.

Tengamos en cuenta además que las enfermedades cutáneas pueden afectar a la vida de relación de la persona que las desarrolla, llegando a dar origen en determinados casos a complejos, depresiones y situaciones de ansiedad, como les sucede a algunos jóvenes con acné facial o eczema atópico (Fig. 2.1). Los médicos que nos dedicamos al trato directo con los pacientes somos conscientes de la enorme influencia que ejercen en numerosas ocasiones los conflictos, traumas y demás desórdenes psíquicos sobre el curso evolutivo de la mayoría de las enfermedades. No en vano afirmaba el doctor Rof Carballo, ya tristemente desaparecido, que «todas las enfermedades, desde las anginas al cáncer, son psicosomáticas» (Fig. 2.2). Precisamente es en el campo de las afecciones dermatológicas donde con bastante frecuencia los trastornos emocionales cobran un especial significado, condicionando sobremanera su curso evolutivo. Recomiendo a este respecto la lectura de la novela *Arantxa*, del médico y escritor Jesús Sevilla Lozano, donde se relatan de forma encomiable las alteraciones cutáneas de una joven como consecuencia del conflicto que suponen las relaciones incestuosas que mantiene asiduamente con su padre. Pero además del problema estético, en el caso de la «dermatitis atópica» se suma la existencia de un picor generalmente bastante intenso, capaz de alterar el sueño nocturno y de incomodar mucho a estos pacientes en su vida cotidiana. Quizás fueron los frecuentes brotes de eczema los que pudieron influir en el comportamiento sexual del novelista norteamericano Henry James (1843-1916). A pesar de sus tendencias homosexuales y probablemente bajo las influencias de una educación y un ambiente excesivamente puritanos, se cree que no llegó a mantener jamás relaciones íntimas. La atracción que el joven Walpole ejerció sobre su persona fue enorme, pero decidió romper con él. Los repetidos episodios de eczema que padeció a lo largo de su vida quizás fueron los que propiciaron su temor al contacto físico con otro ser humano.

No todos los untes son iguales (mito y realidad de la Cosmética)

La Cosmética trata de mejorar el aspecto externo de cada uno de nosotros, proporcionándonos sensación de belleza y autoestima. Probablemente el mayor insulto jamás proferido a una mujer salió de la boca de Marco Valerio, que hacia el siglo I a.C. se refirió a la díscola Mesalina en estos términos: «Las tres cuartas partes de sus encantos se hallan en las cajas de su tocador. Cada noche se quita los dientes, así como la ropa. Sus atractivos están en cien potes diversos. Su cara no se acuesta con ella». En efecto, a lo largo de los siglos el hombre ha mostrado una especial inquietud por mejorar su aspecto, pudiendo considerar a una civilización tan milenaria como la sumeria la verdadera iniciadora de la Cosmética. En efecto, sobre las ruinas de Ur, los arqueólogos descubrieron que la tumba de la reina Shub-Ab poseía en su estancia mortuoria polveras en forma de concha, agujas cinceladas para pintarse las rayas de los párpados, cajas de malaquita con cremas diversas, etc. Con la llegada de la civilización egipcia alcanzó el maquillaje femenino su mayor grado de perfección, en la persona de la reina Cleopatra, habiéndose localizado además, entre los papiros descubiertos en 1873 en una tumba de Tebas por Ebers, uno titulado «Kosmeticon» (Fig. 2.3). Asimismo, se atribuye a Claudio Galeno la fór-

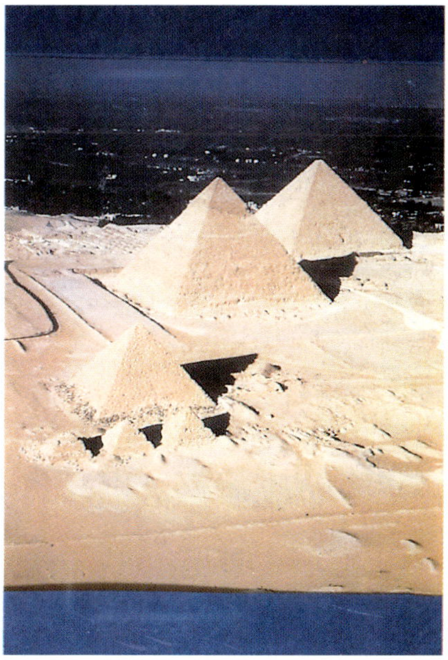

FIGURA 2.3. Con la llegada de la civilización egipcia el maquillaje femenino alcanzó su mayor grado de perfección, cobrando gran importancia el aseo personal. Esta imagen representa una vista panorámica de las pirámides de Gizeh, cerca de Menfis, erigidas por mandato de los faraones Keops, Kefrén y Mikerinos.

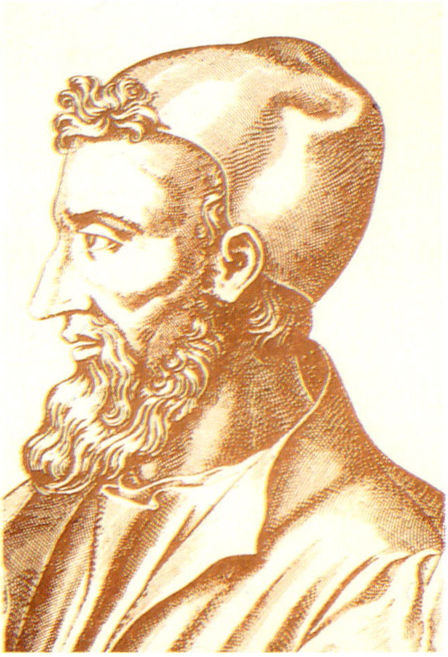

FIGURA 2.4. **Claudio Galeno inventó una crema basada en una mezcla de agua, cera de abejas, pétalos de rosa y aceite de oliva. Grabado tardío, reproducido de Ayuso Arroyo PP: *Patología respiratoria. Antigüedad y Edad Media.* Madrid: EMISA, 1990.**

mula de una crema basada en una mezcla de agua, cera de abejas, pétalos de rosa y aceite de oliva, cuya aplicación proporcionaba una reconfortante sensación de frescor (Fig. 2.4). Posteriormente, hacia el año 1000 de nuestra era, Avicena describió la destilación de los pétalos de rosas, logrando una loción dotada de agradables propiedades odoríferas.

Por mucho que nos empeñemos en creer que sólo en el siglo xx ha alcanzado la Cosmética su máxima perfección, no podemos perder de vista algunas evidencias del pasado. Actualmente la lanolina continúa formando parte de la composición de un gran número de cremas y jabones, pudiendo ser en ocasiones la causa de una dermatitis alérgica de contacto. Pues bien, ya el poeta satírico latino Décimo Junio Juvenal, autor de unas «Sátiras» despiadadas sobre la sociedad de su época, menciona el uso del sudor de lana de oveja como una buena crema de noche; se trataba de la ancestral lanolina. Asimismo, la civilización romana nos ha legado un buen número de ungüentarios, que eran unos recipientes elaborados habitualmente en vidrio con el fin de ser depositados a modo de ofrendas en las tumbas. Aunque durante un tiempo se pensó en su función como «lacrimatorios», es decir, que quizás hubieran podido ser empleados para contener las lágrimas de las viudas, los familiares del difunto y las plañideras, parece más acertada la opinión del erudito romano Aulo Cornelio Celso que los consideraba como portadores de ungüentos («compuestos principalmente de flores aromáticas y de sus tallos») para su aplicación directa sobre la piel (Fig. 2.5).

El manto ácido-graso o hidrolipídico es un cosmético natural dotado de propiedades emolientes o suavizantes, acidificantes e hidratantes, con lo que ejerce una función de barrera que evita la penetración microbiana. La piel es un buen caldo de cultivo para ciertos gérmenes patógenos, como sucede con los estafilococos, estreptococos y levaduras (*Candida albicans*). En la composición del referido manto intervienen las secreciones sebáceas y sudoríparas, los queratinocitos que se descaman de la epidermis, partículas ambientales como el vapor de agua y los diversos polutantes que circulan libremente en la atmósfera, aminoácidos y factores todavía desconocidos. Dentro de las sustancias orgánicas que integran dicha capa protectora destacan los ácidos láctico y pirúvico, los cuales mantienen el pH cutáneo en una acidez óptima (5,5). Entre los aminoácidos predominan el ácido glutámico y la glicocola, que contribuyen notablemente a mantener una buena hidratación, por lo que quizás deberíamos hablar de capa hidrolípido-proteica. En el pasado los aminoácidos fueron incriminados como responsables de la acidez de la piel, pero actualmente sabemos que sólo contribuyen en este aspecto gracias a su poder de amortiguación o «tampón», muy destacado en el rango del pH cutáneo. En función de dicha propiedad la piel es capaz en todo momento de reaccionar a las variaciones provocadas por la aplicación de sustancias ácidas o alcalinas, para retornar a su grado de acidez inicial.

El manto cutáneo de superficie abarcará en su composición la queratina, a la que hicimos alusión con anterioridad, los lípidos, que representan el cemento intercelular de los queratinocitos, además del propio «manto hidrolipídico». Dentro de este último, que en realidad es una emulsión de agua en aceite, es posible estudiar dos fracciones bien diferenciadas:

a) *Liposoluble*. Constituida por lípidos, procedentes en su mayoría del sebo y también de las membranas de queratinocitos descamados. La secreción sebácea es rica en glicéridos y ácidos grasos libres, ceras esterificadas, escualeno, colesterol y sus ésteres, parafinas, etc. Esta porción lipídica sirve para retener la cantidad adecuada de agua en el estrato córneo, haciendo frente así a la posible desecación.

b) *Hidrosoluble*. La capa córnea, cuya producción es, según Kligman, «la razón de ser de la epidermis, su misión fisiológica específica», posee la facultad de almacenar agua por la presencia en sus células de los llamados *Factores Humectantes o de Hidratación Natural* (FHN) = «Natural Moisturizing Factor» (NMF). Su composición es sumamente heterogénea, destacando el agua, minerales (cloruros, calcio, magnesio, etc.), aminoácidos libres, azúcares, ácido pirrolidín-carboxílico (pirrolidona carboxilato de sodio), lactatos, piruvatos, fosfatos, citratos, formiatos, electrólitos, urea, amoniaco, ácido úrico, glucosamina, creatinina, etc.

Los FHN se encuentran ubicados exclusivamente en el interior de los corneocitos, ejerciendo un papel decisivo en el mantenimiento de la hidratación cutánea pues sus componentes son muy hidroscópicos y solubles en agua. Con el envejecimiento disminuye la síntesis de FHN, siendo mayor su deficiencia cuando la exposición solar ha sido intensa.

Tanto las pieles normales como las de tipo graso pueden perder el manto ácido-graso por la acción del frío y el viento, las radiaciones ultravioleta, ciertos tratamientos tópicos, el empleo de jabones muy alcalinos o con un elevado poder antiséptico, etc. Por otra parte, las arrugas y la flaccidez de la piel se deben principalmente a la degeneración del tejido elástico y además a la pérdida de grasas (Fig. 2.6).

El referido manto cutáneo de superficie actúa como un vehículo para los olores, facilitando por tanto el reconocimiento de cada individuo. Sabido es que cada ser humano posee un olor peculiar, condicionado en gran parte por los lípidos procedentes de las secreciones apocrinas, que en realidad son un vestigio del enorme papel que el «mensaje olfativo» desempeña entre los animales para estar alerta-

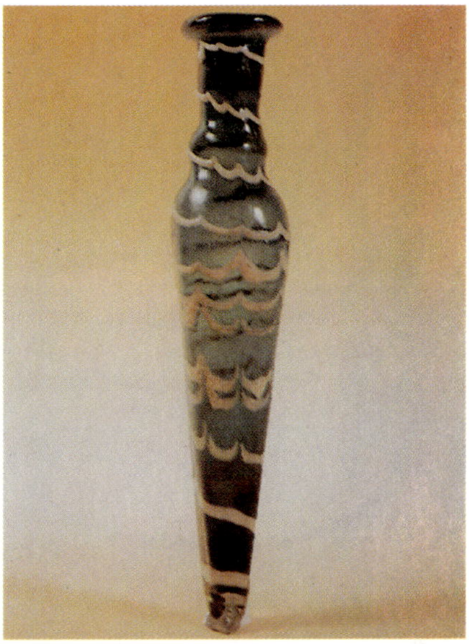

FIGURA 2.5. Los romanos nos han legado un buen número de ungüentarios, que eran unos recipientes para ser depositados a modo de ofrendas en las tumbas. Celso los consideraba portadores de ungüentos, para su aplicación en la piel. Detalle de un ungüentario romano del siglo II d.C. Museo Arqueológico de Barcelona.

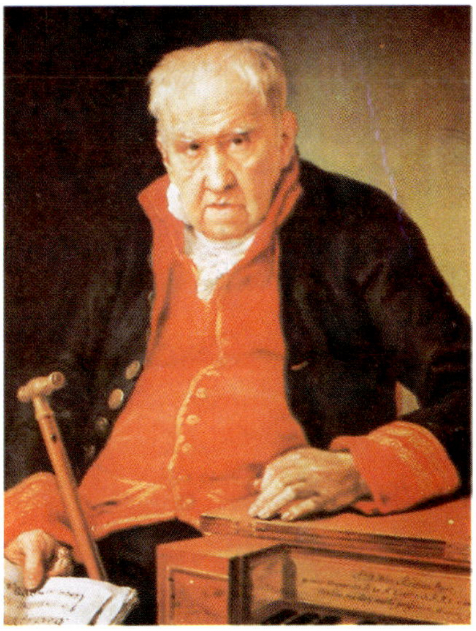

FIGURA 2.6. Las arrugas y la flaccidez de la piel se deben principalmente a la degeneración del tejido elástico y a la pérdida de grasa, con el paso del tiempo. Los signos de la vejez fueron plasmados magistralmente en el cuadro titulado «El organista don Félix López», por el pintor Vicente López. Casón del Buen Retiro, Madrid.

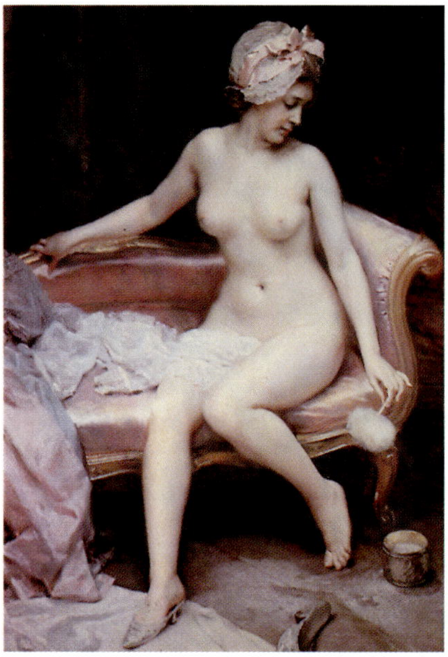

FIGURA 2.7. En la dermatitis atópica suele aportar mayores beneficios para la piel el baño que la ducha. Detalle de la obra «Después del baño», un cuadro del pintor Raimundo de Madrazo (1841-1920). Museo del Prado, Madrid.

dos ante la presencia de un depredador y favorecer la atracción sexual por medio de las «feromonas». Asimismo, el manto ácido-graso garantiza el trofismo normal del estrato córneo y su buen aspecto, que tan descuidado puede llegar a estar en el caso de las pieles secas.

Cómo, cuándo y dónde tomar el baño

El baño como placer parece ser un descubrimiento de los egipcios, que emplearon a tal efecto aceites de resinas olorosas, raíz de lirio, sándalo y cedro importados de Arabia mezclados con diversas hierbas para frotar su piel. Los héroes de Homero y los griegos de la época clásica ya practicaban su higiene en una bañera individual, pero a los baños públicos no se iba únicamente a lavarse, sino para encontrarse con los amigos y charlar. Resulta también curioso que los griegos no conocían el jabón, debiendo emplear en los baños carbonato de sosa extraído del suelo o una solución de potasa obtenida a partir de cenizas de madera. Numerosos han sido los artistas a lo largo de la historia que han sabido plasmar las bondades de los baños para la salud, existiendo muestras tan representativas como la miniatura «De balneis Puteolanis» realizada por Pietro de Eboli en el siglo XIV, hasta contribuciones más modernas como la de Ingres en su cuadro «El baño turco» o la de Raimundo de Madrazo con su obra titulada «Después del baño» (Fig. 2.7). Pero en ocasiones el baño ha entrado a formar parte de las prescripciones de los médicos, como sucedió en 1652 cuando el francés François Blondel transformó las termas romanas de Aquisgrán en un balneario para enfermos. Por su parte, fue hacia 1750 cuando el médico inglés Richard Russell observó que los niños que vivían en poblaciones marítimas casi nunca padecían enfermedades cutáneas ni tampoco raquitismo. Por ello dicho galeno creó una de las primeras estaciones termales marítimas en Brighton y Margate.

Que las sales contenidas en el agua pueden proporcionar alivio en las enfermedades dermatológicas parece indudable, siendo una buena prueba de ello lo que sucede en el Mar Muerto. Cada año son muchas las personas que acuden a este peculiar lago salado para intentar aliviar sus brotes de eczema, psoriasis y otras afecciones crónicas dermatológicas. No en vano las aguas del Mar Muerto son ricas en cloruro sódico, calcio, potasio, magnesio y bromuro. Según relatan los turistas que se desplazan al referido lago, la experiencia de flotar en sus aguas resulta inolvidable y sumamente placentera.

Es indudable que para mantener su trofismo la piel requiere de un aseo regular, no sólo en la especie humana sino también en el caso de otros animales inferiores. Pensemos en la costumbre de los gatos de lamerse continuamente o en la limpieza que con asiduidad realiza el elefante con su trompa. La piel está colonizada en toda su extensión por diversos microorganismos, que constituyen la llamada «flora residente». Pero a su vez existen gérmenes patógenos que anidan transitoriamente en la epidermis, siendo su refugio favorito la mezcla de sebo y restos de queratina que se sitúan en torno a los folículos pilosos. Hoy sabemos que un germen tan común como el *Propionibacterium acnes* tiene gran importancia en el desarrollo del acné. Asimismo, en los atópicos el *Staphylococcus aureus* es muy abundante sobre su piel, con un destacado aumento de la adhesión de dichos microorganismos a los queratinocitos. Pero, a su vez, resulta básico que la protección del tegumento por los cosméticos sea adecuada, para evitar su deterioro con una higiene excesiva: dicho principio cobra un especial significado en la piel de los sujetos con dermatitis atópica, al ser muy sensible a los irritantes y susceptible de sensibilizarse frente a los alergenos de contacto (Fig. 2.8).

La limpieza de la piel implica la eliminación de la suciedad y de la grasa, así como de las bacterias presentes en su superficie, siempre y cuando se respete además la integridad de la epidermis. Es conocida la especial sensibilidad de la piel de algunas zonas corporales, como sucede en la cara y en el área genital, por lo que su higiene deba ser diferente a la del resto. Aquellos sujetos que debido a su ocupación se lavan las manos con asiduidad, como sucede en las amas de casa y entre el personal sanitario, pueden acabar desarrollando auténticas «dermatitis de lavado o desgaste» si el jabón no es adecuado o las medidas de protección no resultan correctas. Para la piel grasa vale en general cualquier jabón, pero en el caso de individuos con piel seca están indicados los de glicerina o avena (Fig. 2.9).

Aunque actualmente vivimos en una sociedad donde la higiene destaca como un rasgo de civilización y continuamente estamos sometidos a mensajes publicitarios en este sentido, los dermatólogos saben que la ducha o el baño diarios pueden resultar perjudiciales para algunos tipos de piel, pues con la limpieza excesiva apenas le damos tiempo al manto ácido-graso para regenerarse. Qué duda cabe que para mantenerse sana y tener buen aspecto, la piel precisa una limpieza regular con el fin de eliminar el polvo, el sebo, la suciedad, las células muertas que se desprenden de la capa córnea y también los restos de cosméticos.

Los sujetos con dermatitis atópica deben lavar su piel con menos frecuencia de lo habitual, teniendo cuidado de que el agua esté templada y prefiriendo el baño a la ducha. Siempre se deberán evitar las altas temperaturas para no propiciar un recrudecimiento del proceso inflamatorio cutáneo como consecuencia de la acción vasodilatadora del agua caliente, procurando añadir además a la bañera 2 o 3 medidas de aceite mineral. También son aconsejables

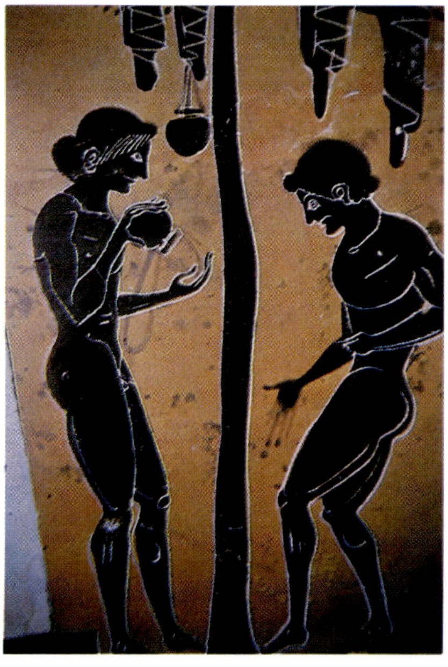

FIGURA 2.8. Los baños en Grecia tuvieron gran predicamento. Precisamente el atópico debe cuidar su piel siguiendo la sabia máxima de los helenos: «Nada en exceso». El grabado adjunto muestra a unos atletas aplicándose aceite tras el baño. Siglo VI a.C. Rijksmuseum Van Oudheden. Leinden.

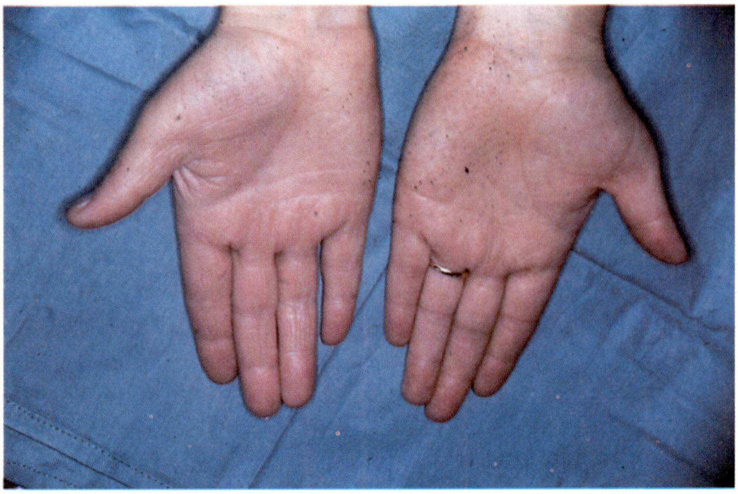

FIGURA 2.9. Detalle de una «dermatitis de desgaste de las manos», por uso de jabones inadecuados y el lavado repetido. La fotografía es cortesía de los doctores Gallego Quintas y Lázaro Ochaita (Servicio de Dermatología. Hospital General Universitario Gregorio Marañón, Madrid).

los sobres de coloides de avena o el empleo de «jabones extragrasos», pero de cualquier modo el tiempo que el paciente deberá permanecer en remojo no será nunca superior a los 15 minutos. Si la sequedad cutánea del individuo con eczema atópico es acentuada, puede recurrirse a la aplicación tras el baño de parafina blanca (vaselina), que se dispensa en el comercio en forma esterilizada.

El reconocimiento de la importancia que tiene la hidratación para mantener la piel en buen estado ha fomentado el interés por los aceites minerales, que pueden añadirse al agua de baño o aplicarse inmediatamente después del secado, cuando la piel está aún algo húmeda. Dichos preparados son recomendables para los sujetos con piel seca, como sucede con los ancianos que padecen dicho problema en las extremidades inferiores por trastornos de la circulación venosa propios de su edad («dermatitis varicosa»), ayudando en ocasiones a aliviar el «prurito sine materia» que acompaña a la xerosis que sufren algunos individuos en la tercera edad. También pueden proporcionar alivio los aceites minerales en los niños con piel seca asociada a dermatitis atópica.

Las cremas más adecuadas para la piel

La secreción producida por las glándulas sebáceas controla la pérdida de humedad de la piel, favoreciendo el mantenimiento de su tersura y elasticidad. El agua, elemento esencial para el mantenimiento de la vida en los seres vivos, puede moverse hacia dentro y hacia fuera de los corneocitos, bajo la influencia del grado de humedad ambiental, la temperatura y diversas sustancias higroscópicas cuya misión es retener el «líquido elemento» sobre la epidermis. En teoría cualquier sustancia puede atravesar la piel a través de los folículos pilosos, los espacios intercelulares o las células epidérmicas. Pero la capa que controla

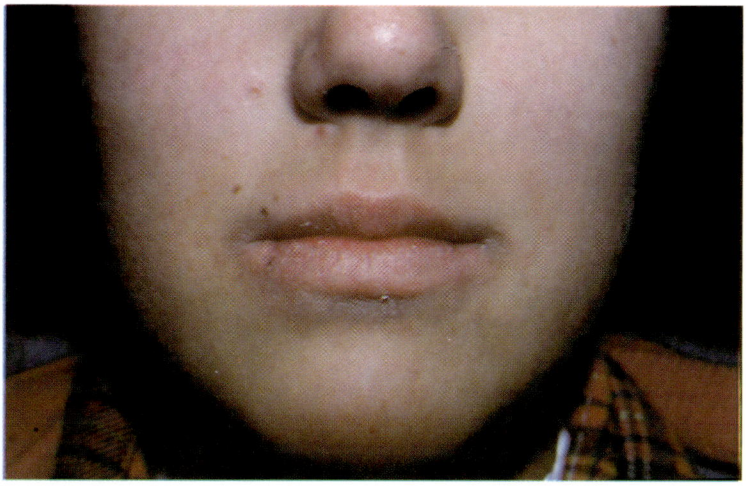

FIGURA 2.10. Los labios del atópico requieren una protección con cosméticos adecuados, pues debido a la sequedad de la piel tienden a desarrollar queilitis. La fotografía es cortesía de los doctores Gallego Quintas y Lázaro Ochaita (Servicio de Dermatología. Hospital General Universitario Gregorio Marañón, Madrid).

en realidad la permeabilidad de la piel es el estrato córneo, pues los apéndices cutáneos sólo tienen importancia en este aspecto cuando las moléculas de las sustancias que entran en contacto con nuestra piel son de un tamaño elevado. Fue precisamente a partir de 1968 cuando se demostró que eran los lípidos cutáneos los que desempeñaban un papel clave en la función barrera de la piel, que además debe entenderse en un sentido bidireccional. En concreto le corresponde a la epidermis impedir la salida de agua y electrólitos del organismo, así como evitar el paso por absorción de sustancias químicas procedentes del exterior. En efecto la capa córnea se comporta como una membrana poco permeable, aunque paradójicamente su espesor sea escaso. A su vez, la hidratación del estrato córneo va a depender del equilibrio existente entre la «perspiración insensible» y la acción de factores externos (cambios de temperatura, humedad, agentes irritantes, etc.) (Fig. 2.10). La tasa óptima de hidratación de los corneocitos oscila en torno al 13 por 100, siendo el agua, en opinión de Blank «el plastificante de la capa córnea», pues se ha comprobado que la adecuada hidratación de la misma aumenta mucho la permeabilidad de la piel. Por otra parte, en función de la orientación espacial de la molécula variará su vía de penetración de la epidermis, siendo los solventes polares (dimetilsulfóxido, propilenglicol, etc.) los que se absorben a través del corneocito, en tanto que los no polares (ácido oleico) aprovechan los espacios intercelularespara atravesar la epidermis

La mayoría de los dermatólogos sostiene que la epidermis únicamente puede hidratarse desde dentro mediante el agua que ingerimos, así como la que aportan los vasos dérmicos. Como afirma el doctor Ramón Miquel en su monografía *La piel*: «el individuo en la bañera o en la piscina tiene tanta sed como el que se encuentra fuera de las mismas, y después del baño su cutis no se ha humedecido más que antes del mismo. Lo que sí se consigue con las

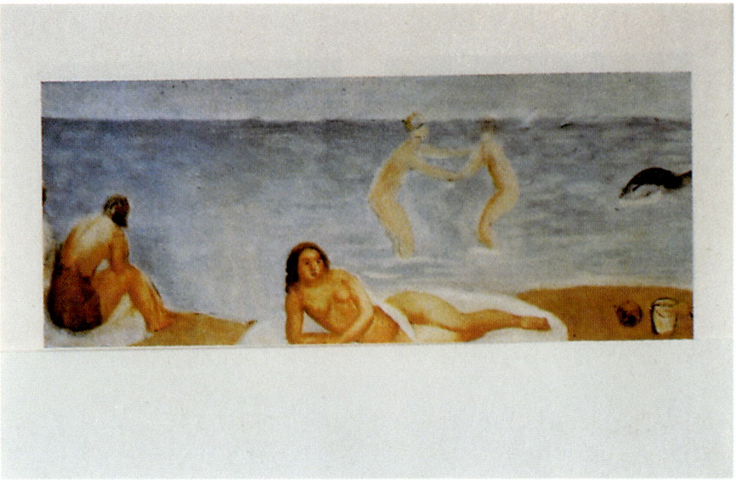

FIGURA 2.11. Los baños de mar suelen resultar muy beneficiosos para el cuidado de la piel, sobre todo en el caso de sujetos con eczema. Detalle del cuadro «Toilette», de Joaquín Sunyer Miró (1874-1996). Museo de Arte Moderno de Barcelona.

cremas para cutis seco es la humectación de su superficie y la evitación de la evaporación del agua de la epidermis» (Fig. 2.11). Esto último es lo que se conoce como efecto «emoliente», es decir, que las cremas dotadas de dicha acción se comportan a la vez como humectantes y lubricantes. Precisamente los cosméticos modificadores o acondicionadores de la piel son una mezcla de aceite y agua a diferentes concentraciones, incorporando en su composición sustancias higroscópicas capaces de retener la humedad en la superficie cutánea y de evitar su evaporación. Por tanto, dichos productos ejercen una «hidratación pasiva», pues al formar una barrera aislante impiden que el agua procedente de la dermis se evapore a través de la epidermis. Entre los compuestos que poseen una «acción emoliente» figuran algunos tan clásicos como la glicerina, la vaselina y la lanolina, los aceites vegetales (oliva, coco, almendras dulces, etc.) y otros más modernos como el propilenglicol.

Se ha demostrado que al eliminar el estrato córneo aumenta enormemente la capacidad de pérdida de agua a través de la piel. En otras épocas se creyó que la piel era una película inerte, al considerar que el referido estrato córneo únicamente poseía elementos celulares anucleados muertos. Actualmente sabemos que en dicha capa epidérmica residen corneocitos ricos en queratina, protegidos por una matriz de lípidos. Si se extrae dicho contenido graso de las membranas de los queratinocitos, se elimina la naturaleza semipermeable del manto cutáneo. De un modo esquemático podemos comparar la estructura de la capa córnea con una pared de ladrillos donde éstos serían los corneocitos y la argamasa los llamados «lípidos bicapa». Estos últimos son unos gránulos que producen las células vivas de la epidermis, organizadas a su vez en varias capas o estratos que emigran a través de aquélla hasta perder su núcleo y queratinizarse, cuya denominación se basa en su forma de disponerse a modo de una doble capa grasa. A continuación nos detendremos en el estudio de las importantes funciones que cumplen algunos lípidos en la piel humana sana, pues así podremos entender mucho mejor las consecuencias de su déficit o carencia en algunos procesos alérgicos cutáneos tan frecuentes como la propia «dermatitis atópica», cuyo estudio se abordará en los Capítulos 3 y 4.

¿Podemos mejorar la nutrición de la piel?: el papel de los ácidos grasos esenciales

En la actualidad dermatólogos y cosmetólogos centran todo su empeño en aislar los principios inmediatos que hacen posible la regeneración fisiológica de las células epiteliales que conforman la epidermis. Téngase en cuenta que ningún animal, ni siquiera los más cercanos a nosotros dentro de la escala filogenética como los simios, posee en su piel un número tan variado de funciones como el ser humano. Asimismo, sus variaciones regionales son tan acentuadas que podemos pasar de un espesor de 4 cienmilímetros en los párpados a casi un milímetro y medio en las plantas de los pies.

Conocemos como «ácidos grasos esenciales» a aquellos lípidos que no pueden ser sintetizados por nuestro organismo, al carecer de la maquinaria molecular necesaria, por lo que deben ser aportados con la alimentación. Dentro de dichas sustancias grasas podemos diferenciar aquellas que proceden de los aceites vegetales (ácido linoleico) y las que están presenten en los aceites de pescado (ácido alfalinoleico).

Las grasas no saturadas son aquellas que se conservan líquidas a la temperatura ambiente, como sucede con los aceites empleados para cocinar. En dicho grupo se encuadran los ácidos oleico, linoleico y linolénico. En los últimos años dichos ácidos grasos poliinsaturados se han puesto muy de moda en Medicina, por su poder reductor del colesterol sanguíneo y porque intervienen en importantes funciones de nuestro organismo, contribuyendo notablemente en el caso de la piel a mantener la función barrera de la epidermis y a la formación de «Prostaglandina E». La función de esta última es clave en la inmunorregulación de la homeostasis epidérmica, habiéndose descrito en situaciones de carencia de ácidos grasos esenciales en el hombre la aparición de una sequedad cutánea intensa con alopecia, prurito, retraso en la cicatrización de las heridas y una mayor propensión a desarrollar infecciones del tegumento. Como ya apuntábamos previamente, en los sujetos con piel seca y que padecen dermatitis atópica, son mas frecuentes las piodermitis por estafilococos (Fig. 2.12).

Los referidos ácidos grasos no sólo son esenciales para conservar la integridad de la piel, al formar parte de la

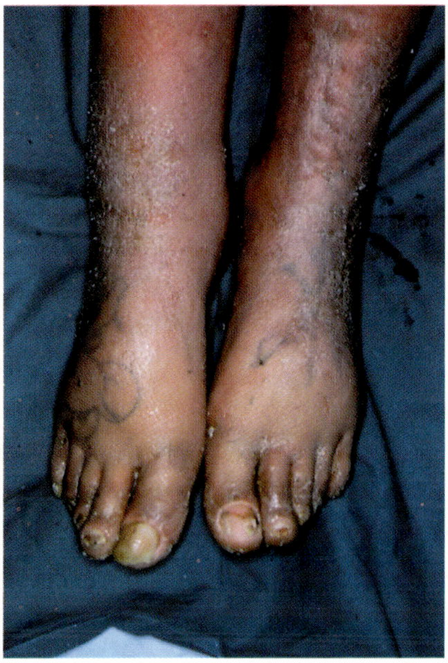

FIGURA 2.12. **La piel está colonizada por diversos microorganismos, que constituyen la llamada «flora residente». Además existen gérmenes patógenos que anidan transitoriamente en la epidermis, pudiendo originar «eczema microbiano», como el que aquí se muestra. La fotografía es cortesía de los doctores Gallego Quintas y Lázaro Ochaita (Servicio de Dermatología. Hospital General Universitario Gregorio Marañón, Madrid).**

estructura de los fosfolípidos de membrana, sino que además constituyen el sustrato de ciertos mediadores de la inflamación. Los ácidos grasos de la serie omega-6, como el linoleico, darán lugar mediante una serie de transformaciones al ácido araquidónico; este último se desdoblará por la vía de la ciclooxigenasa en prostaglandinas y por la ruta de la lipooxigenasa generará leucotrienos, siendo ambos grupos de eicosanoides muy importantes en la perpetuación de determinadas dermatosis inflamatorias, como el referido «eczema atópico». En roedores el déficit de ácidos grasos esenciales desarrolla una dermatitis caracterizada por sequedad y descamación, viéndose comprometidas además las funciones de barrera cutánea y las relacionadas con la inmunidad celular. Fue en los años setenta cuando se demostró que la permeabilidad cutánea alterada de la piel en aquellos seres humanos en los que existe una deficiencia de ácidos grasos esenciales, como les ocurre a los atópicos, puede corregirse con la aplicación atópica de ácido linoleico. En dichos sujetos la sequedad de la piel puede obedecer a un déficit de «ceramidas», unos lípidos derivados del ácido linoleico que cohesionan los queratinocitos entre sí. Sin embargo, en la «dermatitis atópica» los niveles sanguíneos de los ácidos linoleico y linolénico son normales o inclusive se encuentran elevados, pero debido a la alteración metabólica existente están disminuidos algunos derivados de aquéllos como el ácido gammalinoleico. Precisamente el empleo de este último ha sido capaz en algunos estudios efectuados de mejorar los síntomas del paciente atópico, tanto en adultos como en niños. Estos y otros aspectos se tratan *in extenso* en los apartados correspondientes del libro donde se hac mención del eczema atópico (consultar los Capítulos 3 y 4).

Los denominados «preparados nutrientes» tienen una amplia sinonimia en Cosmetología: «cremas nutritivas», «cremas de noche», «cremas antiarrugas», «cremas rejuvenecedoras», «cremas revitalizantes», etc. Con independencia de que dichos cosméticos sean capaces de suavizar la piel, mejorando su tacto y flexibilidad, en modo alguno poseen una «acción revitalizadora y defatigante» como muchas campañas publicitarias pretenden hacerle ver al consumidor. Sin embargo, los aminoácidos, las proteínas y sus hidrolizados, los lípidos y las vitaminas se emplean con ese tipo de reclamos en la mayoría de las cremas que existen en el mercado. Si bien determinados déficit vitamínicos son capaces de originar graves trastornos cutáneos, como sucede en la pelagra o en el escorbuto, únicamente el aporte de dichas «aminas vitales» por vía oral o parenteral puede resultar eficaz.

En cuanto a la manipulación dietética para efectuar un mayor aporte de suplementos de ácidos grasos en procesos dermatológicos concretos y sin una base etiopatogénica definitiva, como sucede en la «dermatitis atópica», los resultados han sido dispares. En cuanto al efecto de comer muchos pescados, por su riqueza en ácidos eicosapentaenoico y decahexanoico, no se han obtenidos claros beneficios. Pero además, un mayor aporte dietético de ciertos ácidos grasos esenciales, con el fin de favorecer la formación en el organismo de sustancias con propiedades antiinflamatorias por la vía de la lipooxigenasa (HETE y otros monohidroxiácidos), puede traducirse en la aparición de efectos secundarios si las dosis son excesivamente altas. Así podrían llegarse a producir hiperlipemias y alteraciones en el metabolismo de las vitaminas liposolubles (A, D, E). Parece bastante probable que mantener una dieta rica en frutas y vegetales, junto con un aporte de al menos 2 litros diarios de agua, puede retrasar la aparición de arrugas, flaccidez y la pérdida de la elasticidad cutánea.

¿Es correcto el término «hipoalergénico» en Cosmética?

Las grandes firmas de cosméticos y productos de dermofarmacia suelen ser bastante escrupulosas en materia sanitaria, invirtiendo considerables sumas de dinero en investigación para evitar posibles efectos indeseables de sus productos. Pero a su vez la industria debe acompañar sus logros de atractivos mensajes, recurriendo entonces a denominaciones como «probado dermatológicamente», «científicamente demostrado», «fabricado bajo estricta supervisión médica», «actividad y tolerancia comprobadas», etc. Quizás sea el adjetivo «hipoalergénico», que en sentido estricto significaría «que no provoca o que protege de las reacciones alérgicas», uno de los más empleados. Es seguro que muchos consumidores desconocen el significado real del término, que sería el de sustancia exenta de perfume. Téngase en cuenta que la mayoría de los productos manufacturados incorporan esencias y fragancias, para incrementar su grado de aceptación por parte del público. Los perfumes, cuyo uso data de civilizaciones tan ancestrales como las de Egipto, Asiria y Babilonia, continúan siendo una de las principales causas de reacciones alérgicas por cosméticos junto con los aditivos (antioxidantes, estabilizantes, antimicrobianos, colorantes, etc.). De ahí la importancia de que existan «productos hipoalergénicos», para que algunos sujetos con pieles sensibles puedan acondicionar y proteger su envoltura cutánea sin riesgos de toxicidad. La mayoría de las reacciones adversas por cosméticos afectan a personas con piel seca, siendo raras en sujetos son cutis normal o graso. Por otra parte, algunas dermatosis son tan sumamente irritables que toleran pocos insultos en este aspecto. En estos casos es fundamental el consejo del dermatólogo con experiencia, que conoce los secretos de las llamadas «fórmulas magistrales» y las aplicaciones de los distintos preparados que ofrece la Dermofarmacia.

BIBLIOGRAFÍA RECOMENDADA

Deutsch JJ. *Las estaciones de la piel.* Barcelona: Editorial Paidós, 1991.

Fernández Vozmediano JM. *La dermatitis atópica.* Universidad de Cádiz: Servicio de Publicaciones, 1988.

Lázaro Ochaita *et al. Dermatología, texto y atlas.* Madrid: Meditécnica, S. A., 1993.

Lecha M. *Piel y medio ambiente* (Serie Temas Actuales en Dermatología). Barcelona: Ediciones Doyma, S. A., 1994.

Leppard B, Ashton R. *Tratamiento en dermatología.* Oxford: Radcliffe Medical Press, 1994.

Miquel R. *La piel.* Madrid: Bolsitemas. Ediciones Temas de Hoy, 1993.

Pelta Fernández R. A flor de piel. En Pelta Fernández R y Vivas Rojo E: *Las flores del mal o la primavera del alérgico.* Madrid: Editorial IM&C. 1994; 125-144.

Peyrefitte G. *Biología de la piel* (Serie de Dermocosmética y Estética). Barcelona: Masson, S. A. 1995.

Vilaplana J, Aragonés C. *Piel y ácidos grasos esenciales.* Serie Temas Actuales en Dermatología. Barcelona: Ediciones Doyma, S. A., 1994.

3

LA PIEL EN LA DERMATITIS ATÓPICA: ¿UNA CAMISETA MUY PECULIAR?

M.ª DEL CARMEN VIZÁN DE UÑA Y
FRANCISCO JAVIER HERNÁNDEZ ARBEIZA

Manifestaciones clínicas de la dermatitis atópica

«Érase una vez el prurito...».

La dermatitis atópica (DA) es una enfermedad inflamatoria cutánea, definida por la morfología de las lesiones, su patrón de distribución, su curso crónico y recidivante y su carácter pruriginoso. El prurito es el síntoma más importante de la enfermedad, siendo considerado por muchos autores como el factor fundamental en la producción de las lesiones: «la dermatitis atópica *es un picor que produce erupción y no una erupción que pica*». Las alteraciones observadas: pápulas de prúrigo, áreas de eczema, placas de liquenificación y excoriaciones por rascado, las podemos encontrar aisladas o en combinación, variando en el mismo paciente según las distintas edades de la vida.

En la etapa neonatal predominan las lesiones exudativas y de carácter agudo; sin embargo, en la época infantil y del adulto son más frecuentes las pápulas liquenoides pruriginosas y las placas de liquenificación.

El prurito

Es una sensación cutánea desagradable que impulsa al rascado. En la DA se distinguen dos aspectos: el *prurito estricto*, desencadenado por estímulos inmunológicos y no inmunológicos, junto con *una piel que pica, con el umbral de prurito reducido* («itchy skin»), siendo mayor a nivel de las lesiones.

Placas de prurigo

Són pápulas de pequeño tamaño, redondeadas, que presentan una pequeña vesícula en su vértice (seropápula de Tommasoli) (Fig. 3.1). Es raro llegar a ver la vesícula como

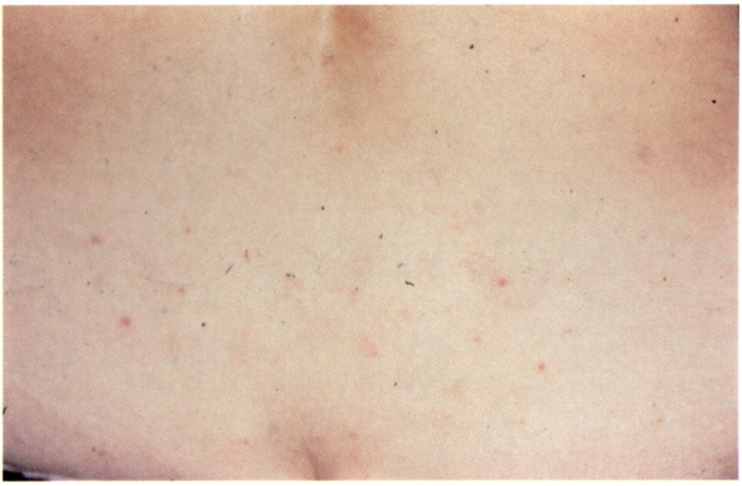

FIGURA 3.1. Pápulas de prurigo.

tal, siendo más frecuente observar una costra hemorrágica que cubre una erosión en el vértice de la pápula, secundaria al rascado por el intenso prurito.

Áreas de eczema

Son placas eritematosas de superficie pápulo-vesiculosa, con costras en la superficie, similares a las que caracterizan a los eczemas de otras etiologías (Fig. 3.2). Constituyen la manifestación más típica, aunque no la más frecuente de la DA.

Placas de liquenificación

Poseen unos límites poco netos, destacando por un aumento del grosor de la piel, con intensificación de la cuadrícula normal. Tienen un color variable según el grado de inflamación, desde intensamente eritematoso a una coloración violácea o ligeramente pigmentada (Fig. 3.3). Lo que expresa la liquenificación es una reacción dermoepidérmica al rascado y al roce persistente. Las localizacio-

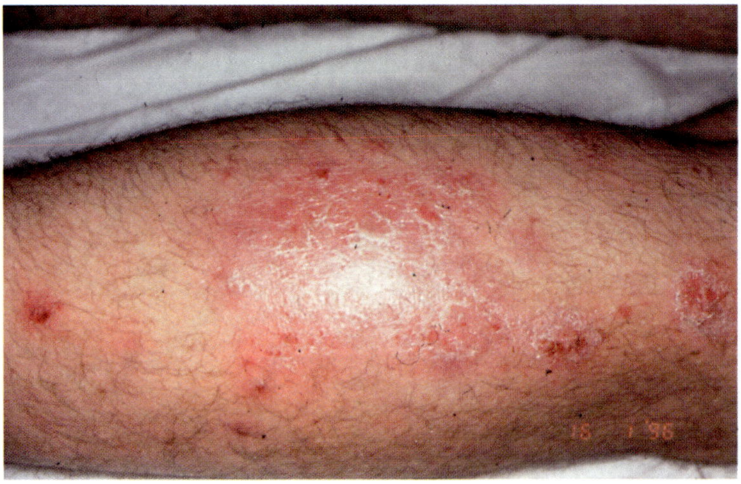

FIGURA 3.2. Placa de eczema.

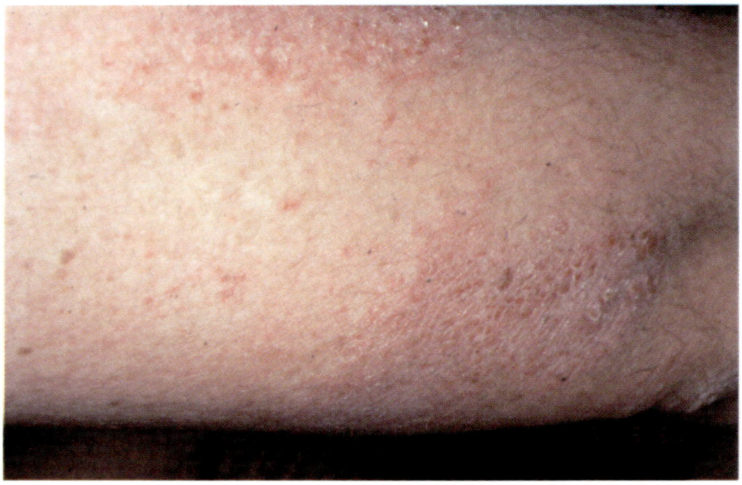

FIGURA 3.3. **Placas de liquenificación en cara externa del brazo.**

nes predilectas de dichas placas son la fosa antecubital y poplítea, así como las caras laterales del cuello, y frecuentemente se observan en dorso de manos y pies y de forma difusa en la cara. Estas placas liquenificadas pican y son más sensibles a los estímulos pruriginosos, con lo cual se perpetúa y cierra el ciclo de picor-rascado-picor.

Excoriaciones por rascado

A veces son las lesiones que predominan, debido al rascado continuado de las pápulas de prurigo y de las placas de eczema, dando lugar a erosiones lineales y costras hemorrágicas (Fig. 3.4) que en ocasiones constituyen verdaderas úlceras secundarias al arrancamiento con las uñas.

Formas clínicas

Según la edad de aparición, la distribución y morfología de las lesiones, pueden distinguirse tres fases bien defini-

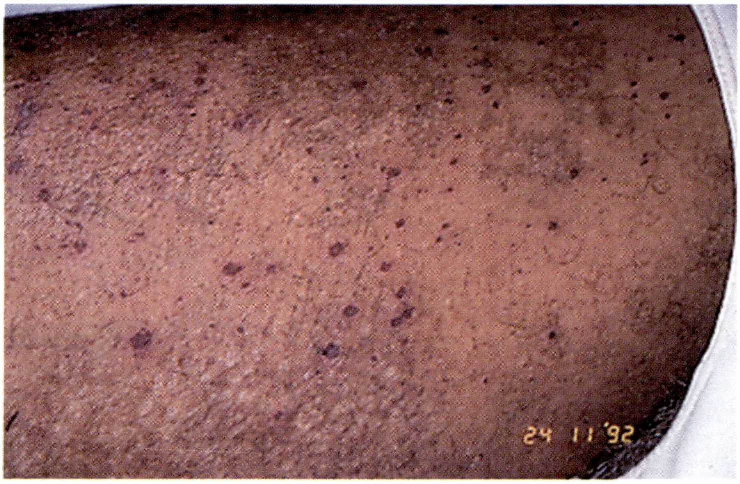

FIGURA 3.4. **Excoriaciones cutáneas. A veces son las lesiones que predominan en la dermatitis atópica, secundarias al rascado de las pápulas de prurigo y placas de eczema.**

TABLA 3.1. Formas clínicas de la dermatitis atópica.

TÍPICAS

- Fase del lactante.
- Fase infantil.
- Fase del adolescente y del adulto.

ATÍPICAS O MENORES

- Dermatitis del cuero cabelludo.
- Queilitis descamativa.
- Pitiriasis alba.
- Eczema dishidrótico.
- Pulpitis digital crónica.
- Eczema atópico de manos.
- Eczema numular.
- Prurigo simple.
- Neurodermitis crónica circunscrita.
- Prurigo nodular.
- Eczema de pezón.
- Queratosis pilar.
- Eczema infra e retroauricular.

das que ya fueron establecidas por Wise y Sulzberger en 1935 (Tabla 3.1). En un mismo paciente la enfermedad puede aparecer, desaparecer o reaparecer en cualquiera de esas tres fases:

Fase de lactante

Se extiende desde los primeros meses de vida hasta los 2 años de edad. El 75 por 100 de los pacientes con DA presenta sintomatología antes de los 6 meses, aunque es excepcional que manifiesten lesiones antes de los 2 meses (es a partir de esa edad cuando se adquiere la coordinación psicomotora necesaria para el rascado). En esta fase predominan las lesiones eczematosas, por lo que se ha conocido clásicamente como *eczema infantil*. Se inicia en las mejillas, donde las lesiones presentan enrojecimiento (Fig. 3.5) y pronto se cubren de vesículas exudativas que darán lugar a costras por la desecación de exudados. Posteriormente pueden afectarse la frente, pabellones auriculares, mentón, cuello y cuero cabelludo.

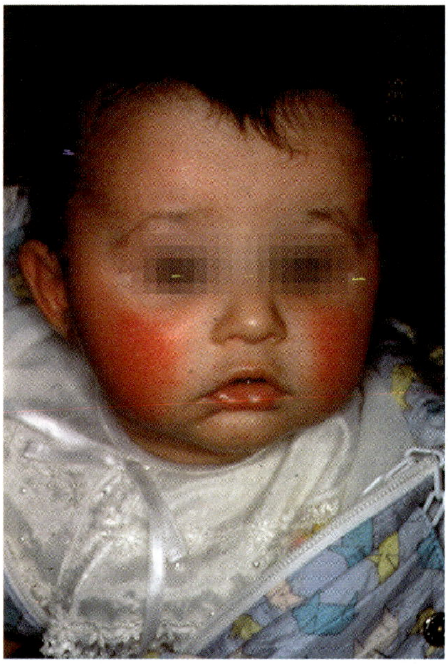

FIGURA 3.5. Dermatitis atópica en fase del lactante. Eritema en las mejillas, que respeta el triángulo nasolabial.

En la cara respetan siempre el triángulo nasolabial, destacando su aspecto blanquecino sobre el eritema facial difuso. Si el brote es más extenso se afectan otras áreas del cuerpo, preferentemente las zonas más accesibles al rascado (Figs. 3.6 y 3.7): superficie anterior del tórax, región deltoidea, cara externa de muslos y piernas, dorso de manos y pies, y regiones maleolares. Durante la fase de gateo, las rodillas pueden estar severamente afectadas. La zona del pañal y los pliegues generalmente están libres de lesiones. La afectación de estos últimos, tan característica, no se inicia antes del año y medio de edad.

Las lesiones son muy pruriginosas y mantienen al niño intranquilo, con crisis de llanto, agitación nocturna, etc. Es frecuente la sobreinfección secundaria de las lesiones, pudiendo aparecer adenopatías regionales.

Las lesiones cursan en brotes, que habitualmente cesan a los dos años de vida en un número considerable de casos, pero en otros se hacen más crónicos, prolongándose hasta la fase siguiente.

Fase infantil

Abarca desde los 2 hasta los 10 años. En esta etapa predominan las lesiones de tipo prurigo-liquenoide frente a las de eczema, aunque pueden coexistir ambas. Son placas bien delimitadas, secas, con tendencia a la liquenificación, localizadas preferentemente en las flexuras poplíteas y antecubitales (Fig. 3.8). Otras áreas que también se afectan con frecuencia son: el dorso de las manos y las muñecas, la nuca y las caras laterales del cuello y del tronco. En la cara las lesiones se localizan preferentemente en los labios y la zona perioral.

El intenso prurito desencadena el rascado reiterado en unos niños que se muestran hiperactivos, ansiosos, con falta de descanso, y sin embargo de inteligencia brillante. Una característica que define a estos niños y facilita el diagnóstico cuando acuden a consulta, es su gran capacidad para revolver el consultorio.

Esta hiperactividad puede dar lugar a problemas escolares, como falta de concentración e incluso conductas agresivas.

Aunque este periodo dura hasta los 10 años, en cierto número de casos la enfermedad cutánea se prolonga hasta la fase siguiente.

Fase del adolescente y del adulto

Esta etapa del adolescente y del adulto joven abarca desde los 10 años hasta la tercera o cuarta década. En la

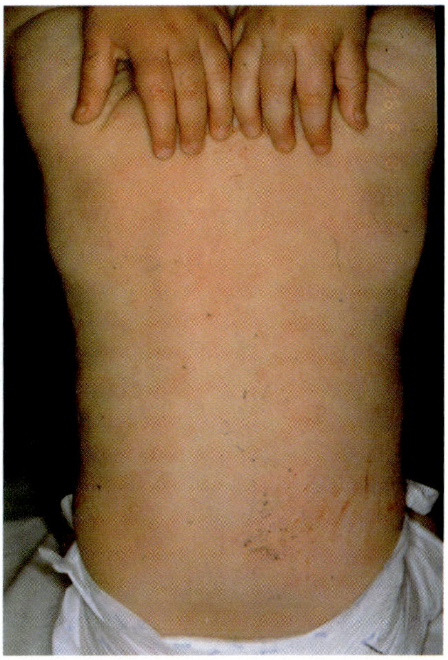

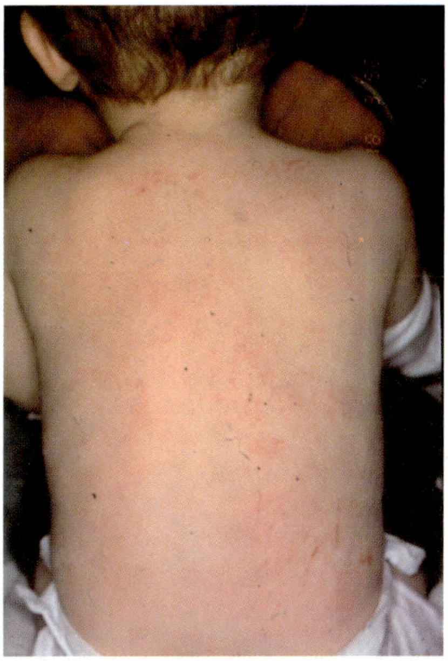

FIGURAS 3.6 y 3.7. Dermatitis atópica en fase del lactante. Cuando el brote es extenso, se afectan otras áreas del cuerpo accesibles al rascado.

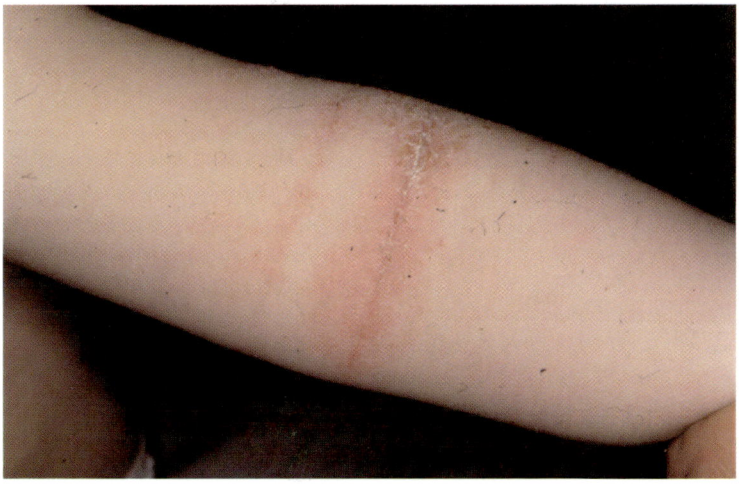

FIGURA 3.8. Dermatitis atópica en fase infantil. Las lesiones tienden a localizarse en flexuras antecubitales y poplíteas.

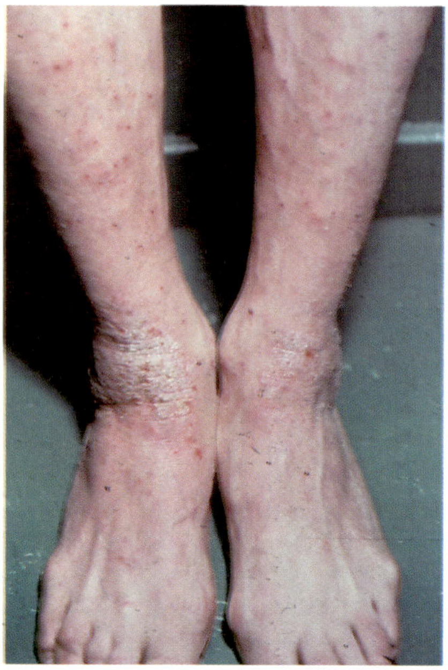

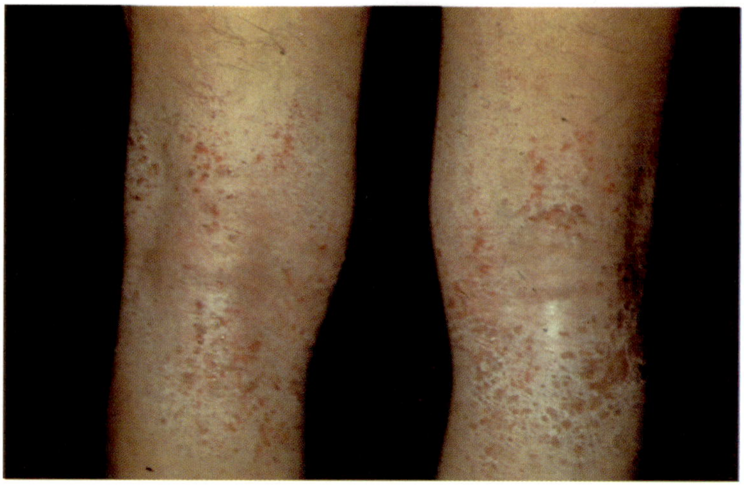

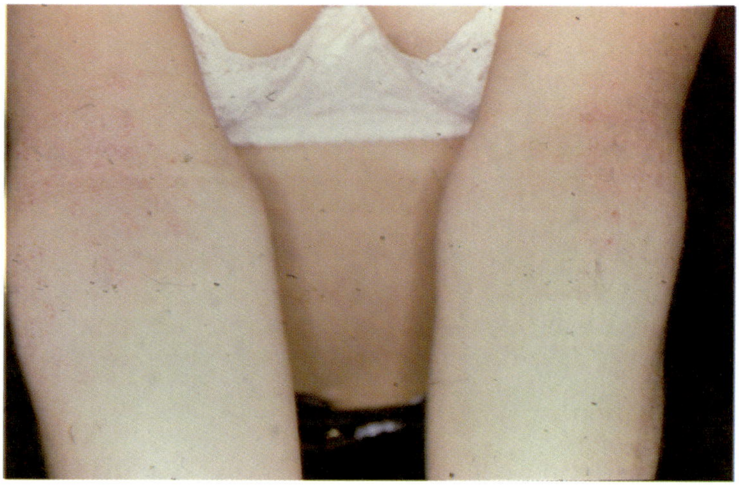

FIGURAS 3.9, 3.10 y 3.11. Dermatitis atópica en fase del adolescente y del adulto. Lesiones localizadas en flexuras de miembros.

mayoría de los casos se recoge una historia previa de DA en la infancia. En menos del 2 por 100 de los casos, los síntomas aparecen durante la adolescencia o después de los 20 años. Sólo en un 0,1 por 100 de los casos, la enfermedad se inicia pasados los 30 años. En estas edades aumentan los factores agravantes: irritabilidad nerviosa frecuente, incumplimiento de los tratamientos médicos clásicos (o recurriendo a medicinas alternativas que no siempre son objetivas), así como empeoramiento por el ambiente profesional. Las lesiones en esta etapa se localizan preferentemente en la cara (frente, párpados, región perioral), el cuello, flexuras de los miembros (Figs. 3.9, 3.10 y 3.11), las muñecas, la nuca, el dorso de manos y región superior del tronco. Son placas engrosadas y liquenificadas pruriginosas de carácter crónico, presentando la piel un aspecto muy seco y rugoso (Fig. 3.12).

En casos severos, el cuero cabelludo presenta eritema y descamación, con múltiples excoriaciones si el prurito es

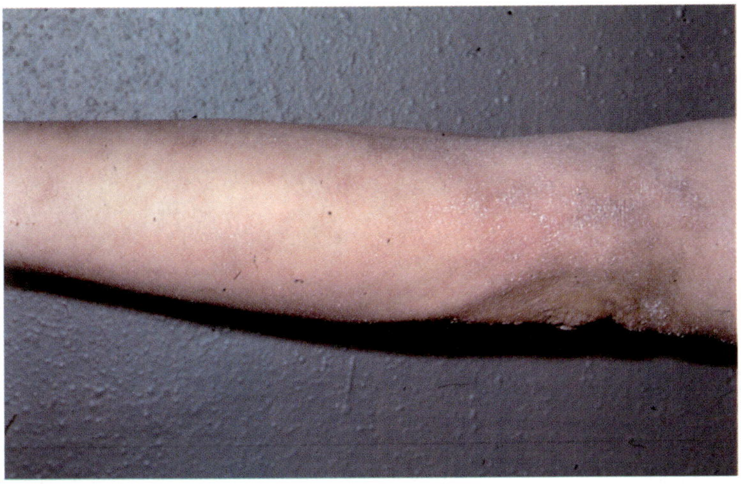

FIGURA 3.12. Dermatitis atópica del adulto. La piel presenta un aspecto seco y deslustrado

intenso. En los casos más graves puede producirse una alopecia difusa. El pelo suele ser seco y deslustrado. En las mujeres, y ocasionalmente en los hombres, pueden apreciarse áreas de alopecia triangular bilateral en la región temporal. La cara puede presentar lesiones eritematosas, descamativas e infiltradas, sobre una piel con un tono blanco amarillento que da a la facies un aspecto peculiar, más avejentado y de tristeza (Fig. 3.13).

En el tronco predominan las lesiones aplanadas e infiltradas, que confluyen formando placas edematosas, que evolucionan a la descamación o tienden a la liquenificación, presentando abundantes excoriaciones de rascado. En las flexuras y en la nuca son frecuentes las placas de liquenificación.

El síntoma cardinal en la fase adulta de la DA continúa siendo el intenso prurito. Este prurito se produce en forma de paroxismos, con crisis nocturnas que provocan insomnio, agotamiento y dificultad de concentración en el trabajo. Como consecuencia del rascado continuado, las uñas pueden presentarse acortadas y sin brillo.

En los casos con extensa afectación del tegumento pueden palparse adenopatías (linfadenopatías dermopáticas).

Se dan formas más localizadas de la enfermedad, con lesiones circunscritas al dorso de manos y dedos, también en los brazos, cara y las flexuras, con menor grado de inflamación, descamación fina y despigmentación ocasional. Se considera que en el 50 por 100 de las consultas por prurito anogenital crónico subyace una DA.

Existe una dermatitis de la cabeza y el cuello, típica de mujeres jóvenes, de localización preferentemente en áreas seborreicas (cabeza, cara, cuello, región medio-torácica), que presentan foto-agravación de sus lesiones, en las que se observan tests de prick positivos frente a *Pityriosporum ovale*, forma de levadura de *Malassezia furfur*, que constituye un huésped habitual de la flora cutánea en la mayoría de los adultos.

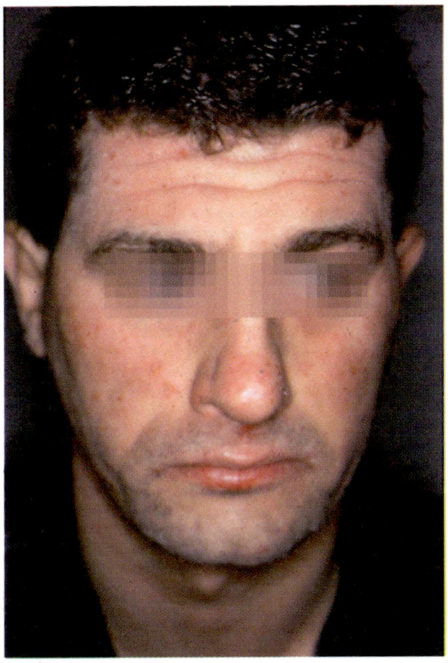

FIGURA 3.13. Dermatitis atópica del adulto. Afectación facial, que confiere un aspecto envejecido y de tristeza.

Durante la pubertad, los conflictos generacionales y los cambios psicológicos pueden ejercer un efecto negativo en el curso de la enfermedad, que queda reflejado en el mayor número de ingresos hospitalarios de estos pacientes.

En el 80 por 100 de casos las lesiones cutáneas remiten antes de los 20 años, aunque la mayoría continúa teniendo una piel sensible e inestable a lo largo de su vida, con tendencia a presentar brotes de eczema, dermatitis irritativas de las manos, liquen simple crónico o eczema dishidrótico.

Formas atípicas o menores

Pueden formar parte de un cuadro de DA florido, aunque en ocasiones son la única manifestación de la enfermedad. Se asocian a la *atopia,* porque se han hallado rasgos característicos atópicos en estos pacientes. Son un cajón de sastre que incluye múltiples procesos y no siempre exclusivos de la DA.

Pitiriasis del cuero cabelludo.

Son lesiones costrosas y hemorrágicas muy pruriginosas, del tamaño de una cabeza de alfiler. Algunos autores consideran la «caspa seca» como un signo fino de constitución atópica.

Queilitis descamativa

En los niños de 3 a 10 años se aprecia una reacción inflamatoria de los labios, que se extiende a toda la piel circundante que se muestra fisurada y seca, produciendo dolor, escozor y sensación de sequedad que obliga a humedecer continuamente los labios con la lengua, lo que cronifica el proceso y favorece la sobreinfección secundaria.

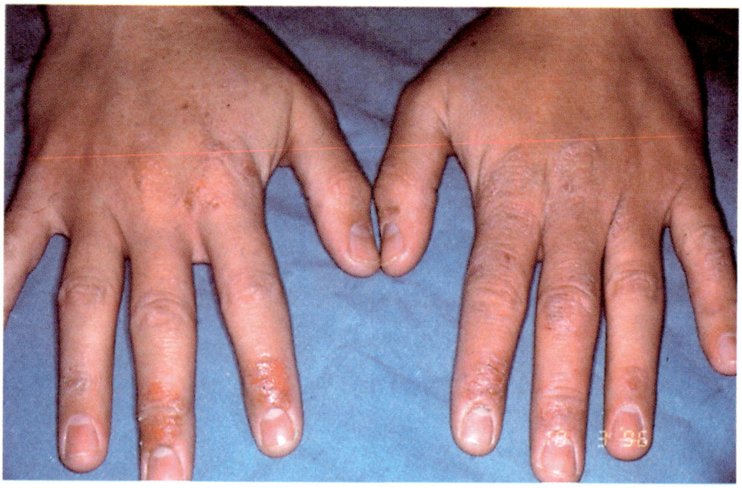

FIGURA 3.14. Eczema en dorso de manos en paciente con dermatitis atópica.

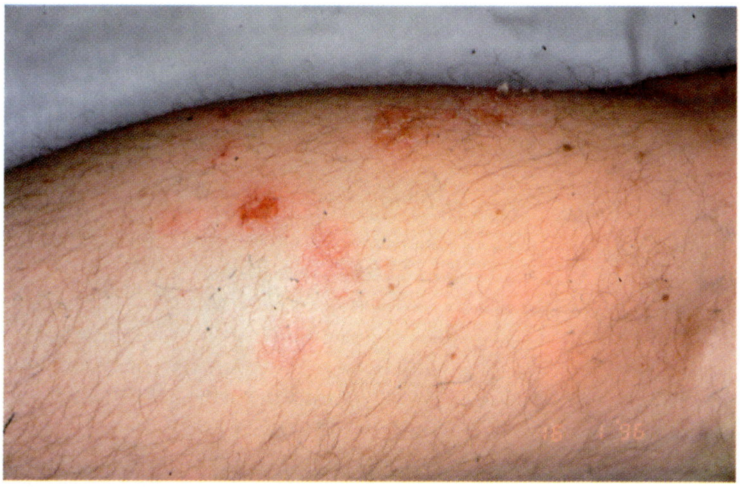

FIGURA 3.15. Eczemas numulares. Lesiones redondeadas, intensamente prurigrinosas.

Pitiriasis alba.

Se ha denominado también *dartros volante* o *empeines*. Son placas redondeadas, ovaladas o de forma irregular. Generalmente las lesiones son múltiples, desde 4 a 5 hasta 20 o más. El tamaño oscila entre 0,5 a 2 cm de diámetro, aunque en localizaciones como el tronco pueden ser más extensas. Inicialmente predomina el componente eritematoso, siendo mínima la descamación en superficie. Posteriormente desaparece la fase inflamatoria, dejando placas cubiertas por una fina descamación y despigmentadas. En los niños se localiza generalmente en la cara, sobre todo en mejillas, mentón y región perioral. En adolescentes se localiza en región deltoidea, cara externa de los brazos y en el tronco. Se inicia en primavera y es más evidente en la época estival al destacar estas placas hipocrómicas respecto al resto de piel bronceada por el sol. Es en esta época en la que se produce el mayor número de consultas por parte de estos enfermos y de sus padres, ante el temor de ser portadores de «algún hongo».

Eczema atópico de manos

Numerosos estudios demuestran que muchas dermatitis crónicas de manos en adultos (dermatitis del ama de casa y otras) tienen antecedentes personales y/o familiares de dermatitis atópica (Fig. 3.14). Este tipo de eczemas no ofrece peculiaridades clínicas especiales.

Eczema dishidrótico

Esta reacción cutánea se caracteriza por la erupción de vesículas de pequeño y en ocasiones de gran tamaño (pompholix) sin gran reacción inflamatoria, que se localizan a nivel de los espacios interdigitales, dorso de dedos, palmas de manos y plantas de pies. Dado el grosor de la epidermis en estas localizaciones, las lesiones pueden alcanzar gran tamaño sin romperse e involucionan por reabsorción del exudado. El nombre de *eczema dishidrótico* viene dado

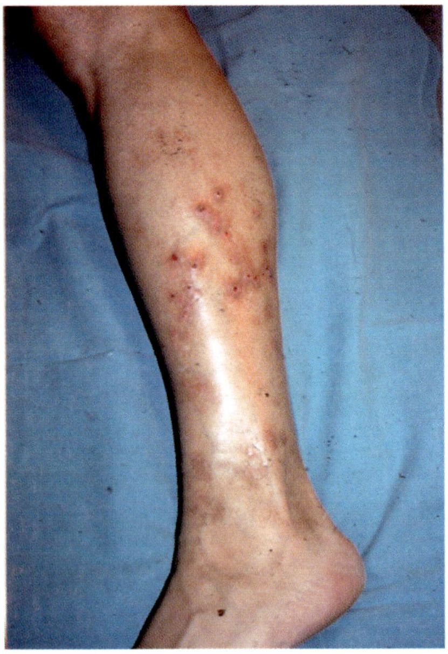

FIGURA 3.16. Prurigo nodular. La localización preferente son las extremidades. Lesiones crónicas que persisten durante años.

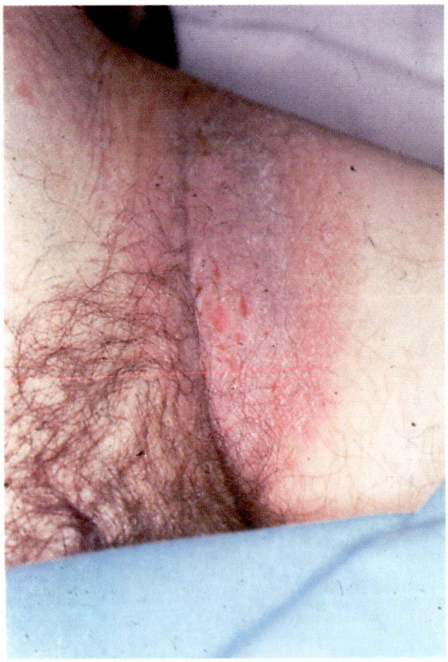

FIGURA 3.17. Placa de neurodermitis localizada en región inguinal.

porque durante algún tiempo se relacionó con la alteración de las glándulas sudoríparas en esas localizaciones, ya que el proceso empeoraba en las épocas de calor.

La fase aguda puede evolucionar a una fase subaguda o crónica con formación de placas secas y descamativas con fisuras.

Las lesiones evolucionan en brotes con predominio en épocas de primavera y verano. Es una enfermedad frecuente en la que se encuentran antecedentes de atopia hasta en un 25 por 100 de los casos, si bien puede ser además la manifestación de una dermatitis de contacto alérgica o irritativa. En ocasiones, es un signo que debe alertarnos sobre la presencia de una infección por dermatofitos en otras zonas del cuerpo, sobre todo a nivel de los pies («pie de atleta»).

Pulpitis digital

Es más frecuente en niños que en adultos, y se manifiesta en forma de placas eritematosas, finamente descamativas, que asientan sobre una piel seca, fina, brillante y fisurada a nivel de los pulpejos de los dedos de manos y pies.

Dermatitis plantar juvenil

Sería una forma especial de pulpitis digital que desborda hacia la planta de los pies de forma simétrica. De forma característica, en ocasiones, sólo se afecta el tercio anterior de los pies. La masiva utilización de calzado deportivo, por su efecto oclusivo, favorece la aparición de este tipo de lesiones.

Eczemas numulares

Denominado así por la forma redondeada de las lesiones (*numus* = moneda). De etiología muy imprecisa, muchos autores lo consideran una forma peculiar de eczema. Se manifiestan como placas redondeadas de uno o varios centímetros de diámetro, generalmente múltiples y simétricas (Fig. 3.15). Tienen un gran componente exudativo y son muy pruriginosos. Se manifiestan casi invariablemente en la edad adulta y con frecuencia presentan antecedentes de DA.

Dermatitis del pezón

Frecuente en jovencitas adolescentes, y *dermatitis infra* y *retroauriculares,* que fisuran los pliegues de estas localizaciones y en ocasiones llegan a despegar el lóbulo de la oreja.

Prurigo simple (estrófulo)

Es la forma aguda del prurigo, frecuente en la edad infantil. Son lesiones persistentes, que al curar dejan como secuelas cicatrices hipo o hiperpigmentadas. La causa más frecuente son las picaduras de insectos (urticaria papular), así como la existencia de oxiuros o áscaris en el intestino.

Prurigo nodular

La lesión elemental es una pápula voluminosa, hemisférica, de 1-3 cm de diámetro. Inicialmente el tono es eritematoso, pero se hace pigmentada cubriéndose en la superficie por escamas o costras hemorrágicas debido a las erosiones del rascado, ya que el prurito es incoercible y obliga a rascarse sin medida. Predomina en mujeres en la edad media de la vida. Se localiza preferentemente en extremidades, siendo el número de lesiones variable en número, desde escasas a varios centenares (Fig. 3.16). Es una afección crónica y persistente a lo largo de los años. Aunque de etiología desconocida, es frecuente encontrar en estos pacientes antecedentes de otras lesiones de DA.

Neurodermitis crónica circunscrita o *liquen simple crónico*

Clínicamente se manifiesta como placas ovales e irregulares, pero de límites netos. La piel está engrosada, hiperpigmentada, con aumento de la cuadrícula normal, y con frecuencia erosionada por el rascado. Se localiza en zonas de roce y accesibles a las manos. En la mujer asienta preferentemente en la nuca, caras laterales del cuello, labios mayores de la vulva y pliegues inguinales (Fig. 3.17); en el varón, en la cara, codos, cara anteroexterna de la pierna y en escroto. El prurito es el síntoma predominante, que se produce de forma paroxística obligando al rascado, lo que produce gran satisfacción.

Queratosis folicular o pilar

Son lesiones foliculares queratósicas, secas, rasposas, que dan el aspecto de «piel de gallina» o de «lija» (Fig. 3.18). Se localizan en la cara externa de las extremidades y en mejillas. Es uno de los signos más típicos de los pacientes atópicos, presentándose en más de la mitad de los casos.

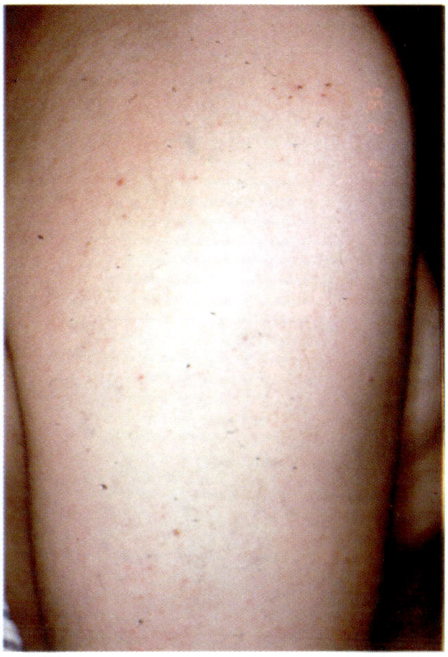

FIGURA 3.18. Queratosis folicular. Produce una sensación rasposa al tacto.

Tratamiento de la dermatitis atópica

El tratamiento de la DA es fácil de realizar, siempre que los padres y pacientes asuman que éste será un tratamiento largo y que ha de mantenerse de manera constante. Desde el primer contacto es imprescindible alcanzar una óptima relación entre el médico, el paciente y sus familiares, así como poder disponer del tiempo suficiente para explicar en qué consiste su proceso y cuáles son las bases para su control. Hay que intentar explicar que la DA es una enfermedad crónica que evoluciona en brotes, con tendencia a mejorar en verano y empeorar en invierno, con fases de reagudización en primavera y en otoño. Hay que dar a conocer el beneficio que habitualmente supone la exposición al sol, el efecto queratolítico de los baños de mar, así como la conveniencia de residir en un clima húmedo y templado que favorezca la humidificación del estrato córneo. El tratamiento intenta disminuir la intensidad de los síntomas y la extensión de las lesiones, pero no la curación definitiva, que en algunos casos puede producirse de forma espontánea al llegar la pubertad. Será importante insistir en los cuidados básicos diarios y en los factores desencadenantes de los brotes de lesiones cutáneas: estrés, irritantes, fibras y lanas, detergentes, alergenos, etc. Estos cuidados y normas deberán indicarse por escrito con el fin de que familiares y pacientes puedan leer y asimilar posteriormente lo que se ha comentado en este primer encuentro.

En aquellos casos en los que la enfermedad se prolongue más allá de la adolescencia, será recomendable desaconsejar determinadas profesiones que pudieran empeorar la DA: peluquería, enfermería, manipuladores de alimentos, mecánica, construcción, etc.

Cosmetología de las pieles secas atópicas

¿Por qué se seca la piel? En el sujeto atópico, lo mismo que en la piel clínicamente normal, intervienen dos fenómenos principales:

— Las pérdidas acuosas insensibles (PAI) o perspiración insensible están aumentadas por alteración de los componentes higroscópicos de la capa córnea, conocidos como Factores Hidratantes Naturales (FHN) (*Natural Moisturizing Factors*), que son sustancias osmóticamente activas que retienen agua.

— Las modificaciones en la barrera cutánea, que en parte están ligadas a una alteración del metabolismo de los ácidos grasos esenciales (AGE), cuya función es doble, estructural y funcional. Estos AGE tienen una función determinante en la consistencia y cohesión de la capa córnea. Son ácidos grasos poliinsaturados que el organismo no puede sintetizar y deben ser aportados por la alimentación.

El ácido linoleico es el origen de la familia n-6, también llamados omega-6. En el paciente atópico el déficit de la enzima *δ-6-desaturasa*, que participa en la síntesis de n-6 en los AGE, determina una disminución en la concentración de ácido linolénico y de ácido gammalinolénico. Por otra parte, los AGE actúan como precursores de las prostaglandinas y de los leucotrienos, que a su vez intervienen de forma decisiva en los fenómenos inflamatorios de la DA.

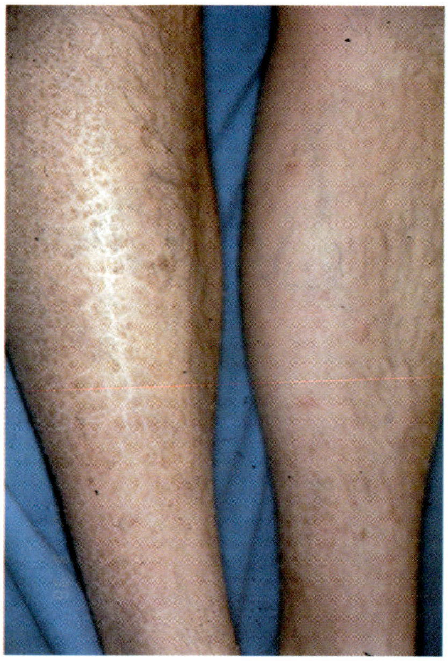

FIGURA 3.19. Xerosis cutánea. Aspecto ictiosiforme en regiones pretibiales.

¿Cómo actuar? El agua por sí sola no puede hidratar la piel. Deben utilizarse a este respecto dos clases de factores (Tabla 3.2):

1. Los que disminuyen las pérdidas insensibles de agua mediante la formación de una película en la superficie cutánea: es el *efecto filmógeno*.

TABLA 3.2. Agentes hidratantes

FILMÓGENOS	
HIDROCARBUROS	Vaselina. Parafina.
ACEITES VEGETALES	Onagra. Borraja. Aguacate. Almendras dulces. Karité.
ACEITES ANIMALES	Visón.
ALCOHOLES GRASOS	Esteárico. Palmítico. Linoleico. Gamma-linolénico.
LANOLINA	
CERAS	Esperma de ballena Cera de abeja
HUMECTANTES	
POLIALCOHOLES	Glicerina. Sorbitol. Propilenglicol. EXTRACTOS DE PLANTAS
FHN*	Cactus (aloe vera). Pepino. Ácido pirrolidona carboxílico y su sal sódica. Urea. Ácido láctico y lactato sódico.
GLUCOSAMINOGLUCANOS	Ácido hialurónico. Quitina y quitosano. Alantoína. Colágeno-elastina.

*FHN: Factores Hidratantes Naturales.
Modificado de Beylot-Barry M.

— *Los hidrocarburos*. La vaselina y la parafina tienen un importante efecto oclusivo, pero si se utilizan aisladamente ofrecen un aspecto cosmético desagradable.

— *Los aceites*. Sobre todo de origen vegetal: onagra, borraja, aguacate, almendras dulces. Son ricos en ácidos grasos esenciales que mejoran la función barrera de la piel seca al compensar la carencia lipídica de la epidermis.

— *Los alcoholes grasos*. Saturados (esteárico, palmítico, etc.) o insaturados (ácido linoleico contenido en las ceramidas omega-hidroxiladas).

— *La lanolina*: Asocia al efecto filmógeno oclusivo una acción humectante, cosméticamente agradable. Sin embargo debe evitarse en los individuos atópicos, ya que a menudo es responsable de una sensibilización por contacto.

— *Las ceras* (ésteres de ácidos grasos y alcohol). Esperma de ballena, cera de abejas (*cold creams*).

2. Los que fijan el agua por medio de sustancias higroscópicas, después de penetrar en las capas superficiales: es el *efecto humectante.*

— *Los polialcoholes.* El glicerol (glicerina) y el sorbitol son los más utilizados. El propilenglicol se tolera peor, pudiendo irritar la piel sensible de algunos sujetos.

— Entre los componentes de los FHN se encuentran sobre todo el *carboxilato sódico de pirrolidona,* que se utiliza a concentraciones del 3-5 por 100, y la *urea,* que se fija en la capa córnea y actúa por efecto osmótico. Esta última se emplea mucho; es hidratante hasta una concentración del 10 por 100, y queratolítica por encima de esta cifra. Debe evitarse su uso en los lactantes y niños de corta edad, así como durante las fases agudas de la enfermedad, ya que entonces puede resultar irritante.

Finalmente, el *ácido láctico* se emplea a concentraciones entre el 5 y el 10 por 100.

— *Los glucosaminoglucanos.* Destacan el ácido hialurónico, el condroitín sulfato ácido y la quitina de alto peso molecular. Tienen acción trófica sobre la queratina, además de efectos filmógenos y cicatrizantes, por mejorar la cohesión entre las células del estrato córneo.

— *La alantoína.* Su acción es parecida a la de la urea. También es antiinflamatoria y se utiliza a concentraciones débiles (0,1-0,5 por 100).

— *El colágeno y la elastina.* Su acción hidratante y filmógena solamente es superficial.

— *Los extractos de plantas* que contienen polialcoholes son muy utilizados (pepino, cactus, etc.).

3. El cosmético debe reunir en proporciones variables estas cualidades, en función del objetivo buscado: *ante todo, en las emulsiones.*

Cuando se aplican las emulsiones sobre la piel, se evapora la fase acuosa de ésta, quedando una película lipídica. Las emulsiones de agua en aceite (W/O) son las más utilizadas sobre las pieles secas por su acción emoliente y protectora, así como por su efecto residual debido a la evaporación lenta de su fase acuosa dispersa, lo que permite un contacto prolongado entre la fase continua grasa y el estrato córneo. Los cosméticos perfumados, fuente de sensibilizaciones por contacto, deben evitarse en estas circunstancias.

¿Qué medidas deben adoptarse en la práctica?

Los cuidados cosméticos deben ser cotidianos para tener verdadera eficacia. El paciente ha de comprenderlos y aceptarlos sin dificultad.

1. Limpieza sin detergentes

Hay que evitar los jabones alcalinos y los baños de espuma, lo mismo que los baños prolongados y demasiado calientes, sobre todo si el agua es calcárea. Los *syndets* (del inglés *SYNthetic DETergent*) son pastillas supergrasas que constituyen los elementos principales para la limpieza. Están formados por complejos tensioactivos cuyo pH se mantiene bajo, para respetar la ligera acidez de la piel. Pueden utilizarse para el cuerpo o la cara.

Las presentaciones en líquido facilitan su empleo para la higiene corporal. Existe una amplia gama en el mercado, muchas de las cuales contienen extractos de avena por su efecto emoliente y suavizante, y se puede utilizar en forma de copos por su efecto calmante del prurito. También se pueden utilizar lociones limpiadoras no alcalinas como sustitutos del jabón, ya que no necesitan agua para la higiene de las áreas que no toleran aquélla o para la limpieza de las áreas del pañal.

2. En el baño, reconstituir la película lipídica

Los baños cotidianos son recomendables si se suavizan mediante el uso de aceites de baño hidrodispersables.

3. Después del baño, cuidados especiales para cada zona

Las cremas de aceite en agua (O/W) son recomendables para la cara. Los maquillajes y los polvos no deben utilizarse más que sobre una piel muy bien hidratada. Para el cuerpo, las leches son preferibles a las cremas, ya que es más fácil extenderlas. Sin embargo, su efecto filmógeno es menor y no son convenientes si la xerosis es demasiado intensa; la tendencia actual es elaborar cremas más fluidas y leches más filmógenas. En caso de tendencia ictiósica, se puede utilizar la urea a una concentración queratolítica (por ejemplo, al 20 por 100). Las manos están especialmente expuestas a las agresiones ambientales. Se utilizarán en ellas unas cremas especiales con agentes suavizantes y, a veces, incluso con silicona, por su efecto barrera.

Se ha comprobado que los tratamientos tópicos inmediatamente después del baño, cuando la piel están aún humedecida, producen una mejoría más rápida de las lesiones cutáneas y de las áreas de xerosis.

Tratamiento de los factores desencadenantes

La realización de los cuidados cosméticos, que implica una inversión en tiempo y dinero, debe asociarse a una verdadera higiene del género de vida, destinada a evitar los factores desencadenantes (Tabla 3.3):

TABLA 3.3. Factores desencadenantes de la dermatitis atópica

Calor y sudor.	Alergenos.
Infecciones.	Irritantes.
Piel seca.	Estrés emocional.
Baja humedad.	

Factores ambientales

Hay que procurar limitar las agresiones del medio ambiente, evitando el sobrecalentamiento de la vivienda, procurando la humedad correcta del aire ambiental, la protección frente al frío y al sol, y evitando los cambios bruscos de temperatura.

Factores irritantes

Es frecuente la exposición a irritantes en el hogar, el colegio o el lugar de trabajo. Es necesario evitar sustancias o situaciones que irriten o incrementen la sequedad de la piel:

— Ropas de lana o fibras sintéticas en contacto directo con la piel.
— Disolventes, suavizantes y detergentes.
— Hobbies y profesiones en las que se utilizan sustancias químicas potencialmente irritantes.

Factores emocionales

El estrés desencadena el prurito y exacerba las lesiones en la práctica totalidad de los pacientes con DA. Es importante una buena relación médico-enfermo, para eliminar la ansiedad que produce el prurito. En ocasiones será necesario recurrir a la cooperación interdisciplinaria de diferentes terapeutas que valoren las circunstancias y el entorno del paciente. En cualquier caso, el médico debe evitar toda actitud negativa, ya que esto incrementa la angustia del paciente y familiares, a los que pondrá en el camino de medicinas alternativas y de «sabios curanderos». La hospitalización puede ser de ayuda, no sólo en casos severos, sino también como cambio de entorno para aquellos pacientes con estrés psicológico, alejándoles durante algún tiempo de su entorno personal, familiar o profesional.

Factores alérgicos

Se procurará eliminar los alergenos alimentarios (leche de vaca, huevos, frutos secos, pescados, etc.) o inhalados (polvo doméstico, ácaros, pólenes, etc.) si hay una clara relación entre la aparición de lesiones y el contacto con alergenos.

Las dietas de exclusión y la hiposensibilización específica carecen de valor sin una historia clínica previa compatible.

Factores físicos (calor y sudoración)

El exceso de actividad de las glándulas sudoríparas, desencadenado por el calor ambiental o por estímulos de tipo emocional o gustativo, desencadena el prurito en pacientes con DA. Es importante evitar las situaciones que provocan sudoración excesiva. La temperatura de las habitaciones no debe ser elevada, así como tampoco la ropa de cama ni de vestir.

El ejercicio deberá restringirse durante los brotes extensos, hasta su remisión.

Medidas terapéuticas específicas

Control del prurito y evitar el rascado

La reducción del prurito constituye un punto fundamental en el tratamiento de la DA. En determinados casos se puede recurrir a fórmulas a base de fenol, mentol y alcanfor, aunque el efecto de estos preparados no es muy importante ni duradero.

Durante muchos años, los antihistamínicos anti-H1 por vía oral se han utilizado para el tratamiento del prurito en la DA, aunque no se conocen bien los mecanismos del prurito en la DA, ya que la histamina no parece ser el único mediador involucrado. Así, los antihistamínicos Anti-H1 tradicionales parecen deber su eficacia más al efecto sedativo que ocasionan que al efecto antihistamínico en sí mismo, aunque paradójicamente los medicamentos exclusivamente sedantes (barbitúricos, benzodiazepinas) no consiguen aliviar el prurito.

Los antihistamínicos anti-H1 clásicos producen efectos secundarios (acción anticolinérgica y somnolencia) que pueden impedir en algunos casos su utilización rutinaria. Por ello puede ser aconsejable la utilización diurna de un antihistamínico no sedativo de nueva generación: astemizol, terfenadina, loratadina, cetirizina, ebastina. Estos nuevos fármacos se unen preferentemente a receptores H1 periféricos, por lo que producen menor sedación y efectos anticolinérgicos, permitiendo desarrollar una actividad normal.

De los antihistamínicos anti-H1 clásicos, la hidroxicina continúa siendo el medicamento de elección en el control del prurito atópico.

Los antihistamínicos anti-H2, como la cimetidina, no parecen desempeñar un papel importante en el tratamiento antipruriginoso de la DA.

Los antihistamínicos de uso tópico, tales como la prometazina, la dexclorfeniramina o la difenhidramina, no deben utilizarse, por el riesgo de desarrollar eczemas fototóxicos y eczemas alérgicos de contacto.

Sin embargo, la crema de doxepina (no comercializada en España), antidepresivo tricíclico con actividad antihistamínica anti-H1 y anti-H2, ha demostrado su eficacia para disminuir el prurito y mejorar discretamente las lesiones de eczema de la DA. La doxepina en crema posee una capacidad de sensibilización baja, aunque dependiendo de la extensión de su aplicación podrá producir efectos colaterales anticolinérgicos.

El ketotifeno, medicamento con efecto antihistamínico e inhibidor de la degranulación de mastocitos y basófilos, no ha ofrecido mejores resultados que los antihistamínicos habituales.

En ocasiones pueden ser de utilidad ansiolíticos, incluso antidepresivos tricíclicos, como la amitriptilina o la doxepina en administración oral.

Control de la inflamación

Los corticoides tópicos constituyen el tratamiento de elección de la DA (Tabla 3.4). Los corticoides de potencia baja y moderada son adecuados para el control de los brotes leves o moderados de eczema, siendo la hidrocortisona y sus derivados los preparados de primera elección, evitando áreas como la cara, zonas de pliegues, genitales y huecos axilares. En caso de falta de respuesta a estos corticoides, pueden aplicarse otros más potentes para disminuir de forma rápida la inflamación y el prurito cutáneo, siempre que se utilicen durante breves periodos de tiempo y evitando zonas sensibles.

Los nuevos corticoides no fluorados son corticoides potentes, con menos riesgo de efectos secundarios locales y sistémicos. Entre éstos se incluyen el prednicarbato, furoato de mometasona, aceponato de metilprednisolona, budesonida, butirato de hidrocortisona, aceponato de hidrocortisona y valerato de hidrocortisona.

Si se precisa mantener el tratamiento, se debe realizar con un preparado de mediana o baja potencia, para evitar el «efecto rebote» que ocurre tras la suspensión rápida de corticoides potentes.

Se produce absorción sistémica cuando se aplican en grandes extensiones de piel o sobre zonas de piel lesionada. Si se aplican bajo oclusión, se potencia la acción del corticoide y con ello la aparición de efectos colaterales.

Es necesario informar a los padres y pacientes reacios a utilizar corticoides, que sus efectos adversos se producen tras tratamientos prolongados, y no con la utilización de pequeñas cantidades durante cortos periodos de tiempo. También conviene insistir sobre la forma de administración de cualquier corticoide tópico: una capa fina bien extendida, aplicada con un ligero masaje. En los niños hay que considerar la desproporción entre la superficie cutánea y el área corporal, y que la utilización de corticoides, incluso los de baja potencia, en amplias áreas de la piel puede inducir supresión del eje hipotálamo-hipófiso-suprarrenal.

TABLA 3.4. Clasificación de los corticoides según su potencia

MUY ALTA

Propionato de clobetasol 0,05 %.
Halcinónido 0,1 %.
Valerato de diflucortolona 0,3 %.
Acetónido de fluocinolona 0,2 %.
Fluocinónido 0,05 %.
Valerato de betametasona 0,1 %.
Propionato de betametasona 0,064 %.
Diacetato de difluorasona 0,05 %.

ALTA

Acetónido de triamcinolona 0,1 %.
Acetato de flupredndeno 0,1 %.
Acetónido de fluocinolona 0,025 %.
Valerato de diflucortolona 0,1 %.
Desoximetasona 0,25 %.
Fluocinónido 0,05 %.
Halcinónido 0,025 %.
Valerato de betametasona 0,05 %.
Dipropionato de beclometasona 0,025 %.
Prednicarbato 0,25 %.
Aceponato de metilprednisolona 0,1 %.
Budesonida 0,05 %.
Furoato de mometasona 0,1 %.
Butirato propionato de hidrocortisona 1 %.
Aceponato de hidrocortisona 0,127 %.
Butirato de hidrocortisona 0,1 %.

MEDIA

Butirato de clobetasona 0,05 %.
Acetónido de fluocinolona 0,01 %.
Acetónido de triamcinolona 0,025 %.
Dexametasona.
Pivalato de flumetasa 0,03 %.
Fluocortín 0,75 %.
Fluocortolona 0,2 %.

MODERADA BAJA

Hidrocortisona 0,25 %-1 %.
Acetato de metilprednisolona 0,25 %.
Fluorometolona.

En general, se utilizan en forma de pomadas y de ungüentos en zonas secas y liquenificadas, por su mayor penetración, ya que por su efecto oclusivo producen un mayor grado de hidratación. No son aconsejables en zonas de pliegues ni durante épocas de calor, pues pueden producir excesiva retención de sudor.

En las lesiones más agudas y eritematosas se administran en forma de cremas y de lociones, pero además estas últimas son también el excipiente adecuado para las áreas pilosas. El asociar o alternar con emolientes la aplicación de corticoides tópicos disminuye los riesgos del uso prolongado de éstos y la posible aparición de taquifilaxia.

El empleo de corticoides por vía sistémica está justificado únicamente en aquellos casos severos o de difícil control, así como cuando se precise la utilización de corticoides tópicos en amplias zonas cutáneas. Siempre se administrarán a la dosis mínima suficiente y en forma de ciclos cortos.

Tratamiento de la sobreinfección

La susceptibilidad de los pacientes con DA para padecer sobreinfecciones cutáneas, sobre todo por *Staphylococcus aureus* y su posible papel patogénico en el desencadenamiento de los brotes, hace que debamos prestar especial cuidado en prevenir la infección y tratarla cuando ya está instaurada. La presencia de un exudado seroso persistente y/o extensas costras melicéricas sobre áreas erosivas, pueden considerarse signos suficientes para el diagnóstico de infección por *S. aureus*, ya que si bien el cultivo puede ser positivo, no es patognomónico de infección, ya que este germen coloniza habitualmente la piel de más del 90 por 100 de los pacientes con DA, con mayor densidad en las áreas lesionadas. Resulta eficaz la utilización de antisépticos locales en solución acuosa: permanganato potásico al 1/10.000, sulfato de cobre al 1/1.000, solución de Burow (solución de acetato de aluminio 1/20), empleadas en forma de baños o en aplicaciones locales. También la clorhexidina en solución jabonosa es de utilidad. Muchos clínicos aconsejan a sus pacientes añadir una pequeña cantidad de antiséptico al agua del baño para intentar controlar la colonización estafilocócica.

Los antibióticos tópicos, ácido fusídico y la gentamicina han demostrado una eficaz actividad antiestafilocócica y una buena tolerancia local. En la actualidad se está utilizando la mupirocina tópica que es también activa frente a estafilococos meticilín-resistentes.

Se recomiendan antibióticos por vía general (cloxacilina, eritromicina o cefalosporinas) en infecciones extensas, pero incluso a veces resultan eficaces en el curso de un brote de DA sin signos claros de infección.

Algunos estudios, sin embargo, parecen lograr una reducción significativa de los recuentos de *S. aureus* en la DA mediante preparados de corticoides tópicos. Este tratamiento ataca probablemente el proceso patológico subyacente que permite la colonización por estafilococos, pero se desconoce el mecanismo exacto que produce la reducción de la colonización.

Los pacientes afectos de DA son también más susceptibles a las infecciones víricas (*molluscum* contagioso, verrugas vulgares, etc.). En ellos, un herpes simple banal puede ser más extenso y tarda más en curar. Las infecciones localizadas suelen resolverse espontáneamente en 1-2 semanas, y su tratamiento con aciclovir tópico resulta de escasa utilidad. En las infecciones severas o extensas se debe utilizar aciclovir por vía oral durante 7 días (Fig. 3.20). El eczema herpeticum constituye una grave complicación, por diseminación de la infección por el virus del herpes simple que puede requerir hospitalización y tratamiento con aciclovir por vía endovenosa. Es aconsejable en estos casos combinar un antibiótico antiestafilocócico por vía sistémica.

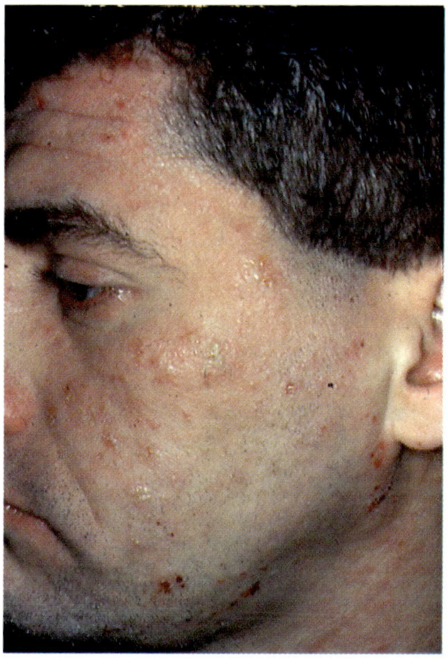

FIGURA 3.20. Herpes simple extenso en la mejilla de un varón adulto con dermatitis atópica severa.

Nuevas perspectivas terapéuticas

Dados los efectos secundarios de los corticosteroides en su utilización a largo plazo, se han intentado desarrollar nuevas terapéuticas inmunosupresoras y/o inmunomoduladoras en la DA con éxito variable (Tabla 3.5).

Fototerapia

La fotoquimioterapia con PUVA (psoralenos por vía oral junto a radiación ultravioleta A) ha resultado eficaz en algunas formas severas de DA. El tratamiento combinado con radiación UVA-UVB ha dado mejores resultados que el tratamiento con radiación UVB sólo.

El uso de la fototerapia y fotoquimioterapia ha de ser individualizado y necesariamente limitado, al ser la mayoría de los pacientes pediátricos, sumado a la necesidad de altas dosis de radiación y de su potencial carcinogénico y de fotoenvejecimiento.

Aunque el mecanismo de acción de las radiaciones ultravioleta no está aún bien establecido, podría tener relación con la disminución de las células de Langerhans de la epidermis que fijan en su superficie IgE.

Ácidos grasos esenciales

El empleo dietético de suplementos orales con ácidos grasos esenciales insaturados obtenidos de plantas, como son el aceite de borraja o el aceite de onagra y de pescados, ricos en ácido linoleico y gamma-linolénico, no han confirmado los grandes resultados en la mejoría de las lesiones de los pacientes con DA, de los primeros estudios realizados.

Tratamiento con interferones

Interferón γ recombinante (IF-γ-R). La utilización del interferón γ recombinante en la DA severa se basa en el desequilibrio inmunológico que existe en esta enfermedad, con elevación de la interleucina-4 (IL-4) y descenso del IF-γ. La administración subcutánea de IF-γ disminuye los síntomas y la severidad de las lesiones, así como la eosinofilia, pero no descienden los niveles de IgE sérica. Se necesitan más estudios para determinar su efectividad y seguridad a largo plazo.

Interferón α (IF-α). El IF-a, como el IF-γ, inhibe la producción de IgE inducida por la interleucina-4. No ha demostrado gran efectividad clínica.

TABLA 3.5. Modalidades terapéuticas en la dermatitis atópica *

TRATAMIENTO	MECANISMO DE ACCIÓN	VENTAJAS	DESVENTAJAS Y EFECTOS SECUNDARIOS	VÍA DE ADMINISTRACIÓN	EFICACIA
Corticosteroides	Inmunosupresión	Efectiva en DA severa	Efectos secundarios en tratamientos prolongados	Tópica y sistémica	Excelente
Ciclosporina A	Inmunosupresión	Efectiva en DA severa	Efectos secundarios en tratamientos prolongados No reduce la respuesta alérgica a antígenos inhalados La enfermedad reaparece tras su suspensión	Oral	Excelente
Fototerapia UVA-UVB	Disminuye e inactiva células de Langerhans	Más efectivo que el tratamiento con UVB	Eritema ligero	Radiación	Buena o excelente
Fototerapia UVA altas dosis	Disminuye e inactiva células de Langerhans	Mejoría clínica inmediata	Fotoenvejecimiento cutáneo Riesgo de tumores cutáneos	Radiación	Excelente
Interferón g	Inhibición de: – Expresión de IG e inducida por IL-4 – Expresión del receptor de IL-4 – Proliferación de células T inducida por IL-4	Mejoría clínica en la primera semana de tratamiento	No tiene efectos secundarios graves	Inyección subcutánea	Buena
Interferón α-2B	Inhibición de: – Expresión de IG e inducida por IL-4 – Expresión del receptor de IL-4	Perfil de seguridad favorable	Sin efectos secundarios significativos Síndrome seudogripal	Inyección subcutánea	Pobre
Interferón α-2A	Inhibición de: – Proliferación de las células T inducidas por IL-4	Perfil de seguridad favorable	Sin efectos secundarios significativos Síndrorme seudogripal	Inyección subcutánea	Limitado
Timopentina	Supresión de la producción de IL-4 Aumento *in vitro* de la producción de interferón g	Descenso de los factores liberadores de histamina y de la concentración de histamina plasmática	Sin efectos secundarios importantes	Inyección subcutánea	Limitado
Complejos antígeno-anticuerpo	Supresión de la respuesta inmune frente a los alergenos de los complejos	Incluye alergenos con distribución ubicua y presencia perenne	Se precisan anticuerpos autólogos Sin efectos secundarios importantes	Inyección intradérmica	Buena
Tratamiento con hierbas chinas	Inmunosupresor Antiinflamatorio Antimicrobiano Sedante	Administración oral sencilla	Efectos tóxicos potenciales Hepatotoxicidad Sabor desagradable	Infusión oral	Buena
Antihistamínicos Anti-H1 no sedativos	Bloqueo de los receptores H1	Eficacia limitada en la disminución del prurito Buen margen de seguridad	Interacción con medicamentos de amplia prescripción	Oral y tópica	Discutida

* Modificado de Eckman I y Stilller JM.

Interferón γ e interferón α. El tratamiento secuencial o combinado con IF-α e IG-γ ha mostrado resultados alentadores en casos severos de DA.

Timopentina

La timopentina es el pentapéptido activo de la hormona tímica timopoyetina, con cierta capacidad inmunoestimulante cuando se administra por vía subcutánea. La timopentina inhibe la producción de IL-4 e incrementa la producción de IF-γ; sin embargo tampoco descienden los niveles séricos de IgE. Algunos estudios clínicos sugieren que es eficaz como tratamiento coadyuvante, en pacientes que no responden al tratamiento convencional, aunque todavía es un fármaco de uso experimental, no comercializado.

Complejos AG-AC *(inmunocomplejos)*

La utilización de inmunocomplejos en el tratamiento de la DA se basa en el papel que pueden tener ciertos alergenos ambientales en el desencadenamiento y exacerbación de los síntomas en pacientes sensibilizados. Uno de estos alergenos, el más ubicuo y persistente, es el *Dermatophagoides pteronyssimus* del polvo doméstico, habiéndose demostrado una relación entre la exposición a este ácaro y los brotes de DA. Se han utilizado complejos Ag-Ac conteniendo este antígeno con el objetivo de suprimir la respuesta inmune hacia éstos. Aunque el uso de estos inmunocomplejos es seguro y eficaz, se requieren más estudios que demuestren su efectividad. El problema de este tratamiento es la necesidad de obtener anticuerpos autólogos, que requiere un largo y difícil proceso de preparación.

Infusión de hierbas chinas

Se han realizado estudios controlados en hospitales pediátricos ingleses. Las infusiones con esta fórmula, que contiene diez hierbas introducidas por un médico oriental, produce una evidente mejoría clínica del paciente en las formas severas de DA.

Sin embargo se ha asociado específicamente a efectos hepatotóxicos, por lo que requieren un estudio previo de función hepática y función renal, antes y durante su utilización. Estos efectos, sumados a su sabor desagradable, han limitado su uso.

No se sabe exactamente su mecanismo de acción, aunque se ha demostrado su efecto antiinflamatorio, antimicrobiano e inmunosupresor, así como sus propiedades sedantes.

Ciclosporina

La ciclosporina A por vía oral es un fármaco inmunosupresor, que ha resultado efectivo en formas severas de DA, en pacientes adultos resistentes a otras terapéuticas. Tiene un mecanismo de acción muy rápido, pero se producen fenómenos de rebote de la enfermedad al suspenderla. Es necesario, por tanto, conseguir una dosis mínima efectiva de mantenimiento. Su uso se basa en que inhibe la síntesis de interleucina-2 (IL 2) y de otras linfoquinas. Es una medicación que ha de ser utilizada por manos experimentadas, ya que requiere un control exhaustivo de la tensión arterial y de la función renal.

BIBLIOGRAFÍA RECOMENDADA

Beylot-Barry M. Cosmetología de las pieles secas, atópicas y con tendencia ictiósica. *Dermatología Práctica*, 1994; 13:8-10.

Braun-Falco O, Plewig G, Wolff HH, Winkelman RK. *Dermatology*. Berlín: Springer-Verlag, 1991; 316-366.

Castelain M. Dermatitis atópica del adulto. *Dermatología Práctica*, 1991; 1:4-6.

Champion RH, Parish WE. Atopic dermatitis. En: Rook A, Wilkinson DS, Ebling FJG (eds.). *Textbook of dermatology*, 5.ª ed. Oxford: Blackwell Scientific Publications, 1992; 589-610.

Eckman I, Stiller MJ. Recent developments in the pathogenesis and treatment of atopic dermatitis. En: Dahl MV, Linch PJ (eds.). *Current opinion in dermatology*. Philadelphia: Current Science, 1995; 3-9.

Fernández Vozmediano JM, Manrique Plaza A, Alonso Trujillo F. *Dermatitis atópica*. Madrid: Jarpyo, 1994.

Hanifin JM. *Atopic Dermatitis: new therapeutic considerations. J Am Acad Dermatol*, 1991; 24:1097-1011.

Hanifin JM. Atopic dermatitis. En: Marks E (ed.). *Eczema*. Londres: Martin Dunitz, 1992; 77-101.

Lázaro Ochaíta P. Dermatitis atópica. En: Lázaro Ochaita (ed.). *Dermatología. Texto y atlas*. Madrid: Meditécnica, 1993; 207-219.

Leung DYM, Rhodes AR, Geha RS, Schneider L, Ring J. Atopic dermatitis (Atopic eczema). En: Fitzpatrick TB, Eisen AZ, Wolk K *et al.* (eds.). *Dermatology in general medicine*, 4.ª ed. Nueva York: McGraw-Hill, 1993; 1543-1564.

Maddin S, McLean D. Terapéutica dermatológica. *Clínicas Dermatológicas*, 2.ª ed. español. Madrid: McGraw-Hill, 1993.

4 PECULIARIDADES DE LA DERMATITIS ATÓPICA INFANTIL

M.ª ISABEL MARTÍNEZ MOLERO Y LYDIA ZAPATERO REMÓN

Introducción

En la actualidad la dermatitis atópica (DA) se define como una enfermedad cutánea inflamatoria, vinculada genéticamente con la atopia y en la que existe una respuesta anormal del sistema inmune a estímulos externos que provocan un trastorno inflamatorio crónico de la piel. Es primariamente una afección que suele comenzar en la infancia y disminuye su prevalencia e intensidad con la edad.

Han sido muchos los términos utilizados para designar esta entidad: «prurigo diatésico eczematoso liquenoide», «liquen simple crónico diseminado», «neurodermitis difusa», «prurigo de Besnier», etc. Fue a partir de los trabajos de Coca y Sulzberger, a primeros de los años treinta, cuando se propuso el término de «dermatitis atópica» (DA) que fue adoptado en principio por Estados Unidos, y después prácticamente por todo el mundo, estableciéndose los límites de la clínica de la enfermedad con sus tres fases características (lactante-infantil, del adolescente y del adulto), y su asociación con procesos alérgicos (polinosis y asma).

Willan en 1808 y Hebra en 1884, describieron el prurigo, señalando su distribución fundamentalmente en flexuras, y fue Besnier en 1892 el primero en describir esta enfermedad como una condición física hereditaria asociada al asma y a la llamada entonces fiebre del heno. Brocq, en 1902, utilizó el término de neurodermitis para sugerir que la enfermedad era considerada como una inestabilidad del sistema nervioso, haciendo hincapié en el prurito como síntoma principal.

A partir de los años treinta se realizaron numerosos estudios sobre la psicodinamia y características de la personalidad de estos pacientes como causa primaria de la enfermedad. En la década de los setenta se describieron las alteraciones inmunológicas asociadas a la dermatitis atópica, considerando que se trataba de una inmunodeficiencia. En los últimos años se están estudiando los mecanismos bioquímicos que puedan ser capaces de relacionar las alteraciones inmunológicas con las farmacológicas.

La prevalencia del eczema atópico se ha ido incrementando en los últimos 20 años de forma notable. En un trabajo realizado en 1984, donde se estudió la evolución de esta enfermedad desde la segunda guerra mundial, se observó un incremento sucesivo de la misma que para los nacidos en 1916 fue del 5 por 100, en los nacidos en 1958 del 7 por 100 y en los que nacieron en 1970 del 12 por 100. En un estudio realizado por Kjellman y Croner efectuaron un seguimiento de varios años de la evolución de 1.701 niños suecos nacidos entre 1974 y 1975, refiriendo que la prevalencia fue del 4 por 100 al año y medio, del 7 por 100 a los 7 años, y de 11,9 por 100 a los 11 años. La incidencia acumulada también se incrementó, siendo en los años referidos del 4 por 100, del 13,1 por 100 y del 2,2 por 100, respectivamente.

Podemos decir que la prevalencia de la DA oscila entre el 1,1 al 10 por 100 de la población infantil y que entre un 10 y un 15 por 100 de la población general se ve afectada en algún momento de su vida.

Algo de etiopatogenia

La fisiopatología de la dermatitis atópica actualmente se desconoce, pero como consecuencia de los diferentes trabajos publicados se puede asumir que es multifactorial por interacción de diversos factores constitucionales y precipitantes.

A lo largo del tiempo se han reconocido tres principales vías etiopatogénicas:

a) Alteraciones del sistema nervioso autónomo.
b) Alteraciones inmunológicas.
c) Alteraciones en el metabolismo lipídico.

Alteraciones del sistema nervioso autónomo

Esta teoría se fundamenta en algunas características clínicas que presentan los pacientes con DA, como son una disminución del umbral para el picor, la existencia de un «dermografismo blanco», que consiste en que, cuando frotamos la piel afectada de un paciente con dermatitis, se origina una respuesta en la zona de roce de palidez, en lugar del eritema de una respuesta normal, y se debe a una tendencia a la vasoconstricción de las arteriolas, alteraciones en la secreción sudoral, etc. Todos estos hechos implican en definitiva una anomalía en el sistema nervioso autónomo.

Estas alteraciones se explicarían por la teoría propuesta por Szentivanyi del bloqueo de los receptores beta-adrenérgicos presentes en la membrana celular, por lo que el sistema efector beta tendría poca capacidad de respuesta y habría un exceso de estimulación alfa. Se ha comprobado que los pacientes con DA tienen bajos niveles de AMP-cíclico intracelular en leucocitos mononucleares, pero actualmente se cree que esto es motivado no por un simple bloqueo de receptor, sino que posiblemente existe un incremento en la actividad de la fosfodiesterasa, y quizá también entren en juego otros mecanismos más complejos. Esta deficiencia en el control del AMP-cíclico conllevaría una respuesta inflamatoria exagerada.

Alteraciones inmunológicas

Son numerosas las publicaciones que describen anomalías del sistema inmune, tanto a nivel celular como humoral. Puede haber una elevación de la IgE sérica total y de la IgE específica dirigida contra una amplia gama de alergenos. Los niveles de IgE sérica se correlacionan con un aumento de la síntesis de IgE por los monocitos de estos pacientes, y aquello se considera secundario a una alteración de los linfocitos T. Se han encontrado inmunocomplejos que contienen IgE, lo que indicaría una activación del sistema del complemento. En la inmunidad celular se han descrito anomalías en diversas células: presencia de células citotóxicas, disminución de linfocitos T supresores, descenso de la actividad quimiotáctica de los neutrófilos y linfocitos, etc. Estos hechos explicarían en parte la susceptibilidad que muestran estos pacientes para padecer infecciones de la piel. Dichas alteraciones celulares desaparecen durante la fase de remisión de la enfermedad, por lo que actualmente se piensa que no se deben a déficit inmunológico, sino que son consecuencia de fenómenos inflamatorios.

Alteraciones del metabolismo lipídico

Desde antiguo se conoce que hay una relación entre los ácidos grasos esenciales y esta enfermedad, pero ha sido recientemente, con el descubrimiento de las nuevas técnicas de análisis de lípidos, cuando se ha podido investigar más en este sentido. Sabemos que dos grupos de ácidos grasos de cadena larga, la serie n-6 derivada del ácido linoleico y la serie n-3 derivada del alfa-linoleico, sufren una serie de modificaciones enzimáticas que tienen como productos finales diferentes tipos de prostaglandinas, prostaciclinas, tromboxanos y leucotrienos, los cuales catalizan la producción de agentes pro-inflamatorios hidroxiderivados (Tabla 4.1).

TABLA 4.1. Principales vías metabólicas de los ácidos grasos esenciales

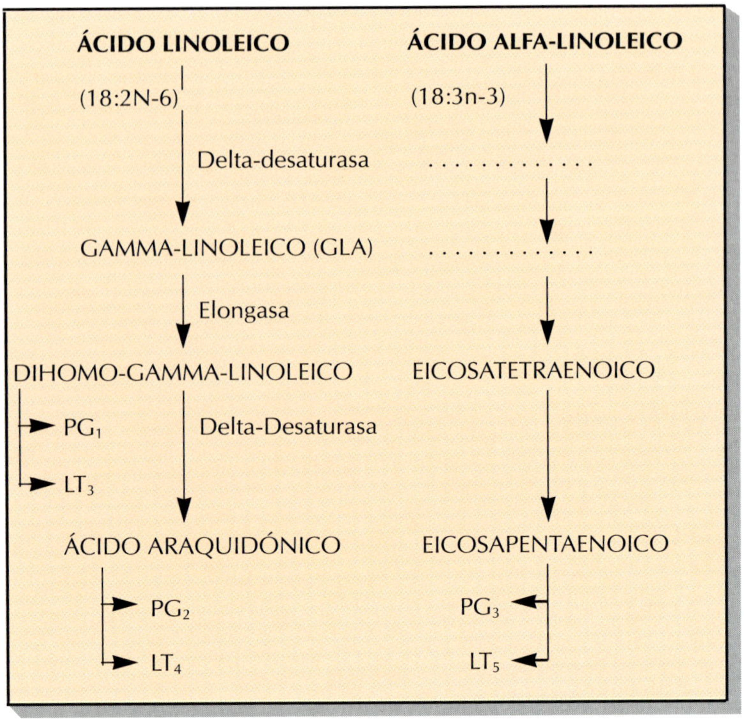

Se ha confirmado que los pacientes con DA presentan concentraciones anormales de ácidos grasos, teniendo por el contrario cantidades normales de ácido linoleico, pero bajos niveles de sus derivados, lo que sugiere un defecto en su conversión. En todo ello interviene una enzima denominada Delta-desaturasa, cuyo déficit explicaría este bloqueo. Por otra parte, los ácidos grasos intervienen en la composición fosfolipídica de las membranas celulares modulando sus propiedades dinámicas, y en la piel en particular controlan la permeabilidad al agua. En los pacientes con DA este déficit lipídico podría ser la causa del incremento en el paso transepidérmico del agua que se evaporaría más fácilmente de la superficie cutánea. Estudios realizados en suero obtenido del cordón umbilical de recién nacidos con IgE elevada y antecedentes familiares de atopia hallan niveles altos de ácido linoleico y bajos de ácido araquidónico, por lo que este hecho parecer ser un fenómeno primario asociado a un estado de atopia.

Ya hemos comentado que las lesiones cutáneas que presentan los pacientes con eczema atópico son la consecuencia de un proceso inflamatorio. Actualmente conocemos que la inflamación se regula por una serie de sustancias denominadas citoquinas inmunomoduladoras que incluyen citotoxinas, interferones, factores estimuladores de colonias de granulocitos e interleucinas. La mayor parte de los estudios realizados muestran un desequilibrio en la red de citoquinas con alteración en la población de los linfocitos T.

Los linfocitos Th se diferencian por su respuesta a la liberación de citoquinas en Th_1 y Th_2. Los Th_2 producen IL-6, INF-alfa, GM-CSF (factor estimulador de colonias de granulocitos y macrófagos) y cantidades sustanciales de IL-4 e IL-5. La IL-4 regula la síntesis de IgE y son capaces de inducir un incremento de receptores para la IgE sobre las células de Langerhans y los monocitos, así como actuar sobre la migración del eosinófilo a través del endotelio vascular. La IL-5 interviene en la proliferación y diferenciación del eosinófilo activando sus funciones metabólicas y se asocia a una respuesta de hipersensiblidad mediada por IgE. Las células Th_1 producen IL-2, GM-CSF y fundamentalmente interferón γ; esta respuesta se asocia a fenómenos de autoinmunidad y a reacciones de hipersensibilidad retardada (Fig. 4.1). Recientemente se han descrito otro tipo de células, las Th_0, que podrían generar todas las citoquinas.

La activación y proliferación de estos linfocitos depende de la liberación y producción de IL-1 por las células presentadoras de antígeno. La IL-1, junto con el estímulo antigénico, induce en los linfocitos la aparición de receptores de IL-2 y su secreción. Se ha visto que los monocitos de estos pacientes liberan menos cantidad de IL-1 y por tanto de IL-2 siendo esta alteración uno de los defectos básicos. Por otra parte, también hay una menor actividad de fosfodiesterasa con una mayor producción de PG_2 y de IL-10, que a su vez, inhiben la respuesta Th_1 e incrementan la respuesta Th_2.

Ahora bien, ¿qué factores son capaces de desencadenar este proceso? (Fig. 4.2). Se considera que dicho trastorno puede ser debido a una respuesta específica frente a un alergeno, ya que se ha comprobado que las células de

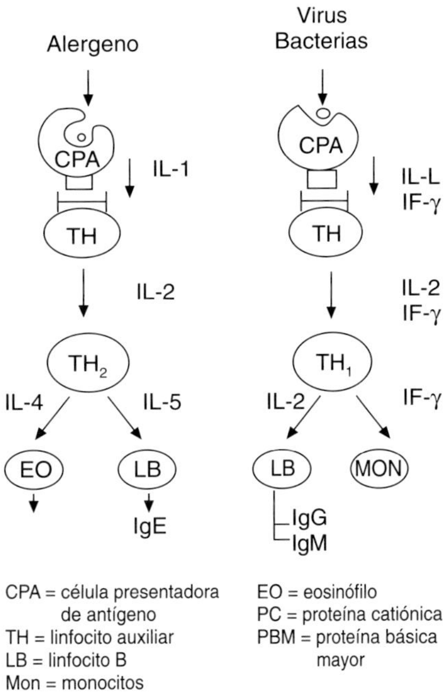

FIGURA 4.1. Respuesta inflamatoria y subpoblaciones de linfocitos.

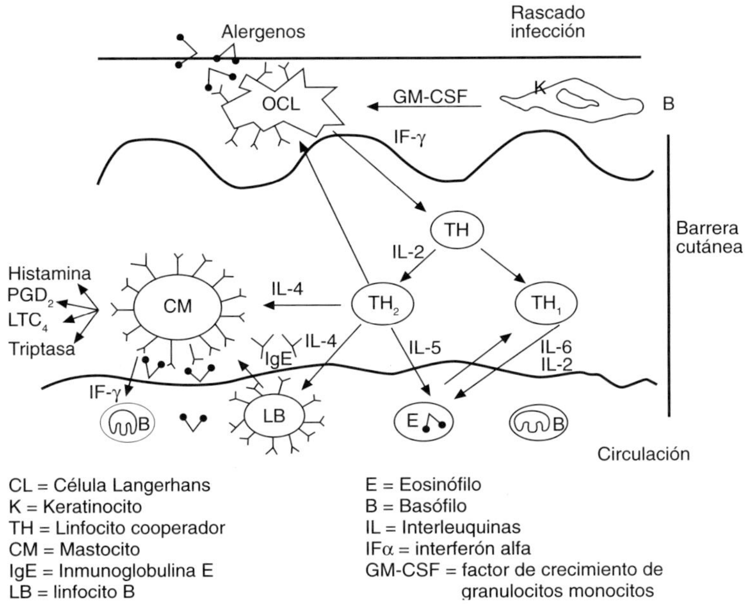

FIGURA 4.2. Factores etiopatogénicos en la dermatitis atópica.

Langerhans de estos pacientes poseen receptores para IgE, así como que los alergenos son capaces de penetrar a través de la piel y unirse a las moléculas de IgE fijadas en las células de Langerhans, las cuales al activarse liberarían IL-1 y producirían una activación de células Th_2 y, por tanto, una respuesta antígeno-específica. Por otra parte, con el rascado o la infección se estimulan los keratinocitos de la epidermis, liberando INF-alfa o GM-CSF, y provocan una respuesta local, que a su vez liberaría otros inmunomoduladores produciéndose una activación generalizada de las células diana. Los mastocitos cutáneos también intervienen en ellos, pues los alergenos los alcanzarían a través de la piel o por el torrente circulatorio, activándolos; de esta forma se liberarían sus mediadores (histamina, serotonina, prostaglandinas, PAF, leucotrienos y citoquinas IL-3 e IL-5). Además la acción conjunta de ambas interleuquinas constituye un estímulo muy potente para los eosinófilos que participan en una fase tardía de la reacción alérgica. Los mastocitos pueden ser estimulados no sólo por los antígenos, sino por estímulos IgE independientes, como puede ser el estímulo de los neuropéptidos dérmicos (Tabla 4.2).

Basándonos en todo lo expuesto es posible que el cuadro del eczema atópico se desencadene por una reacción antígeno específica, que posteriormente se haga independiente y aparezcan otros factores, perpetuando las lesiones. También en estos hallazgos podríamos justificar la existencia de los dos tipos de dermatitis conocidas, la que

TABLA 4.2. La dermatitis atópica: una reacción inflamatoria crónica cutánea

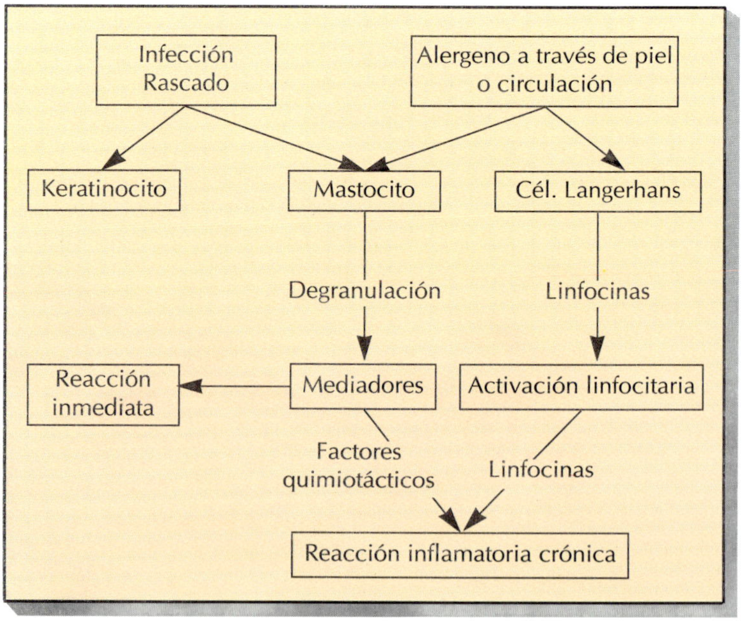

cursa con IgE elevada, tests cutáneos positivos y antecedentes de atopia que llamaremos extrínseca, y aquélla en la que no se encuentra ninguno de estos datos que denominaríamos «intrínseca».

Cómo historiar

La DA constituye el principal motivo de consulta al dermatólogo durante la infancia. El diagnóstico sigue basándose en los hallazgos clínicos, y aunque suele ser fácil de reconocer, las diversas formas que puede adoptar y sus variaciones a lo largo del tiempo hacen que sea preciso un profundo conocimiento de todas esas posibilidades para evitar un error diagnóstico. Por ello a la hora de hacer una anamnesis en un paciente con eczema tendremos en cuenta los siguientes factores:

Edad

Según Sampson, el 60 por 100 de los casos se manifiesta en el primer año de vida y en el 85 por 100 antes de los 5 años. Las manifestaciones extracutáneas de la atopia suelen aparecer después de la dermatitis, padeciéndolas entre el 50 y el 80 por 100 de los niños. La aparición en la edad adulta es muy rara, y debe hacer sospechar otras afecciones.

Sexo y raza

Los diversos estudios realizados indican que hay una afectación mayor en las niñas en relación con los niños, y no existe ninguna diferencia en la raza, sino que está influida por los factores ambientales, siendo quizás más frecuente en países fríos e industrializados.

Alteraciones cutáneas

Se caracterizan por lesiones eritematosas y papulovesiculares intensamente pruriginosas, siendo precisamente el prurito lo más llamativo de la enfermedad. El picor provoca en el paciente la necesidad de rascarse de una manera reiterada y con fruición, interrumpiendo a veces el sueño, y dando lugar a excoriaciones generalizadas secundarias al rascado, pero además la fricción crónica causa un engrosamiento epidérmico o liquenificación (Tabla 4.3).

TABLA 4.3. Lesiones características de la dermatitis atópica.

LESIONES CARACTERÍSTICAS
• Prurito.
• Pápulas de prurigo.
• Áreas de eczema.
• Excoriaciones.
• Xerosis.

Asociación con otras manifestaciones de atopia

Es una enfermedad multifactorial que puede exacerbarse por factores irritantes, humedad excesiva, estrés, alergenos e infecciones. Se asocia a una rinitis y/o asma en un número elevado de casos, habiéndose descrito la existencia de una hiperreactividad bronquial inespecífica, aunque los sujetos afectados no presenten síntomas de asma o de rinitis activas, por lo que algunos autores consideran que estos pacientes son asmáticos latentes. Los individuos con alergia a alimentos pueden presentar, además del eczema, urticaria, angioedema o síntomas gastrointestinales.

Investigación de posibles alergenos

Dado el incremento de esta patología y el riesgo elevado de padecer asma, se debe considerar el papel sensibilizante de los neumoalergenos y trofoalergenos, que generalmente está subestimado; es conveniente tenerlo en cuenta para realizar el estudio alergológico adecuado y evitar las recurrencias de la enfermedad y que tenga mejor evolución clínica.

Alimentos

Actualmente no hay duda de que la alergia a alimentos representa un destacado papel como desencadenante de la enfermedad. Walzer *et al.* han demostrado que los alergenos alimentarios pueden atravesar fácilmente la barrera mucosa intestinal y llegar hasta el mastocito cutáneo a través de la circulación. Sampson *et al.* han descrito exacerbaciones de las lesiones eczematosas por distintos alimentos en el 60 por 100 de los pacientes con DA severa, demostrando mediante provocaciones a doble ciego y con placebo que, además, algunos de los pacientes que tuvieron la provocación positiva presentaron también sintomatología gastrointestinal y respiratoria. Para estos autores los alimentos más implicados fueron: huevos, cacahuetes, leche, soja y pescados. La frecuencia del alimento implicado varía de unos estudios a otros dependiendo de la dieta alimenticia del país en el que se realizan.

Hay una idea general de que los pacientes con eczema y sensibilización a alimentos lo son a varios de ellos, pero de los diversos estudios realizados se deduce que el porcentaje mayor de pacientes está sensibilizado a un solo alimento, y con mucha menor frecuencia a varios. Al realizar los tests cutáneos podemos encontrar positividades a alimentos múltiples, y cuando se realizan los tests de provocación a doble ciego sólo se confirma la sensibilización en el 60 por 100 de los casos. Sucede que puede existir una reactividad cruzada entre alimentos, sobre todo si pertenecen a la misma familia, pero presentan síntomas con uno o pocos más de ese grupo, tolerando el resto de ellos.

Muchos de estos pacientes con sensibilización a alimentos presentan además urticarias, generalmente de contacto por el alimento implicado, así como angioedemas y síntomas gastrointestinales. Se ha observado en los tests de provocación que al administrar el alimento al que se está sensibilizado aparece de forma inmediata prurito y erupción papulosa o morbiliforme, sobre todo en las zonas de afectación de la dermatitis.

Neumoalergenos

La influencia de estos alergenos en el curso y evolución de las lesiones eczematosas, muy a menudo no está clara a la hora de hacer la historia clínica, lo que ha sido causa de debate para su valoración. Sabemos hoy en día que los alergenos pueden penetrar la barrera cutánea y llegar por la sangre a las células diana, dando lugar a las lesiones características. Además hay evidencias sobre la buena evolución de los pacientes cuando se les aísla de su medio ambiente y, por otra parte, los recientes estudios en las biopsias cutáneas realizadas sobre las lesiones que aparecen en las pruebas cutáneas por técnica del parche confirman su papel etiopatogénico.

Antecedentes de atopia

No hay duda del componente genético de la DA. En un estudio realizado en Dinamarca con 592 pares de gemelos, el riesgo de padecerla cuando uno de ellos la desarrolla es del 86 por 100 si es monozigótico y del 21 por 100 si es dizigótico. En el 70 por 100 de los casos de DA se obtiene una historia familiar positiva. La herencia es poligénica, ya que padres clínicamente asintomáticos pueden tener niños afectados, y padres afectados, hijos sin síntomas. El papel del sistema HLA no es por el momento concluyente. La influencia del número de progenitores y la importancia del tipo de patología que les afecte se pone de manifiesto con los resultados del siguiente estudio realizado en Suecia; la incidencia acumulativa de eczema hasta los 14 años en 20.000 niños fue del 8,3 por 100 si no tenían antecedentes familiares de atopia; cuando dicho rasgo existía pero no había evidencia alguna de eczema, si era en uno de los padres el afectado fue del 13,3 por 100 y del 18,2 por 100 si lo estaban ambos. En cambio si los antecedentes familiares de atopia y eczema eran positivos, la incidencia alcanzaba al 16 por 100 con un padre afectado y al 43,9 por 100 si estaban los dos, lo que desmuestra que la herencia es específica para esta patología.

Cómo explorar

En la inspección del paciente tendremos en cuenta varios aspectos:

Morfología de las lesiones y topografía de las mismas

Clásicamente se diferencian tres formas clínicas, que se caracterizan por lesiones y distribución típica. La del lactante, que se inicia hacia el tercer mes de vida con lesiones eritemato-escamosas, que afectan inicialmente al cuero cabelludo, mejillas y frente, y pueden extenderse a superficies de extensión o de fácil rascado de las extremidades y el tronco. La forma del niño, que aparece hacia los 2 o 3 años y en ocasiones es la continuación de la forma del lactante, caracterizada por lesiones papulo-vesiculares o de liquenificación y que afecta predominantemente a las zonas de flexión. La forma del adulto que afecta a la cara

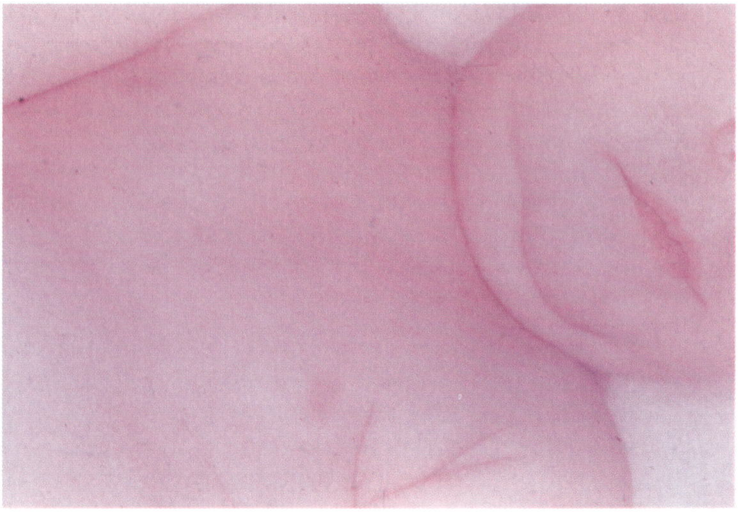

FIGURA 4.3. La dermatitis atópica puede dar sus primeros signos en el lactante.

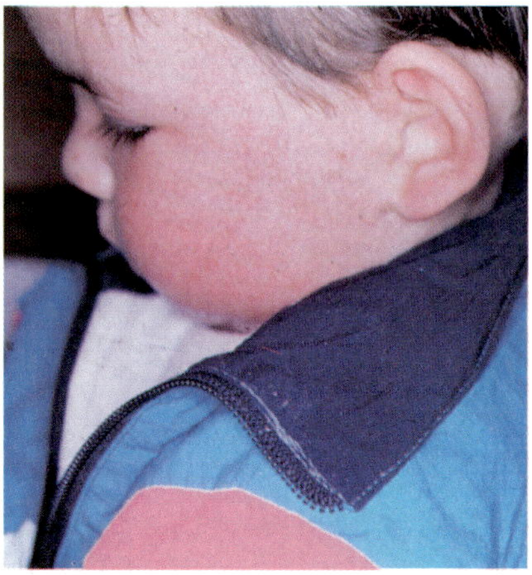

FIGURA 4.4. En los niños es frecuente la afectación facial por el eczema atópico.

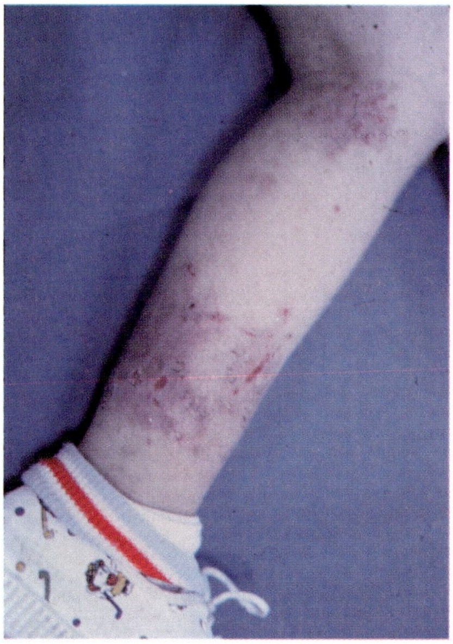

FIGURA 4.5. Las excoriaciones por el rascado son frecuentes en el eczema atópico.

de flexión de los miembros, al dorso de las manos o de los pies y al tronco, pudiéndose también localizar en la cara, caracterizadas por una hiperqueratosis fundamentalmente (Figs. 4.3 a 4.7).

Anomalías de la queratinización

Se puede encontrar un incremento de los pliegues palmares, y fundamentalmente una xerosis cutánea generalizada de intesidad y localización variable en algunos de estos pacientes. Es posible hallar una alteración de la queratina en torno a los folículos pilosos, que corresponde a la denominada «hiperqueratosis folicular».

Alteraciones vasculares cutáneas

Por ellas estos pacientes tienen una palidez cutánea y en el 80 por 100 de los casos un dermografismo blanco.

Susceptibilidad a las infecciones

Que pueden tener una etiología microbiana, viral o fúngica, que son diseminadas por el prurito y que habremos de reconocer para establecer el tratamiento oportuno.

Qué pruebas debemos pedir

No hay un patrón o alteración de parámetros analíticos constante o diferenciadora.

Inmunoglobulinas

Suelen presentar niveles normales de IgG, IgM e IgA, y si bien algunos autores han asociado esta enfermedad con un déficit de IgA, esto no ha sido confirmado en la mayoría de los trabajos. Un 80 por 100 de los pacientes tiene

TABLA 4.4. Actitud a seguir en niños con sospecha de DA

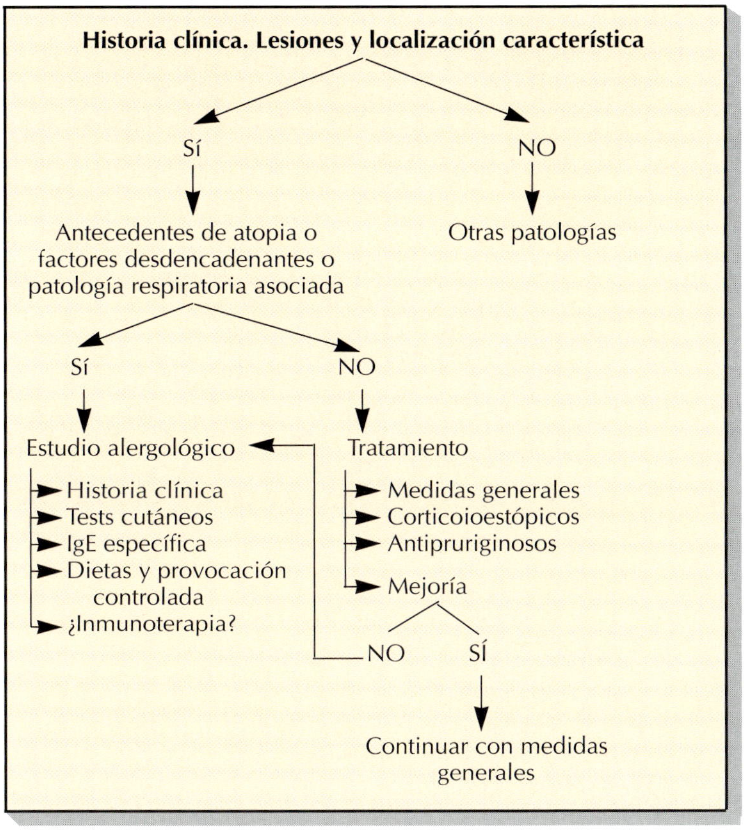

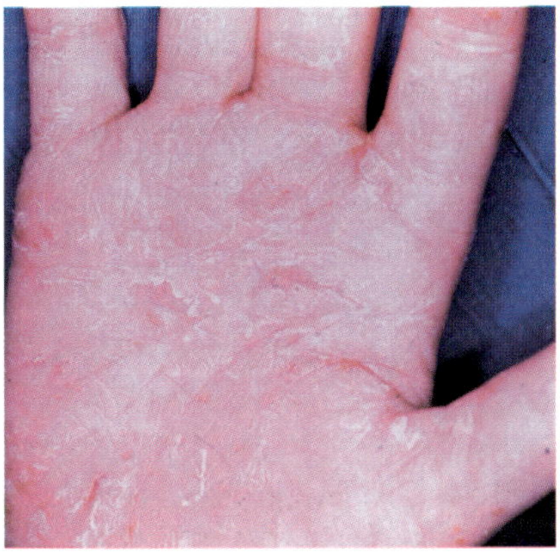

FIGURA 4.6. **Las manos pueden mostrar importantes signos de eczema en la dermatitis atópica.**

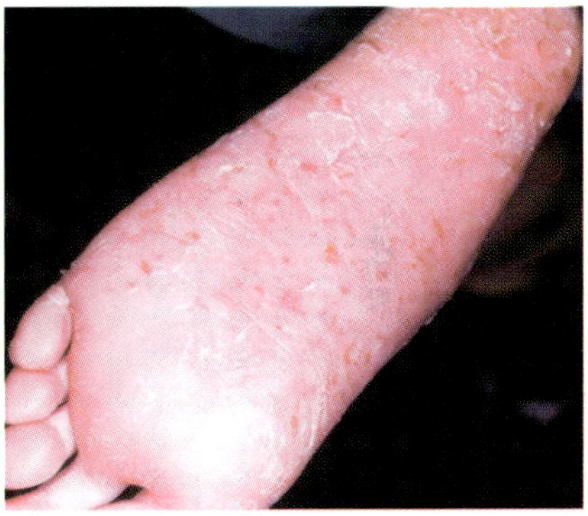

FIGURA 4.7. **Algunos pacientes con eczema muestran afectación de palmas y plantas.**

una cifra elevada de IgE sérica total, que se correlaciona generalmente con la gravedad del cuadro y persiste elevada durante la remisión de los síntomas, hallándose generalmente en aquellos pacientes que tienen asociada una patología respiratoria. La IgE específica puede encontrarse elevada frente a una variedad de antígenos tanto ambientales como alimenticios, y se correlaciona generalmente con los test cutáneos.

No se ha determinado en qué momento habría que efectuar en los niños un estudio alergológico. Nos parece razonable recomendarlo en aquellos pacientes que tienen un riesgo de atopia, cuando se asocia a una patología respiratoria, o en aquellos pacientes que no responden al tratamiento habitual (Tabla 4.4). El estudio alergológico se basará en una historia clínica, unos tests cutáneos y determinaciones de IgE sérica, total y específica, con actuaciones consecuentes a estos hallazgos.

Pruebas cutáneas

En un 80 por 100 de estos pacientes se obtienen respuestas inmediatas a uno o varios alergenos, y generalmente se estudian por la técnica del *prick test*. Entre un 20 por 100 a un 80 por 100 además tienen una respuesta tar-

TABLA 4.5. Criterios de diagnóstico de la DA.

DEBE PRESENTAR TRES O MÁS CRITERIOS MAYORES

- Prurito.
- Morfología y distribución típica.
- Liquenificación o formación de arrugas en adultos.
- Afectación facial y en zonas extensoras en lactantes y niños.
- Brotes repetidos o dermatitis crónica.
- Historia familiar o personal de atopia.

TRES O MÁS CRITERIOS MENORES

- Xerosis.
- Ictiosis, rugosidad palmar, keratosis pilaris.
- Tests cutáneos inmediatos positivos.
- IgE sérica elevada.
- Comienzo a edad temprana.
- Tendencia a infecciones cutáneas.
- Tendencia a dermatitis inespecífica.
- Eczema en pezones.
- Queilitis.
- Conjuntivitis recurrente.
- Pliegues infraorbitarios de Dennie-Morgan.
- Queratocono.
- Cataratas subscapsulares anteriores.
- Oscurecimiento orbitario.
- Palidez facial/Eritema facial.
- Ptiriasis alba.
- Prurito al sudar.
- Intolerancia a la lana y a los solventes lipídicos.
- Intolerancia alimenticia.
- Dermografismo blanco/Reacción blanca retardada.

día frente a esos alergenos, mediante la prueba del parche (al igual que se hace en las dermatitis de contacto); la lectura se realiza a las 24 y 48 horas, y el mayor número de positividades aparece generalmente a los 48 horas. La variabilidad en los porcentajes de positividades que refieren los diversos autores se debe a las diferentes concentraciones y técnicas empleadas. En nuestra experiencia los

TABLA 4.6. Factores desencadenantes o agravantes de la dermatitis atópica

- El calor.
- El frío.
- Cambios bruscos de temperatura.
- Alergenos alimentarios.
- Alergenos ambientales.
- Prendas de vestir (lanas, sedas, fibras, etc.).
- Vendajes oclusivos.
- El roce y el rascado.
- Jabones y detergentes.
- El estrés, la fatiga.
- Las infecciones.

antígenos que más positividades dieron mediante pruebas cutáneas, tanto por la técnica del *prick* como por parche fueron los pólenes (véanse las Figs. 4.8, 4.9 y 4.10).

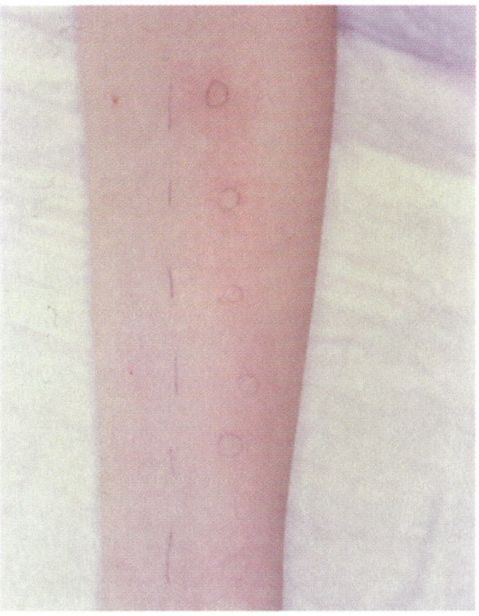

FIGURA 4.8. Prueba cutánea positiva con extracto de manzana (prick-test).

Manejo práctico

Para el diagnóstico de la enfermedad se han propuesto una serie de criterios que se deben cumplir (Tabla 4.5).

Es importante conocer el patrón patológico de cada paciente, así como los factores agravantes o desencadenantes a la hora de instaurar un tratamiento correcto (Tabla 4.6).

Consideraremos unas medidas generales que abarcan la eliminación de factores agravantes, cuya finalidad es evitar que se incremente el picor y la deshidratación cutánea que los enfermos padecen, así como la eliminación de alergenos desencadenantes para disminuir la carga antigénica y reducir la respuesta inmunológica; por otra parte, hay que establecer un tratamiento medicamentoso para combatir el picor (antihistamínicos) y la inflamación (corticoides). Actualmente se está reconsiderando en algunos casos la inmunoterapia como tratamiento de fondo de la DA. En caso de fracaso de los anteriores tratamientos se puede optar por utilizar fármacos como el interferón gamma o la ciclosporina entre otros, pero sus posibles efectos secundarios requieren que su instauración se lleve a cabo por médicos expertos.

Medidas generales

Eliminación de factores agravantes

Estas medidas van encaminadas a evitar aquellos factores que pueden perpetuar la dermatitis. La piel del niño atópico es muy sensible y fácilmente se incrementa en ella el prurito, que a su vez conduce al rascado reiterado y con ello a la perpetuación de la enfermedad. Los pacientes con DA tienen una hipersudoración y dificultad para la eliminación del sudor, que los produce a su vez un aumento del picor; por esta razón es fundamental evitar las situaciones que faciliten la hiperhidrosis. Paradójicamente el frío puede también aumentar el picor, al igual que aumenta con las situaciones de estrés o la ansiedad; muchas veces los conflictos escolares o con los padres o hermanos influyen en la evolución, y se requiere la ayuda de un psicólogo. El baño deshidrata la piel porque el agua que se absorbe en el estrato córneo se evapora fácilmente, produciendo un efecto de sequedad. Por ello, después del baño se deben usar emolientes; algunos autores aconsejan también la aplicación de corticoides en este momento porque hay mejor penetración. No deben utilizarse jabones alcalinos ni conviene efectuar el secado con fricción. Se debe

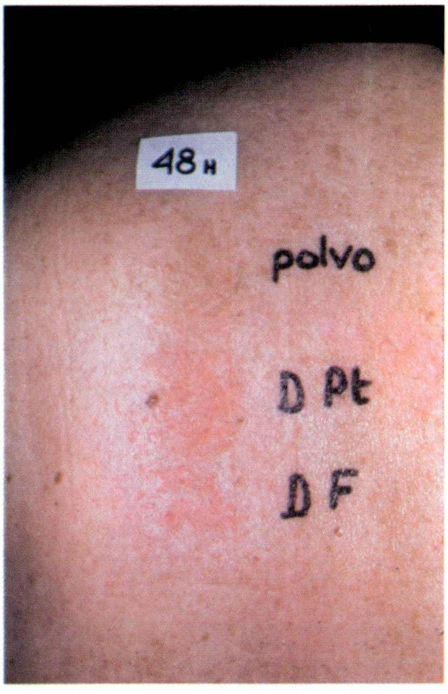

FIGURA 4.9. Pruebas epicutáneas positivas con extractos de polvo doméstico y ambos dermatophagoides, en lectura tardía.

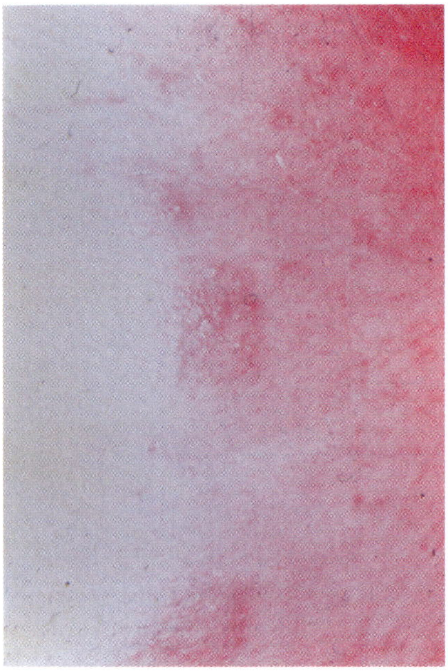

FIGURA 4.10. Pruebas epicutáneas positivas con extractos de pólenes de gramíneas y olivo.

también evitar los alcoholes o las cremas que contengan parabenos o perfumes, ya que pueden producir una sensibilización dando lugar a una dermatitis de contacto y a una sequedad cutánea sobreañadida.

Control de alérgenos

Son una serie de medidas que intentan disminuir la carga antigénica ambiental o eliminar totalmente el antígeno (Tablas 4.7 a 4.9).

Ambientales

Los neumoalergenos más implicados como factores etiológicos de la DA por la mayoría de los autores son los ácaros del polvo, ya que se ha encontrado un mayor

TABLA 4.7. Consejos para los pacientes alérgicos al polen

- Limitar las salidas a la calle los días de viento.
- Airear la habitación por la mañana, cuando hay menor concentración de polen, manteniendo las ventanas cerradas durante la tarde y la noche.
- Evitar las salidas al campo o zonas ajardinadas.
- Viajar con las ventanillas de los coches cerradas.
- Hacer pulverizaciones de agua en el dormitorio antes de acostarse.

TABLA 4.8. Consejos para reducir la exposición al polvo de la casa

- No hacer la limpieza doméstica en presencia del niño.
- Abrir las ventanas durante la limpieza de la casa.
- Usar aspirador durante la limpieza y para los muebles bayeta húmeda.
- Eliminar de la habitación del niño moquetas, alfombras, libros, peluches.
- No utilizar colchón y almohadas de lana, siendo recomendable usar cubrecolchón de plástico.
- Aspirar el colchón y la almohada frecuentemente y solear las ropas de la cama.

TABLA 4.9. Consejos para los pacientes alérgicos a los hongos

- Evitar los ambientes húmedos (sótanos, cuevas, bodegas, etcétera).
- No entrar en lugares que han estado cerrados durante tiempo sin airearlos previamente.
- Evitar el contacto con hojas secas, montoneras de leña, etc.

número de positividades a ellos en pruebas cutáneas y también se ha descrito que en el domicilio de estos pacientes hay más cantidad de ácaros. Las medidas de control domiciliario se han mostrado eficaces, teniendo una evolución mejor aquellos pacientes que han sido sacados de su medio habitual, ingresándolos en el hospital, y sobre todo si allí se utilizaban sistemas de filtraje del aire, en cuyo caso los periodos de remisión eran muy superiores. En cuanto a los pólenes se debe recomendar evitar la exposición a los mismos durante la época de polinización. La sensibilización a animales domésticos obliga a desprenderse de ellos y evitar su contacto en el futuro.

Alimentos

En los estudios de seguimiento de sujetos con DA y sensibilización a alimentos en los que se había indicado una dieta de eliminación del alimento responsable durante periodos de 1 a 3 años, los pacientes habían evolucionado más favorablemente, respecto a aquellos en los que no se había indicado una dieta. Pero estas dietas de eliminación de nutrientes deben basarse en un estudio alergológico detallado, no confiando en unos hallazgos aislados de laboratorio o pruebas cutáneas. Siguiendo los criterios de Sampson, una vez identificado el alimento se instauraría la dieta exenta de él durante un periodo de 3 a 4 semanas. Si se produce una mejoría clínica inequívoca y se trata de un alimento «mayor» (huevo, leche, trigo), o de varios alimentos menores (cacahuete, pollo, pescado, fruta), se excluirían de la dieta hasta un siguiente control y probablemente obtendremos una mejoría aceptable. Si la mejoría clínica es dudosa o el paciente presenta sensibilización múltiple a distintos alimentos, habría que realizar pruebas de provocación, aconsejándose efectuarlas a doble ciego y con placebo, aunque esto en la práctica resulta difícil de llevar a cabo. Las dietas no deben imponerse a título de ensayo aleatoriamente, ni de forma prolongada, ya que la mayoría de las veces resultan ineficaces y al tratarse de niños, generalmente de corta edad, podemos provocar importantes desequilibrios dietéticos. Se les debe realizar un seguimiento, valorando reprovocaciones con el alimento después de un tiempo razonable que se estima entre 1 a 2 años. Las reintroducciones del alimento encausado deben hacerse de forma controlada por el especialista, y nunca en el domicilio familar, ya que corren el riesgo de una reacción grave de tipo urticaria o incluso anafilaxia.

Tratamiento farmacológico

Se hace mención más extensamente en el Capítulo 3 de este libro, por lo que sólo haremos aquí unas referencias breves.

Corticoides

Vía tópica

Se emplean en la fase aguda de la enfermedad, dando preferentemente los de escasa potencia y durante el menor número de días posible. En los niños el más aconsejado es la hidrocortisona a 1,5 por 100, aunque a veces con él la evolución no es buena, recurriendo entonces a otros de mayor potencia, evitando los fluorados por ser mayor el riesgo de atrofia cutánea, y reservando el de baja potencia para zonas de piel fina, como la cara o el cuello.

Vía parenteral

Se utilizan de forma excepcional en casos graves, ante la persistencia de las lesiones pese a los tratamientos habituales; cuando se instauran hay una mejoría rápida, pero hay que tener en cuenta que pueden presentarse reagudizaciones importantes tras su retirada. Se aconsejan ciclos cortos, con suspensión de los mismos de forma progresiva e incrementando los cuidados tópicos.

Antihistamínicos

Alivian el prurito y evitan el rascado. Dentro de los antihistamínicos hay un grupo que tienen acción sedante central, y aunque suelen ser mal tolerados por los adultos debido a la somnolencia, en los niños este efecto no parece tan manifiesto. Nunca deben emplearse de forma tópica por el riesgo de fotosensibilización, como sucede con la prometacina.

Inmunoterapia

Actualmente la DA con sensibilización a neumoalérgenos no figura en la lista de indicaciones para la inmunoterapia, e incluso las formas severas se incluyen como una contraindicación relativa o absoluta por las posibles exacerbaciones tras la administración de las correspondientes dosis. No obstante, se han realizado algunos estudios para demostrar la efectividad de la inmunoterapia específica frente a un neumoalergeno al que se está sensibilizado; sus autores consideran que los pacientes pueden beneficiarse a largo plazo de este tratamiento.

De todos modos hay que esperar nuevos estudios en este sentido, ante un tema tan controvertido.

Otras terapéuticas

Se han preconizado otros tipos de tratamiento basados en las alteraciones farmacológicas e inmunológicas características de esta enfermedad, como son la teofilina y la papaverina por vía oral, pero se ha comprobado que son ineficaces; el cromoglicato disódico, tanto por vía oral como de forma tópica, no ha ofrecido en general buenos resultados. Aceites ricos en ácidos grasos esenciales administrados por vía oral podrían a largo tiempo beneficiar a aquellos pacientes que tienen unos niveles bajos de ácidos grasos, disminuyendo el picor y la sequedad cutánea. Radiaciones PUVA: este tratamiento se basa en la mejoría clínica que experimentan estos pacientes durante el verano, resultando útil en determinados casos, y generalmente se utiliza sólo en agudizaciones. La ciclosporina A: se emplea por su efecto inhibidor de la IL-4 en pacientes con DA severa, con buenos resultados clínicos, disminuyendo el brote y alargando los periodos de aparición de las agudizaciones. Interferón gamma: parecen beneficiarse de este tratamiento aquellos pacientes con DA severa. Es posible que en un futuro cercano, el tratamiento farmacológico de la DA se realice con fármacos inmunomoduladores.

Cómo informar al paciente

Se debe dar una información a los padres sobre el comportamiento de la enfermedad, que es crónica, evolucionando en brotes y con tendencia a la remisión en la edad adulta. Una vez que la dermatitis ha debutado, el pronóstico depende de varios factores, pudiéndose considerar como negativos los siguientes:

- Gravedad de la DA durante la infancia.
- Historia familiar de atopia.
- Asociación de rinitis o asma alérgico.
- Comienzo de la enfermedad antes de los dos años.
- Distribución atípica de las lesiones en función de la edad.

Respecto a la evolución de la enfermedad a lo largo de la vida, quizá sea la severidad que adopta en la infancia el factor determinante de cara al pronóstico. En los pacientes catalogados como graves en la infancia, si se considera la gravedad como una necesidad de hospitalización, la prevalencia ulterior fue del 62 por 100 entre los 24 y 48 años. En los pacientes con formas moderadas la prevalencia fue del 40 por 100. Por el contrario, cuando la población estudiada procedía del médico general, por lo que se considera que se trata de formas leves o moderadas, se producía una remisión de la enfermedad hasta el 87 por 100 de los casos.

Se deberá ofrecer a los padres una información pormenorizada de los factores agravantes o etiológicos que deben evitar. Las ropas deben ser holgadas y de fibras naturales, aconsejándose las camisas con mangas y los pantalones largos que ayudan a proteger del rascado. No es bueno restringir los juegos, pero conviene evitar que los niños se acaloren durante los mismos. Es beneficioso suprimir los juguetes que tengan superficies irregulares o rugosas. No es acertado reprender al niño porque se rasque ya que esto le excitará y se rascará más. Se debe mantener al niño con las uñas cortadas y limpias para evitar la sobreinfección de la piel por las excoriaciones del rascado. Es aconsejable ponerles durante la noche unos guantes para que no se rasquen inconscientemente.

Es de esperar que ocurran episodios de empeoramiento en situaciones de estrés o con motivo de un simple resfriado o en relación con los problemas de la dentición.

Cumplir correctamente el tratamiento impuesto, con lo que evitarán agudizaciones importantes e infecciones.

BIBLIOGRAFÍA RECOMENDADA

Beauliey PH, Pradalier A. Traitement de la dermatite atopique de l'enfant et de l'adolescent. *Rev Fr Allergol*, 1996; 36(1): 9-17.

Bieber T. Cellules de Langherhans et allergie. *Rev Fr Allergol*, 1994; 34(6):481-484.

Dutau G, Rance F, Juchet A *et al.* De l'eczema atopique à l'asthme et à l'allergie. *Rev Fr Allergol*, 1995; 35(5): 429-439.

Fergusson MD, Horwood LJ *et al.* Early solid food diet and eczema in childhood: a 10 year longitudinal study. *Pediatr Allergy Immunol*, 1994; 5(suppl. 1): 44-47.

Friedman PS, Tan BB, Musaba E *et al.* Pathogenesis and management of atopic dermatitis. *Clin Exp Allergy*, 1995; 25:799-806.

Glover MT, Athaton DJ. A double blind controlled trial of hiposensibilization to dermatophagoides pteronyssinus in children with atopic eczema. *Clin Exp Allergy*, 1992; 22:440-446.

Hanifin JM, Chan SC. Monocyte dysregulation of T cell in atopic dermatitis - Therapeutic implications for new phosphodiesterase inhibitors. *ICI news*, 1995; 7:48-5.

Ioppi M, Businco L. Current knowledge on the role of essential fatty acids in atopic dermatitis. *INI news*, 1994; 6:133-135.

Kapp A. Review atopic dermatitis: The skin manifestation of atopy. *Clin Exp Allergy*, 1995; 25:210-219.

Orage AP. Development of childhood eczema and its clasification. *Pediatr Allergy Immunol*, 1995; 6(suppl. 7):31-35.

Sampson HA. Review pathogenesis of eczema. *Clin Exp Allergy*, 1990; 20:459-467.

Zeiger RS, Heller S. The development and prediction of atopy in high-risk children: Follow-up at age seven years in a prospective randomized study of combined maternal and infant food allergen avoidance. *J Allergy Clin Immunol*, 1995; 95:1179-1190.

5

LA URTICARIA: RARAMENTE DE ORIGEN ATÓPICO

ENRIQUE VIVAS ROJO

La urticaria constituye una de las afecciones cutáneas más frecuentes con las que puede encontrarse el médico de Atención Primaria, pues su incidencia en la población general oscila entre el 15 y el 25 por 100. El estudio de la enfermedad resulta habitualmente infructuoso, ya que en la mayoría de los casos no se llega a dilucidar la verdadera causa responsable que la ha originado, siendo habitual etiquetar a este proceso como «idiopático o esencial»; lo que sí podemos adelantar es que, a pesar de lo que muchos médicos y pacientes piensan, la mayor parte de ellas no obedecen a una causa alérgica.

La urticaria es una dermatosis cuyo nombre se debe al doctor Willan y que hace referencia a la similitud de sus lesiones con las producidas por la ortiga (*Urtica urens*). Morfológicamente se caracteriza por la presencia de pápulas edematosas de color rosado, contornos geográficos, consistencia elástica, halo eritematoso y presentación evanescente que desaparece con la vitropresión, donde además el prurito es un síntoma primordial. Esta lesión, que se conoce como «roncha» o «habón», se origina por edema del cuerpo papilar de la dermis (Fig. 5.1) y, cuando se localiza en la hipodermis, se manifiesta en forma de edema; es lo que se conoce como edema angioneurótico, angioedema o edema de Quincke, descrito por este autor en 1882 (Fig. 5.2). Hasta el momento no se sabe el motivo por el que unas veces se presenta una urticaria y en otros casos un angioedema. Las lesiones pueden llegar a formar grandes placas edematosas, confluyentes y eritematosas, y el picor suele ser de localización topográfica más extensa que las propias lesiones.

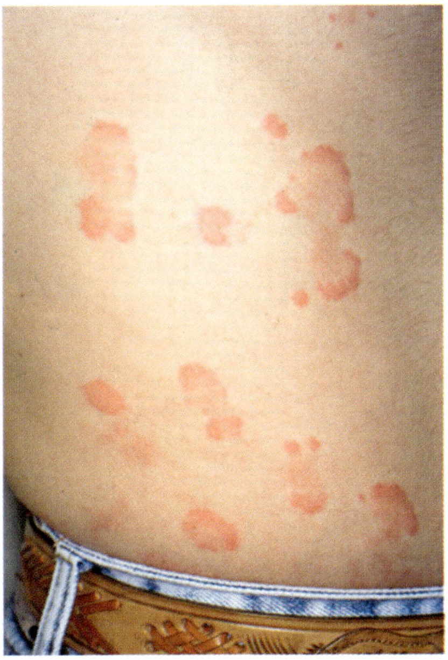

FIGURA 5.1. Urticaria aguda.

Algo de etiopatogenia

La formación de habones es el resultado de una vasodilatación de los pequeños vasos dérmicos con aumento de

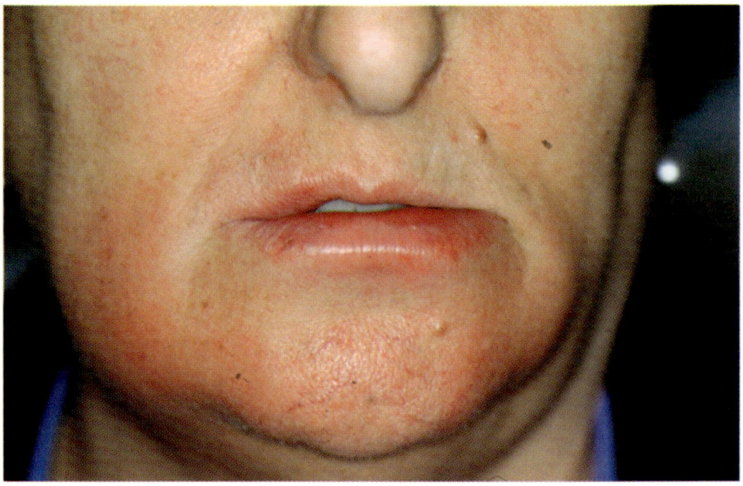

FIGURA 5.2. Angioedema de labio.

la permeabilidad y trasudación de plasma, dando lugar al edema de la dermis. Esto explica la fugacidad de estas lesiones que pueden aparecer de forma repentina y desaparecer de la misma manera.

Los mediadores químicos que actúan como responsables de la reacción urticarial son sustancias vasoactivas de las que la histamina es la más común, si bien los mastocitos y basófilos pueden liberar otras sustancias farmacológicamente activas como las prostaglandinas y los leucotrienos, aunque el mecanismo no es enteramente conocido. También se ha implicado a los linfocitos T, así como a otros del tipo de la calicreína, y al déficit de enzimas metabolizadoras o inhibidoras de algunos mediadores (antripsina, diaminoxidasa), en la génesis de la urticaria.

Clasificación

Existen numerosas clasificaciones de la urticaria, pero para su manejo en la clínica diaria puede ser útil la que se relaciona con la cronología de la afectación.

a) Urticaria aguda

Se habla de urticaria aguda cuando la duración de las lesiones es menor de seis semanas, siendo ésta la presentación más frecuente, ocupando entre el 13 y el 70 por 100 de todas las urticarias. De éstas un 10 al 30 por 100 se harán crónicas, y en más del 50 por 100 se quedará sin diagnosticar la causa responsable. En la Tabla 5.1 pueden verse las causas más comunes de urticaria aguda.

b) Urticaria aguda intermitente

Se produce en forma de brotes con erupción de ronchas de corta evolución, pudiendo considerarse en realidad como una urticaria crónica.

TABLA 5.1. Etiopatogenia de la urticaria aguda

ALÉRGICA

Mediada por IgE. Agentes responsables de esta reacción son:
- Medicamentos.
- Alimentos.
- Picaduras de himenópteros.
- Inhalantes.
- Agentes físicos (frío, calor...).
- Infestación por *Anisakis simplex* (*).

POR ACTIVACIÓN DEL COMPLEMENTO

- Angioedema hereditario familiar.
- Angioedema adquirido por enfermedades sistémicas.
- Vasculitis.
- Enfermedad del suero.
- Reacciones transfusionales.

POR ALTERACIONES DEL METABOLISMO DE LAS PROSTAGLANDINAS

- Administración de AINE.
- Aditivos, conservantes y colorantes.

POR LIBERACIÓN DIRECTA NO INMUNE DE LOS MEDIADORES CELULARES

- Contrastes yodados.
- Medicamentos opiáceos.
- Polimixina.
- Relajantes musculares no despolarizantes.
- Alimentos (tomate, fresas, marisco, etc.).

DE CAUSA DESCONOCIDA

(*) *Anisakis simplex* es un nematodo de la familia de los Ascaris, que se encuentra como parásito de numerosos pescados marinos, crustáceos y cefalópodos. Ha sido implicado recientemente como responsable de urticaria, angioedema y anafilaxia recidivante.

c) Urticaria crónica

Se habla de urticaria crónica cuando persiste más de seis semanas. En la Tabla 5.2 se analizan las causas más frecuentemente responsables de esta entidad.

Cómo historiar

En una enfermedad de tan difícil diagnóstico etiológico, la anamnesis constituye un eslabón imprescindible para un estudio correcto. Lo primero que habrá que valorar es el tiempo que lleva el cuadro instaurado, ya que es completamente distinto el enfoque que debe establecerse entre una urticaria aguda y crónica. En principio y salvo que el paciente se haya percatado de una relación causa efecto (medicamentos, alimentos, etc.), un episodio agudo no precisa de exhaustivos estudios, ya que al menos un 20 por 100 de las personas sanas pueden padecer una urticaria a lo largo de su vida, que no vuelve a repetirse, y que con un tratamiento a base de antihistamínicos se resuelve

TABLA 5.2. Etiopatogenia de la urticaria crónica

DE CAUSA ALÉRGICA

— Fármacos.
— Alimentos.
— Picaduras de insectos (especialmente himenópteros).
— Sustancias químicas.
— Aeroalergenos (pólenes, ácaros, mohos, etc.).

DE CAUSA FÍSICA

— Dermografismo (roce).
— Presión.
— Sol (actínica).
— Frío (a frígore).
— Calor local.
— Sudor, ansiedad, ejercicio (colinérgica).
— Agua (acuagénica).
— Vibraciones (angioedema vibratorio).
— Ejercicio (como parte de la anafilaxia por ejercicio).

SINTOMÁTICA

— Liberadores inespecíficos de histamina (alimentos, etc.).
— Infecciones víricas o bacterianas.
— Tumores.
— Hipertiroidismo.
— Vasculitis.
— Otras enfermedades sistémicas.

DE CAUSA DESCONOCIDA

OTROS

— Déficit de C-1 INH.
— Mastocitosis (urticaria pigmentosa).

definitivamente. Diferente ha de ser la postura frente a los cuadros crónicos. En tales casos habrá que hacer hincapié en los siguientes apartados:

Edad y sexo del paciente

No existe predilección de sexo y edad, aunque la urticaria crónica parece ser más frecuente en mujeres en la edad media de la vida y la aguda en los niños.

Desde cuándo se padece

Ya se ha mencionado que la barrera que separa un cuadro agudo de otro crónico son las 6 semanas de evolución (para algunos autores son 8 semanas). Una evolución muy prolongada de la enfermedad puede sugerirnos que no se trata de una urticaria sintomática consecuente a procesos graves como una neoplasia, una vasculitis u otra enfermedad sistémica grave. Por otra parte, hay que tener en cuenta que en una enfermedad tan molesta como ésta el propio paciente ha ido buscando a lo largo del tiempo la posible causa extrínseca responsable de los síntomas;

cuando el interesado es incapaz de darnos pistas precisas estamos posiblemente ante un cuadro «idiopático».

Factores desencadenantes

Debe preguntarse por la ingesta crónica de ácido acetil salicílico, pues en sí misma es un compuesto que puede ser causa o actuar como agente favorecedor de una urticaria. Algunos alimentos se comportan como liberadores inespecíficos de histamina. En este aspecto recordemos que conservas, marisco, tomate, fresas, especias, picantes, chocolate, huevo, bebidas alcohólicas, frutos secos, e incluso algunos aditivos alimentarios, pueden incrementar la sintomatología urticarial. De la misma forma pueden llegar a comportarse algunos medicamentos como la vitamina B_1, contrastes radiológicos yodados, gammaglobulinas, opiáceos como la morfina y la codeína, tetraciclinas, etc. Los agentes físicos como el frío, el calor, el ejercicio, el sudor, las vibraciones y la radiación solar deben también valorarse en la historia clínica.

Duración de las ronchas o habones

Una característica de la urticaria es su evanescencia; por eso es fundamental saber la duración de cada brote y sobre todo valorar si los habones se localizan siempre en el mismo lugar o cambian de sitio. En la urticaria las lesiones varían de localización. Cuando esto no ocurre y las encontramos en la misma zona, podemos estar ante otra entidad distinta o que se trate de una urticaria pigmentosa, síntoma éste característico de la mastocitosis. Otro hecho a tener en cuenta es que más del 50 por 100 de las urticarias crónicas idiopáticas desaparecen espontáneamente al cabo de los seis meses.

Síntomas asociados

Muy frecuentemente una urticaria se acompaña de angioedema en diferentes localizaciones, y aunque en el 30 por 100 se presenta en forma de urticaria aislada, en un 10 por 100 puede manifestarse como angioedema sin otra manifestación cutánea.

Hay que prestar especial atención durante el interrogatorio a aquellos síntomas que acompañan a la enfermedad, pues estos hallazgos pueden orientarnos hacia una urticaria sintomática. Es importante valorar la presencia de fiebre, así como otros síntomas que puedan hacer sospechar que se trata de una enfermedad del colágeno tales como la afectación articular, fenómeno de Raynaud, rigidez matutina, etc. Un cuadro gripal orienta el enfoque etiológico hacia una causa vírica, ya que los virus con relativa frecuencia pueden originar erupción papulosa pruriginosa, si bien es más común el exantema que la urticaria.

Anamnesis por órganos y aparatos

Un recorrido por los diferentes órganos y aparatos detectará si existe angioedema acompañante. Hay que

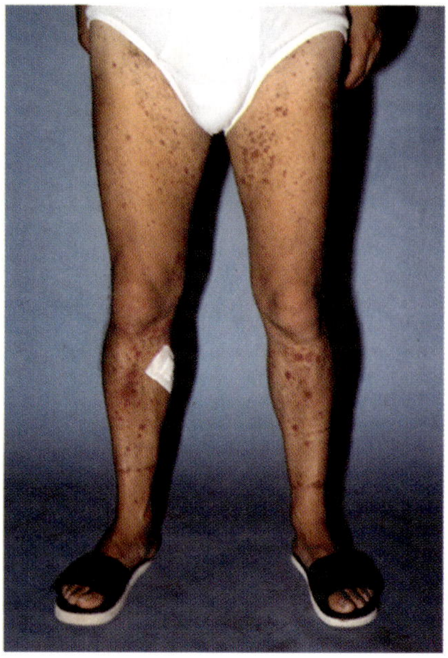

FIGURA 5.3. Púrpura con vasculitis.

recordar que éste puede no ser visible y aparecer en órganos internos, provocando incluso síntomas manifiestos. Si una urticaria se acompaña de disfagia, hay que descartar la existencia de un angioedema esofágico. La disfonía y la disnea pueden estar delatando una afectación faríngea o laríngea. La aparición de convulsiones puede corresponderse con una afectación del sistema nervioso central, y un dolor abdominal con alteración del tránsito intestinal puede estar indicando una afectación del aparato digestivo.

Antecedentes familiares y personales de atopia

Si, como ya se ha mencionado, la urticaria rara vez es la consecuencia de un proceso atópico, hay que tener en cuenta que en alguna ocasión puede haber una sensibilización extrínseca por aeroalergenos tales como polen, ácaros, mohos, etc. El cuadro cutáneo acompañaría entonces a otros síntomas tales como rinitis, conjuntivitis y asma bronquial. En estos casos la presencia de antecedentes familiares y personales puede orientarnos hacia una etiología inmunológica mediada por IgE. Conviene recordar que en la alergia medicamentosa no existe predisposición hereditaria o familiar demostrada.

Cómo explorar

Como en cualquier enfermedad, la exploración física debe ser exhaustiva y completa, aunque en este caso se debe prestar mayor atención a los siguientes aspectos:

Características de las ronchas o habones

Eritematosa o elevada.
Centro blanquecino.
Desaparición con la vitropresión.
Bordes geográficos confluyentes.
Micropápulas que pueden confluir y formar grandes placas o habones gigantes.

Localización de la lesión

La urticaria es siempre evanescente y nunca repite la misma ubicación. Una lesión papulosa que aparece siempre en el mismo sitio debe hacernos pensar en una variedad pigmentosa, por lo que conviene efectuar el «signo de Darier», que consiste en frotar con un objeto romo la lesión cutánea pigmentada sospechosa y observar si aparece una elevación habonosa en dicha lesión. Cuando esto se produce podemos casi diagnosticar que se trata de la citada urticaria pigmentosa, debiendo descartarse entonces que exista una mastocitosis.

Verificar la presencia de angioedema acompañante, que por su carácter elástico no deja fóvea tras la vitropresión.

Observar que existan otras lesiones añadidas de cara a un diagnóstico diferencial (Figs. 5.3 , 5.4, 5.5 y 5.6).

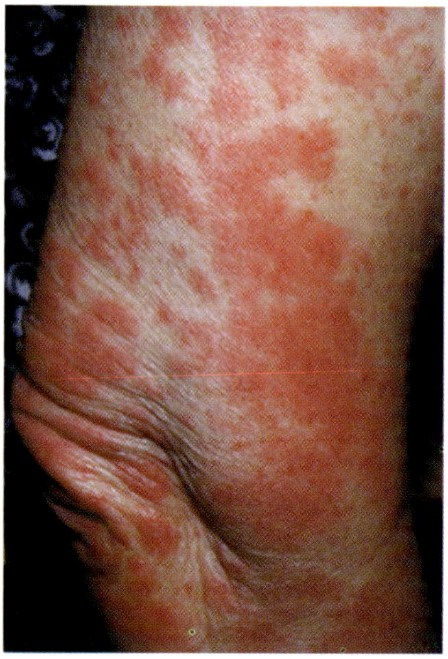

FIGURA 5.4. Eritema exudativo multiforme.

Púrpura.
Vesículas (pénfigos, prurigo).
Pústulas.
Cicatrices residuales (porfirias).
Liquenificación (procesos crónicos, neurodermitis, otras dermatitis).
Lesiones umbilicadas en escarapela (eritema exudativo multiforme).
Concomitancia de lesiones en diferente estadio (varicela, dermatitis herpetiforme).
Presencia de exfoliación.
Nódulos subcutáneos (hemopatías, vasculitis).

Especialmente importante es valorar la presencia de adenopatías, ya que este hallazgo unido a una erupción papulosa, fiebre y artralgias debe hacernos pensar en una enfermedad del suero (véase Tablas 5.3 y 5.4).

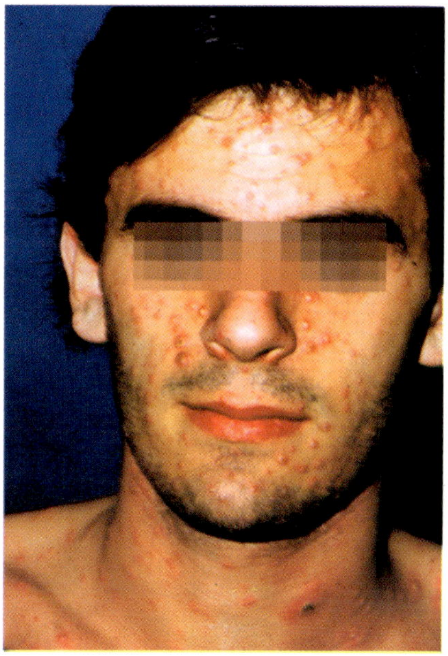

FIGURA 5.5. Varicela.

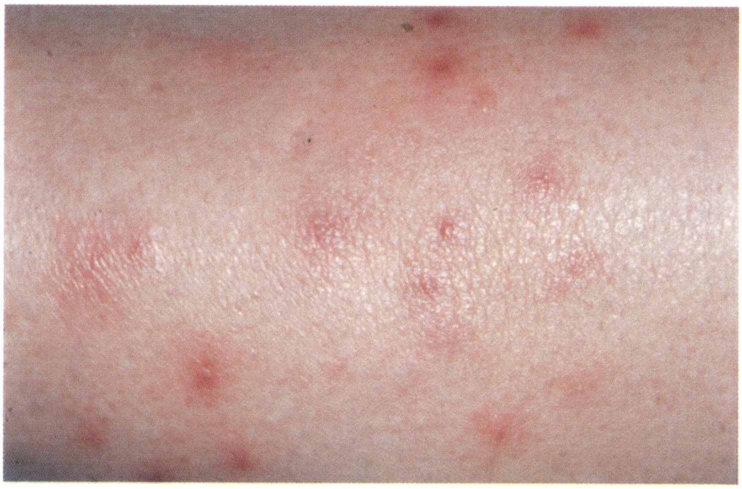

FIGURA 5.6. Picaduras de insectos.

Qué pruebas debemos pedir

Un análisis sistemático de sangre con recuento, fórmula y VSG es imprescindible en cualquier enfermedad. La presencia de eosinofilia nos obligará a descartar una parasitosis. Algunos autores admiten que una infección bacteriana puede ser responsable de una urticaria, por lo que una fórmula leucocitaria con desviación a la izquierda puede aportarnos alguna pista diagnóstica.

Alteraciones enzimáticas de la bioquímica sanguínea deben tenerse en cuenta en los casos de urticaria sintomática.

En función de los datos recogidos en la anamnesis y en la exploración física, una cuantificación de IgE total elevada estaría delatando un mecanismo alérgico reagínico o

TABLA 5.3. Diagnóstico diferencial morfológico de la urticaria

- — Prurigo agudo simple: debido a picadura de insectos como chinches, piojos, pulgas, etc.
- — Eritema exudativo multiforme: lesiones en escarapela frecuentemente umbilicadas.
- — Púrpura de Schonlein-Henoch: lesiones purpúricas localizadas sobre todo en extremidades inferiores. Se acompaña frecuentemente de hemorragia digestiva baja, dolor abdominal, afectación articular y hematuria.
- — Vasculitis urticarial: lesiones papulosas de apariencia purpúrica no evanescentes que no desaparecen a la vitropresión. Cursa frecuentemente con fiebre y artralgias.
- — Dermatosis ampollosas: lesiones típicas de un pénfigo, penfigoide o dermatitis herpetiforme pueden coexistir con las características de la urticaria.
- — Urticaria pigmentosa: lesiones papulosas pigmentadas que permanecen en la misma localización. Puede formar parte de una mastocitosis sistémica.
- — Rash urticarial de la artritis reumatoide juvenil (enfermedad de Still).

TABLA 5.4. Diagnóstico diferencial morfológico del angiodema

- — Edemas por cardiopatía, nefropatía, hepatopatía o malnutrición (hipoproteinemia). Suele aparecer en extremidades inferiores en el caso de las afecciones cardiacas y se aprecia fóvea manifiesta. La localización facial y en manos, sobre todo de aparición matutina, sugiere nefropatía. Los de causa hepática pueden acompañarse de ascitis.
- — Edema por hipotiroidismo (mixedema que no deja fóvea).
- — Edema de las infecciones de partes blandas (celulitis y erisipela). Se aprecian signos inflamatorios y malestar general así como una herida cercana, puerta de entrada del germen.
- — Edema linfático o linfedema (no deja fóvea).
- — Edema del síndrome de la obstrucción de la vena cava superior. Cursa con hinchazón facial y periorbitario que se incrementa con el decúbito.
- — Edema facial con parálisis facial recurrente, lengua escrotal y granulomas en paladar duro (síndrome de Meldersson-Rosenthal).

una parasitosis, y unas cifras disminuidas de complemento total y sus fracciones C-3 y C-4 indicarían que se trata de una urticaria hipocomplementémica.

La serología de hidatidosis y de otras parasitosis como los áscaris forman parte del protocolo de estudio de una urticaria crónica. También deben buscarse en las heces parásitos como los oxiuros, que tradicionalmente se asocian a esta enfermedad. Para esta investigación es necesario analizar las heces de tres días diferentes y completar el estudio mediante el test de Graham con el fin de comprobar si existen huevos del parásito pegados en los márgenes del ano.

Las pruebas alérgicas mediante la técnica de *prik-test* pueden ser de utilidad cuando se sospeche un mecanismo de hipersensibilidad mediada por anticuerpos del tipo IgE. En función de la historia clínica, realizaremos este estudio enfocado sobre todo a alimentos o medicamentos. Con antígenos inhalantes (pólenes, ácaros, epitelios de animales, mohos, etc.) estarán indicadas cuando la urticaria forme parte de un síndrome de alergia multiorgánico, habitualmente acompañando a rinitis, conjuntivitis y asma bronquial. También las pruebas epicutáneas mediante los tests del parche pueden ser adecuadas en algunos casos de urticaria de contacto. No debe olvidarse la vigencia que tiene en la actualidad la sensibilización al látex, por lo que debe incluirse, siempre que nos encontremos con un cuadro de alergia de contacto, una prueba con este material.

La llamada prueba de provocación o reexposición al agente sospechoso es especialmente válida cuando se sospecha que determinados medicamentos o alimentos pueden ser los responsables del cuadro clínico. Dado el riesgo que conlleva, debe realizarse siempre en un centro sanitario para atajar las potenciales reacciones anafilácticas que puedan producirse.

Cuando haya sospecha de que se trata de una urticaria física se efectuarán los tests diagnósticos correspondientes en cada caso.

Test del cubito de hielo

En la cara anterior del antebrazo se colocan cubitos de hielo envueltos en cualquier material plástico impermeable y se mantienen durante 10 minutos. La presencia de una pápula eritematosa, elevada, con bordes geográficos y pruriginosa cuando se retira el hielo, es un dato inequívoco de que se trata de una urticaria a frígore (Fig. 5.7). En estos casos, el

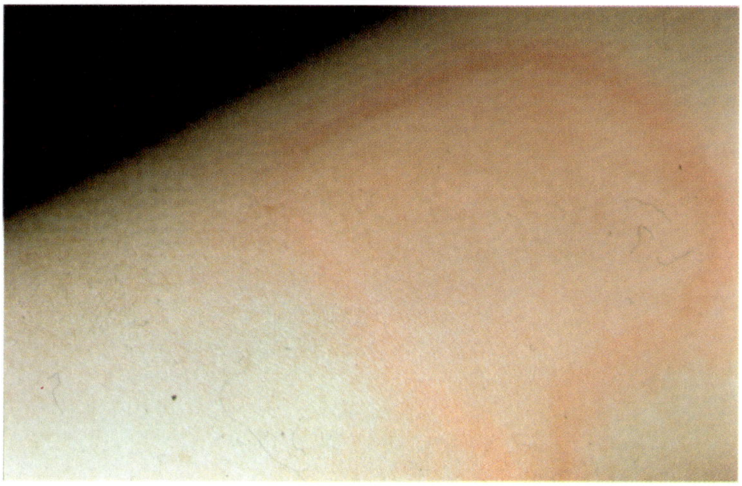

FIGURA 5.7. Urticaria a frígore.

estudio debe completarse con una cuantificación de crioglobulinas para descartar procesos tales como una crioglobulinemia mixta, vasculitis leucocitoclástica, enfermedades víricas, sífilis, enfermedades del colágeno o mieloma múltiple.

Test de esfuerzo

El paciente realiza un ejercicio físico hasta que aparezca la lesión cutánea. Si se trata de una urticaria colinérgica se podrá comprobar la presencia de una erupción micropapulosa generalizada (Fig. 5.8).

Test de escritura sobre la piel

Con un objeto romo se escribe sobre zonas de piel sana. La urticaria facticia pone de manifiesto lo que se denomina demografismo (*dermo* = piel, *grafismo* = escritura). Aunque este signo es típico de este tipo de urticaria, puede estar presente en cualquier otra forma con independencia de su etiología.

Test de vibración cutánea

El angioedema vibratorio es una entidad poco frecuente y puede demostrarse aplicando sobre la piel cualquier objeto que vibre. De la misma forma, la presión ejercida mediante el peso de cualquier material, como una mochila colgada de la espalda, puede provocar una urticaria por presión.

Otros agentes como la radiación solar o el agua, independientemente de la temperatura de ésta, producen la llamada urticaria solar (actínica) y la urticaria acuagénica, que pueden diagnosticarse provocando estos síntomas mediante la exposición a dichos agentes.

La anafilaxia consecuente a la realización de ejercicio físico se manifiesta exclusivamente después de realizar un esfuerzo de cierta entidad, y constituye una variedad clínica distinta de la urticaria colinérgica. Responde a un

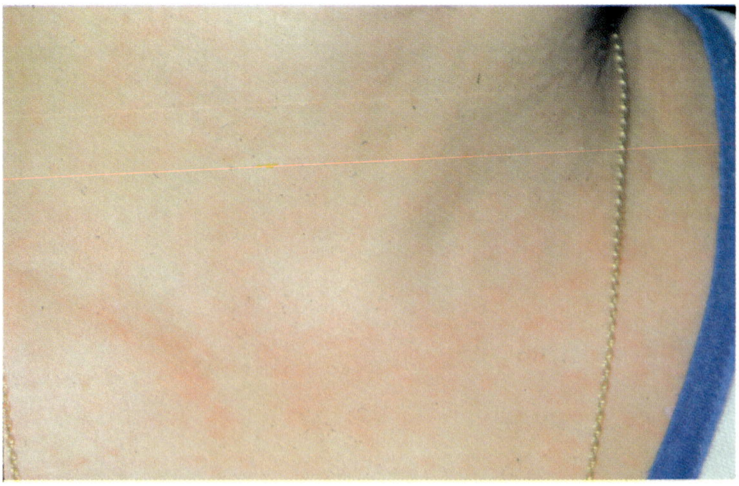

FIGURA 5.8. Urticaria colinérgica.

mecanismo mediado por IgE y en ocasiones aparece después de las comidas, por lo que se la denomina anafilaxia de esfuerzo postprandial.

Existe un cuadro clínico poco frecuente llamado angioedema hereditario familiar, que se produce por la deficiencia de una proteína que inhibe el primer componente del complemento (C-1) y que se conoce como C-1 inhibidor (C-1 INH). Ante situaciones de estrés, traumatismos, intervenciones quirúrgicas (incluso las odontológicas), y también de forma espontánea, se pone en marcha una reacción en cascada de activación de la vía clásica del complemento, consecuente a la ausencia de ese freno modulador que es el C-1 INH, y que conduce a la liberación de bradiquinina, polipéptidos vasoactivos y cininógenos. La sintomatología que puede ser multisistémica es autolimitada, y no se acompaña de urticaria, pero constituye una grave enfermedad que en ocasiones puede llegar a ser mortal. Cualquier órgano puede verse implicado, pero la afectación laríngea es la más grave. La localización abdominal puede simular un abdomen agudo dando lugar a intervenciones quirúrgicas innecesarias. Desde un punto de vista etiopatogénico existen dos modalidades distintas de esta entidad: el angioedema hereditario familiar tipo I, que se caracteriza por presentar niveles plasmáticos disminuidos de este factor y que es el más frecuente, ocupando el 85 por 100 de los casos; el tipo II, que afecta al 15 por 100 y que se caracteriza por una alteración funcional del citado factor, manteniéndose los niveles sanguíneos normales. Se hereda de forma autosómica dominante, aunque últimamente se han descrito casos de déficit adquiridos de este factor en pacientes con procesos hematológicos cancerosos, conectivopatías, etc. También puede deberse a la formación de autoanticuerpos frente al C-1 INH. El diagnóstico en el tipo I es sencillo cuando se sospecha, ya que la cuantificación de dicha proteína puede realizarse en el laboratorio. En los casos correspondientes al tipo II se precisa un estudio funcional más complejo, sólo disponible en laboratorios muy especializados. En el caso de las formas adquiridas es preciso medir los niveles plasmáticos de Clq.

Tratamiento práctico

El tratamiento de esta enfermedad debe enfocarse en tres vertientes principales.

1) Evitar el agente causal desencadenante

Cuando después de un estudio adecuado se ha llegado a la verdadera etiología del cuadro, la solución definitiva es suprimir el agente causal del entorno del enfermo. Esto es particularmente posible, en los casos de urticaria aguda de causa medicamentosa o alimentaria y en las urticarias físicas, aunque en estas últimas pueden resultar especialmente complejas las medidas de evitación (urticaria a frígore, colinérgica, acuagénica, etc.), por lo que será necesario completar el tratamiento con los fármacos que posteriormente comentaremos. Desafortunadamente, llegar a conocer la causa de esta afección es posible en pocas ocasiones, debiendo entonces plantearse únicamente el tratamiento sintomático adecuado. Generalmente la urticaria aguda idiopática, por su corta evolución, no precisa de estudios complejos, y la historia natural de la enfermedad evolucionará hacia la curación sin secuelas en unos pocos días.

2) Tratamiento sintomático correcto

Por fortuna disponemos hoy en día de un magnífico arsenal terapéutico que controla sin efectos secundarios los síntomas de esta enfermedad. Destaquemos en este sentido los antihistamínicos bloqueadores de los receptores H-1 de la histamina de la nueva generación que, debido a que no atraviesan la barrera hematoencefálica, no producen los clásicos efectos de somnolencia e incremento del apetito tan característicos de los empleados antaño (Tabla 5.5).

En ocasiones es necesario asociar más de un producto para conseguir erradicar los síntomas, no existiendo una pauta exclusiva, ya que cada paciente puede precisar «un traje a medida» en función de la intensidad y características de las lesiones. Algunos cuadros más rebeldes requieren incluso añadir un antihistamínico bloqueador de los receptores H-2 de la histamina, como cimetidina o ranitina. En la urticaria a frígore, por ejemplo, está especialmente indicada la ciproheptadina.

Aquellos procesos en los que la intensidad de los síntomas es tal que no ceden con estos medicamentos, puede ser necesario emplear además una pauta de esteroideos sistémicos, procurando utilizarlos en dosis única matutina

TABLA 5.5. Antihistamínicos empleados en el tratamiento de la urticaria

Sedativos	No Sedativos
Difenhidramina	Ebastina
Clemastina	Cetirizina
Dexclorfeniramina	Mequitazina
Hidroxicina	Astemizol
Oxatomida	Terfenadina
Ciproheptadina	Loratadina
Azatadina	
Ketotifeno	

y si es posible en días alternos, efectuando posteriormente una pauta descendente hasta la supresión total de los mismos. Se debe iniciar el tratamiento con un corticoide de acción intermedia y con la menor retención de sodio posible (prednisona, prednisolona o metilprednisolona). La pauta farmacológica a seguir en el angioedema es la misma que en la urticaria, exceptuando el angioedema familiar hereditario por déficit de C-1 INH. En este caso el único tratamiento efectivo en el brote agudo es la administración de este factor deficitario, y en el caso de que no pueda disponerse del mismo se deberá administrar plasma fresco. Para el tratamiento crónico de dicho cuadro debe emplearse de por vida un andrógeno llamado Danazol, cuya acción consiste en estimular la síntesis hepática del C-1 INH, manteniéndose así unos niveles plasmáticos eficaces del citado factor. Otros autores prefieren el empleo de estanazolol, también emparentado con los andrógenos de síntesis. Los efectos secundarios que hay que vigilar durante el tratamiento con estos productos son, entre otros, acné, ginecomastia y alteraciones de la bioquímica hepática. Deben evitarse en la embarazada y en los niños.

Cómo informar al paciente

El mayor problema con que se encuentra el médico ante un paciente con urticaria es poder explicarle que cuando la enfermedad se cronifica debe acostumbrarse a vivir con ella, y que la única solución es emplear tratamientos sintomáticos hasta que desaparezca espontáneamente (Fig. 5.9). Por desgracia en pocas ocasiones podemos llegar a un diagnóstico etiológico preciso y es en estos casos cuando la curación resulta definitiva si conseguimos eludir de su entorno el agente causal. No podemos desfallecer ante la insistente pregunta del enfermo que observa en su piel una serie de lesiones y que muchas veces no comprende cómo algo tan «claramente alérgico» no se diagnostica con unas simples «pruebas» tan de moda en el momento actual. Algunos ejemplos de otras enfermedades pueden ayudar a una mejor aceptación de la enfermedad, sobre todo cuando le comentamos que muchos cuadros crónicos se admiten como tal, se tratan y se convive con ellos.

El enfoque primordial en el paciente con urticaria crónica es disminuir el picor que se presenta en el 99 por 100 de los casos. Aparte de la medicación al uso, existe una serie de medidas que pueden contribuir a disminuir este molesto síntoma. De alguna forma se deben evitar todos aquellos agentes que incrementen la vasodilatación cutánea, tales como las bebidas alcohólicas, el calor y el ejercicio físico, los estados de ansiedad y la ingesta de AINEs, especialmente el ácido acetil salicílico. Algunos alimentos como fresas, huevos, chocolate, pescados y mariscos, frutos secos, tomate, conservas, picantes y especias, deben ser evitados durante el brote agudo, ya que pueden conte-

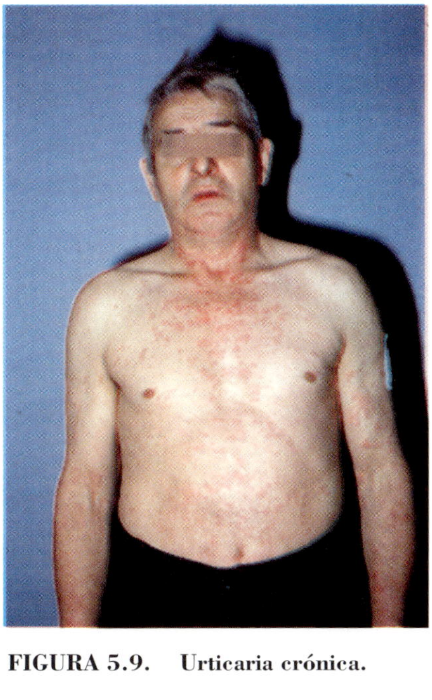

FIGURA 5.9. **Urticaria crónica.**

ner gran cantidad de histamina en su composición o comportarse como liberadores inespecíficos de esta sustancia. Cuando se trate de una urticaria por roce o presión, es muy conveniente evitar cualquier prenda que actúe como desencadenante. Estos pacientes no deben usar fajas, sujetadores, cinturones, elásticos, o ropas muy apretadas. También es recomendable que las ropas que contacten directamente con la piel sean de un tejido suave como el algodón, prescindiendo si es posible de las fibras acrílicas que podrían aumentar la irritación de la piel. Es muy frecuente que los propios afectados de un cuadro crónico realicen por su cuenta dietas de forma empírica, que sólo contribuyen a incrementar su ansiedad. Esta conducta es únicamente útil cuando el especialista haya demostrado una verdadera sensibilización alimentaria o por los motivos anteriormente expuestos relacionados con la histamina. Los criterios barajados hace años, que relacionaban la urticaria con algunos conservantes o colorantes, pueden considerarse actualmente como un hecho meramente anecdótico ya que la relación causa efecto en este sentido es dosis dependiente, es decir, se necesitaría una sensibilización muy acusada de tipo alérgico o bien ingerir una cantidad muy elevada de dichos productos para que aparecieran los síntomas. Especial cuidado debe tenerse cuando exista una clara reacción al frío. Las bebidas frías o los helados pueden provocar manifestaciones en mucosa faríngea o esofágica potencialmente peligrosas. La inmersión en aguas con baja temperatura en estos casos puede dar lugar a accidentes graves de tipo anafiláctico.

Es necesario instruir al paciente que ante cualquier vicisitud relacionada con el tratamiento farmacológico se ponga en contacto con el médico y no varíe por su cuenta el tratamiento. Esto es especialmente importante durante la terapia con corticoides, ya que suprimir dichos fármacos unilateralmente puede dar lugar a importantes cuadros derivados de la supresión suprarrenal o a un nuevo brote más agudo de la enfermedad cutánea. Con los antihistamínicos se recomienda que dichos medicamentos continúen administrándose al menos durante diez días más después de la desaparición de los síntomas con el fin de que los receptores de histamina continúen bloqueados.

La colaboración entre paciente y médico es fundamental en cualquier patología, pero en el caso de una urticaria crónica ésta puede ser trascendental de cara a conseguir averiguar la causa del proceso. La mejor ayuda que un paciente puede ofrecer es ir anotando las variaciones sufridas en su vida cotidiana respecto a cambios en la alimentación, en su entorno ambiental, laboral y doméstico, sobre todo en las horas que preceden a cada acceso de urticaria (Fig. 5.10).

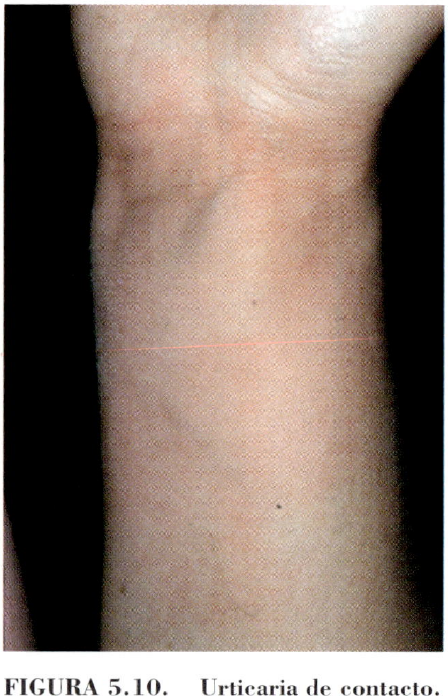

FIGURA 5.10. Urticaria de contacto.

Las fotos de este capítulo son cortesía de la doctora Lucía Martín Moreno (Servicio de Dermatología de la Fundación «Jiménez Díaz» de Madrid).

BIBLIOGRAFÍA RECOMENDADA

Audicana M, Fernández de Corres L, Muñoz D, *et al.* Anisakis simplex: una fuente de antígenos alimentarios. Estudio de sensibilización a otros parásitos del orden Ascaridoidae. *Rev Esp Alergol Inmunol Clin,* 1995; 10(6): 335-331.

Domínguez Lázaro AR, García Cubero A, Rodríguez Mosquera M. Urticaria y edema angioneurótico. En: *Tratado de alergología e inmunología clínica.* Vol. 5 de la SEAIC Madrid: Ed. Luzán 5, 1986.

Marqués Amat Ll. Urticaria y angiodema. En: *Manual de alergología.* Barcelona: Ed. Masson-Salvat, 1995; 155-172.

Nieto García A. El paciente con urticaria y angioedema agudos. En: *El enfermo alérgico en atención primaria.* Barcelona: Edilesa, 1992; 239-249.

Pelta Fernández R. El paciente con habones pruriginosos de más de dos meses. En: *El enfermo alérgico en atención primaria.* Barcelona: Edilesa, 1992; 235-238.

Quiñones PA. Dermatosis papulosas. En: *Plan de perfeccionamiento en dermatología.* Madrid: EMISA, 1988; 109-122.

6 CONTACTO CON TACTO: DERMATITIS IRRITATIVA Y ALÉRGICA

ANTONIO HARTO CASTAÑO

Introducción

Aproximadamente el 15 por 100 de todas las consultas dermatológicas son debidas a un eczema.

En nuestro país las enfermedades cutáneas representan el 85 por 100 de las enfermedades profesionales. Por tanto, es una necesidad de la medicina general y laboral actual estudiar cada vez mejor el ambiente químico que nos rodea. Sólo con un buen conocimiento del gran número de productos que utilizamos habitualmente en la vida doméstica y laboral podremos realizar un diagnóstico correcto del factor etiopatogénico de la enfermedad y la medicina curativa y preventina de estas enfermedades cutáneas.

El eczema es más fácil de reconocer que de definir. Para poder precisar el concepto es necesario conocer su morfología. En este sentido, el eczema se caracteriza por ser un proceso dinámico ya que pasa o puede pasar por una serie de etapas que en una secuencia tipo serían las siguientes:

a) Fase de eritema y edema que clínicamente se manifiesta con un enrojecimiento de la piel.

b) Fase de vesiculación. El edema se acentúa hasta aparecer en la superficie cutánea una serie de pequeñas vesículas agrupadas de contenido seroso. La piel parece hervir, y de ahí procede etimológicamente la palabra eczema.

c) Fase de exudación. Las vesículas se rompen y dejan fluir al exterior una escasa cantidad de líquido seroso.

d) Fase de incrustración o formación de costras en la superficie de la lesión al desecarse el exudado.

e) Fase de eritema y descamación. La exudación se atenúa hasta casi desaparecer, la piel continúa enrojecida aunque sin el carácter de agudeza y turgencia del inicio, la superficie cutánea está brillante y se inicia la descamación.

f) Eventualmente puede haber una fase de liquenificación secundaria o engrosamiento de los pliegues cutáneos.

Esta sucesión de fenómenos no se da en todos los eczemas, siendo la duración de cada una de las fases muy desigual. En general, los eczemas agudos se presentan predominantemente en las fases vesiculosas y exudativas, mientras que los crónicos son más bien eritematosos y descamativos.

Estas diferencias morfológicas conllevan distintas denominaciones del mismo proceso. Desde un punto de vista práctico se utiliza el término dermatitis para aquellos eczemas de etiología exógena, como la dermatitis de contacto, y el de eczema para las de origen endógeno o desconocido, como el eczema dishidrótico, numular o atópico.

Las dermatitis se presentan como una inflamación aguda, subaguda o crónica, pudiendo seguir una evolución secuencial o no. En todos los casos el síntoma que predomina es el prurito.

Algo de historia

Hasta el inicio del siglo XIX, la palabra «eczema» se utilizaba para todas las enfermedades de la piel que tenían un comienzo brusco. Alibert incluye bajo dicha denominación cuadros de significación muy diversa, hasta que Willan restringe su uso, empleándola para una dermatosis caracterizada por una erupción que afectaba a distintos puntos de la piel y que aparecía frecuentemente en individuos predispuestos, debido a factores irritantes. Rayer y Devergie realizan las primeras descripciones clínicas en 1825, y es a partir de este momento cuando se inicia el estudio etiológico y patogénico. En 1860 Hebra y Kaposi consideran al eczema como un proceso artificial y experimental, ya que podía ser determinado por una sustancia irritante y provocado en el individuo. En 1923, Jadassohn observa una paciente con una dermatitis de los labios ocasionada al parecer por una pasta dentífrica, confirmándolo al realizar la primera prueba alérgica de contacto. Desde entonces se han ido perfilando las distintas modalidades de eczema reconociéndose la posibilidad de que en la etiopatogenia del mismo puedan intervenir factores «internos» del organismo y «externos» del medio ambiente. Esto nos permite diferenciar dos modalidades de eczema que podrían considerarse como opuestas desde el punto de vista etiopatogénico, pero que pueden aparecer juntas en el mismo individuo. En un polo estarían aquellos individuos en donde lo más importante son las causas internas. Por esta predisposición constitucional, esta modalidad de eczema se denomina «constitucional».

En otros individuos sucede lo contrario: el determinante del eczema es en ellos fundamentalmente exógeno, a través de la exposición a irritantes externos que actúan por contacto, ya sea por un mecanismo alérgico o no. Existe otro tipo de eczema cuya etiología no es del todo conocida, pero con características propias, como son el eczema seborreico, la dishidrosis, la dermatitis por estasis y la neurodermitis, de las que hablaremos al referirnos al diagnóstico diferencial.

Definición

Muchas definiciones ha recibido el proceso que tratamos: eczema de contacto, eczema vulgar, dermatitis de contacto, dermatitis alérgica eczematosa y eczema alérgico de contacto, siendo éste el preferido por la mayoría de los autores, ya que expresa los principales factores que podemos considerar en esta entidad.

Sin embargo, no todas las dermatitis, término que equiparamos a eczema y que utilizaremos indistintamente, de contacto son por mecanismo alérgico mediado por una reacción de hipersensibilidad retardada. Así podemos clasificar las dermatitis de contacto en:

1. Eczema alérgico de contacto.
2. Dermatitis irritativa de contacto.
3. Dermatitis fotoalérgica de contacto.
4. Dermatitis fototóxica por contacto.
5. Urticaria de contacto.

Las tres últimas variedades enumeradas serán tratadas en otros capítulos de esta obra. Por ello nos centraremos en el estudio del eczema alérgico de contacto (EAC) que consiste en una reacción inmunoalérgica frente a un antígeno formado por la combinación de una proteína cutánea con un grupo químico simple denominado hapteno. La mayoría de estos haptenos o alergenos tienen un peso molecular inferior a 500 Daltons.

El EAC se produce cuando la piel contacta con una sustancia a la que previamente ha sido sensibilizada. Aunque dicho contacto puede ser tanto exógeno como hematógeno, esta segunda variedad es proporcionalmente muy baja y es lo que se denomina dermatitis alérgica de contacto por administración sistémica del alérgeno. Las características principales de un EAC son:

La exposición previa a la sustancia denominada fase de inducción, que puede aparecer de forma precoz o tras muchos años. «Lo que no se conoce ni se ama ni se odia».

Cuando la fase de inducción se ha producido, basta que transcurran de 12 a 96 horas tras el contacto de la piel con dicha sustancia para que tenga lugar el desarrollo de las alteraciones cutáneas propias del eczema.

En ocasiones existe una exacerbación de las lesiones en las zonas cutáneas previamente sensibilizadas por el simple contacto con el mismo alergeno en otras regiones corporales.

Una vez que se ha producido la sensibilización o alergia ésta persiste durante años y la mayoría de las veces de por vida.

Algo de etiopatogenia

El EAC es el prototipo de reacciones cutáneas por hipersensibilidad tipo IV de la clasificación de Gell y Coombs.

En estas reacciones existe un periodo refractario, que es el tiempo que media entre el primer contacto con el alergeno hasta que se inicia el periodo de sensibilización. Este periodo de tiempo es muy variable, pudiendo prácticamente no existir o, por el contrario, durar incluso años, hecho que explicaría por qué algunos individuos se sensibilizan a una sustancia con la que habitualmente se hallaban en contacto.

En la fase que hemos denominado de inducción, las células de Langerhans o células presentadoras de antígenos a nivel de la epidermis, transportan el antígeno desde la epidermis al ganglio linfático regional, donde lo ponen en contacto con los linfocitos T, algunos de los cuales sufren una expansión clonal y penetran en el torrente circulatorio. Los linfocitos sensibilizados son $CD4^+$ y se unen al HLA-DR y al antígeno mediante su receptor específico. En este proceso parece esencial la secreción de interleucina 1 (IL-1) por parte de las células de Langerhans. Posteriormente dichos linfocitos T regresan por vía hematógena a la piel y son los responsables de una respuesta más rápida e intensa frente a una posterior exposición al antígeno, al actuar como memoria inmunológica del sujeto. Es conocido que la irradiación previa de la piel altera la funcionalidad de las células de Langerhans e impide la sensibilización, y que de forma excepcional la presentación de antígenos se realiza en la piel y no en los ganglios linfáticos, actuando entonces los queratinocitos como células presentadoras.

En la fase de desencadenamiento el nuevo contacto del alergeno hace que los linfocitos T sensibilizados provoquen la reacción eczematosa. Tras la reexposición al hapteno existe una nueva presentación del antígeno a los linfocitos T específicos. La unión de la célula de Langerhans y dicho linfocito T desencadena una respuesta inflamatoria que se pone en marcha con la interleucina 1. Dicha interleucina provoca la producción de interleucina 2 e interferón gamma por parte de los linfocitos T. Estas dos nuevas sustancias facilitan la expresión de moléculas de adhesión en los queratinocitos y las células endoteliales (ICAM-1, VCAM-1, ELAM-1). Dichas moléculas de adhesión se unen a la superficie de los linfocitos T favoreciendo la quimiotaxis y acúmulo de nuevos linfocitos T, células NK y macrófagos. El interferón gamma es el responsable de la expresión por parte de los queratinocitos de las moléculas de superficie HLA-DR e ICAM-1. Estas últimas serían las responsables del daño histológico epidérmico aumentado por la producción de interleucina 1, 6 y 8 por parte de los queratinocitos.

A nivel histopatológico las alteraciones del EAC, aunque típicas, tienen poco valor diagnóstico.

Existe una inflamación en la dermis con vasodilatación, edema e infiltración linfocitaria. En la epidermis se observa un edema intercelular que dará lugar a la manifestación histológica más típica, la espongiosis, con la posterior aparición de vesículas como consecuencia de la ruptura de los puentes intercelulares. Acompañando a estos fenómenos siempre existe exoserosis y edema intracelular.

Aproximadamente a las tres horas de la aplicación del alergeno a la piel de un individuo previamente sensibilizado, comienzan las alteraciones dérmicas con vasodilatación e infiltrado perivascular. A las seis horas de los hechos anteriores se añaden la penetración de los linfocitos a través de la capa basal y la formación de edema intercelular en las capas más profundas de la epidermis. A las veinticuatro horas, el edema intercelular de la epidermis se hace más intenso, con formación de vesículas intraepidérmicas. El infiltrado inflamatorio de células redondas se extiende por toda la epidermis. El engrosamiento o acantosis comienza a ser evidente. Después de dos días, la espongiosis ha desaparecido, predominando las vesículas intraepidérmicas y la acantosis.

Cómo historiar

Las sustancias alergizantes más comunes se hallan diseminadas en el ambiente laboral y familiar. De las 2.800 que se hallan registradas como sensibilizantes, sólo un reducido número de ellas son responsables de la mayoría de las alergias de contacto. En la consulta general los grupos etiológicos más frecuentes son los metales, los cosméticos, los fármacos, las gomas, la ropa, pegamentos y plantas, debiéndole insistir al paciente a este respecto durante la anamnesis en busca de una relación causa-efecto.

Metales

Níquel

Los principales sensibilizantes son el níquel y el cromo, siendo el EAC a otros metales muy poco frecuente. Véase un ejemplo de estas dermatitis en las Figuras 6.1 y 6.2.

La sensibilización al níquel tiene una elevada incidencia en mujeres, probablemente debido al mayor contacto y más temprano con dicho metal, ya que es utilizado en objetos de bisutería, y al hecho de perforar los lóbulos de

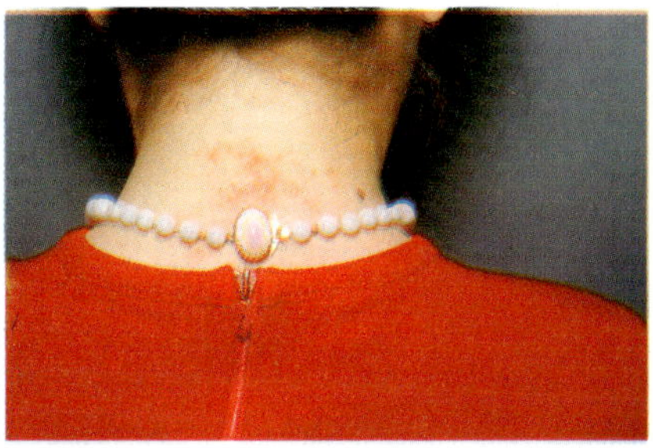

FIGURA 6.1. Eczema alérgico de contacto por sensibilización al sulfato de níquel contenido en los objetos de bisutería.

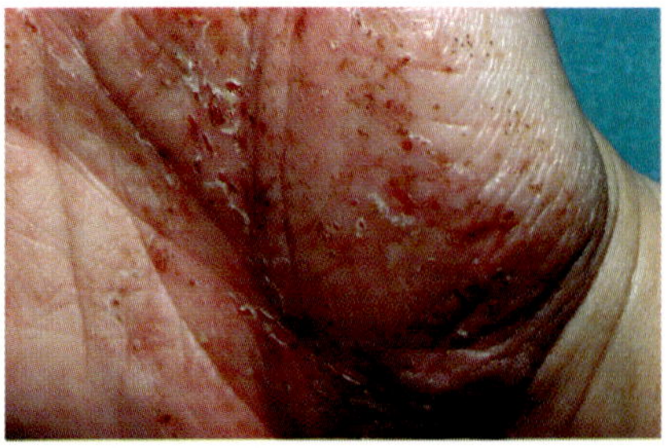

FIGURA 6.2. Detalle de un eczema alérgico de contacto en las manos por sensibilización a dicromato potásico, uno de los metales que produce dermatitis con mayor frecuencia.

las orejas desde el nacimiento para llevar pendientes. Téngase en cuenta que el níquel es el único metal que sensibiliza en estado sólido. La dermatitis de contacto por níquel tiene ciertas peculiaridades, ya que suele adoptar un patrón clínico de eczema numular, pero con gran tendencia a la diseminación a distancia, llegándose a hablar de la «sarna del níquel».

Otra de las características de este metal es que en ciertos individuos que están sensibilizados a él y con problemas de eczema dishidrótico en las manos, esto sería debido o se agravaría con pequeñas cantidades ingeridas a través de ciertos alimentos ricos en dicho metal o por la utilización de utensilios de cocina para preparar aquéllos.

Ciertas profesiones originan un mayor riesgo de dermatitis de manos por níquel, como sucede en las peluqueras, cocineras, enfermeras, etc. En el hombre, esta dermatitis es casi siempre de origen laboral y se da sobre todo en trabajadores de la industria del metal.

Cromo

Las sales de cromo son en el mundo laboral las que mayor índice de sensibilización presentan, siendo innumerables las profesiones en donde se producen fuentes de exposición favorecidas por el contacto previo o simultáneo con agentes irritantes, como sucede en el cemento que tiene un efecto irritante e higroscópico de por sí además de las sales de cromo presentes en su composición. Los trabajadores de la construcción sensibles al dicromato potásico suelen ser además alérgicos al cobalto y níquel presentes igualmente en el cemento, y a la mezcla thiuram de los guantes de goma utilizados para protegerse.

Asimismo, están expuestos a este metal los trabajadores de la industria galvanoplástica, fotógrafos, soldadores y aquellos trabajadores que manejan pinturas antioxidantes.

En la consulta general el origen más frecuente de sensibilización son las sales de cromo empleadas en el curtido del cuero (zapatos, bolsos, cinturones). La alergia de contacto a las sales de cromo es poco frecuente en la mujer y si al realizar las pruebas epicutáneas detectamos una prueba positiva se debe sospechar un origen profesional.

El pronóstico médico es desfavorable, ya que las lesiones cutáneas tienden a cronificarse incluso tras abandonar la profesión habitual. Cuando tienen su origen en la sensibilización al cromo contenido en los calzados, la hiperhidrosis puede contribuir a la sobreinfección, transformándose el cuadro en un eczema microbiano (Fig. 6.3).

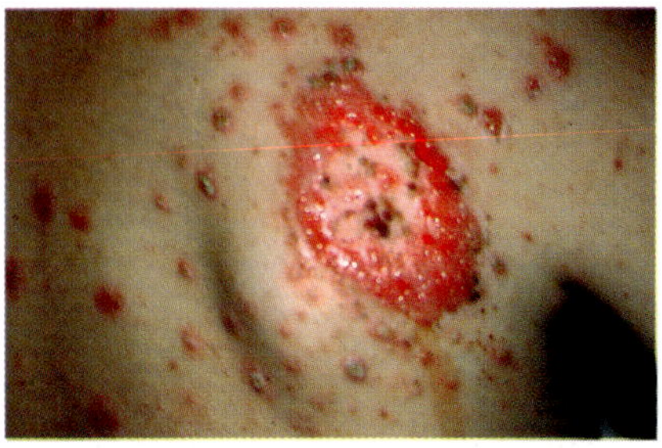

FIGURA 6.3. La infección secundaria es una complicación de las dematitis que puede prolongar bastante su curso evolutivo. Detalle de un eczema microbiano.

Mercurio

El mercurio metálico y sus componentes, tanto las sales minerales como las sales orgánicas, son utilizados en numerosos procesos químicos y en la industria. Las sales inorgánicas están presentes en medicamentos de uso tópico, provocando sensibilizaciones tanto en pacientes como en profesionales de la enfermería. Los compuestos orgánicos se utilizan en la industria textil, del papel, como conservadores, así como agentes antimicrobianos en aceites.

El mercurio, junto con el thiomersal son alergenos muy frecuentemente involucrados en las dermatitis de contacto en la infancia, debido a que se encuentran en numerosos preparados antisépticos en España. La utilización de estos productos sobre heridas, en donde la epidermis está alterada, favorece el grado de sensibilización. En otros países la sensibilización al thiomersal está relacionada con la utilización de lentes de contacto o con reacciones locales a la tuberculina o a ciertas vacunas, como la de la hepatitis B, ya que se usa como conservante.

Ante una alergia de contacto al mercurio es importante estudiar las múltiples fuentes extraprofesionales, medicaciones tópicas y algunos cosméticos (Fig. 6.4) como las soluciones desmaquilladoras de ojos, ya que son más frecuentes que las relacionadas con el mundo laboral.

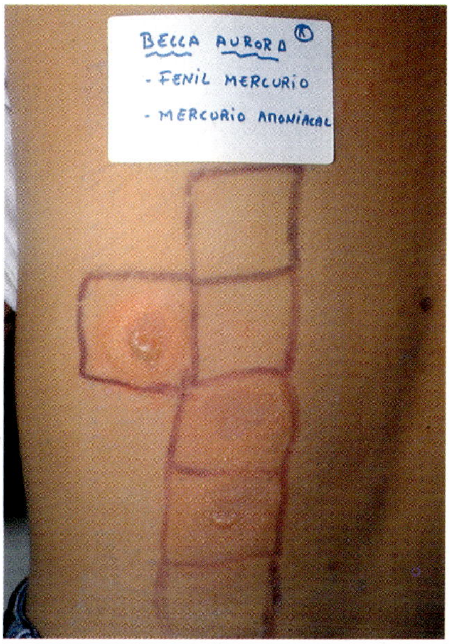

FIGURA 6.4. Dermatitis alérgica de contacto por derivados mercuriales contenidos en una crema de cosmética.

Gomas

Muchos son los productos que se utilizan en la fabricación del caucho, pero además del látex o goma natural, los aceleradores y antioxidantes utilizados en el proceso de vulcanización natural pueden comportarse como verdaderos agentes sensibilizantes. Dentro de los aceleradores los más importantes son el grupo Thiuram y Mercapto. Existen multitud de productos cotidianos causantes de eczema alérgico por gomas, como los guantes utilizados por el ama de casa, la goma de los vestidos y uno frecuente en la clínica, como el esparadrapo que, si bien puede producir una dermatitis irritativa, puede llegar a sensibilizar bien por la goma o por sus componentes, como la colofonia, la esencia de trementina y otros bálsamos que habitualmente contiene. En el mundo laboral estos productos se utilizan en fluidos de corte, como anticorrosivos y en diversos insecticidas.

Los antioxidantes se emplean en la industria de la goma frecuentemente y tienen gran capacidad de sensibilización. La parafenilendiamina es un alergeno de gran incidencia al estar presente en los tintes capilares, lo que provoca que algunos profesionales de la peluquería padezcan de dermatitis de manos por dicho producto, lo que les obliga al cambio de puesto de trabajo (véase la Fig. 6.5).

Es importante recordar que existen medicamentos de uso frecuente que poseen grupos aminos en su composición: anestésicos locales, sulfamidas, antidiabéticos orales, etc., los cuales pueden provocar sensibilización cruzada en los pacientes alérgicos a la parafenilendiamina.

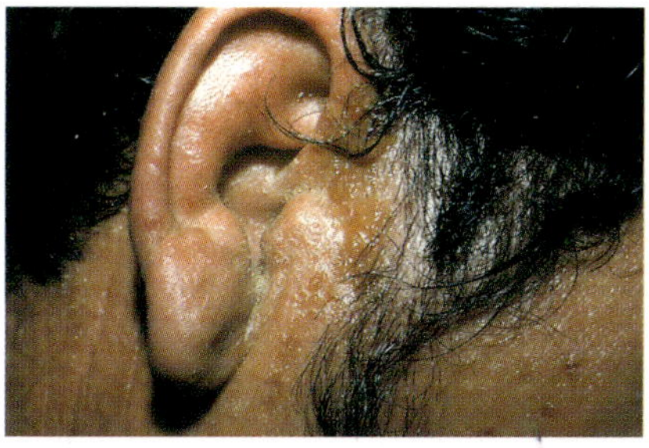

FIGURA 6.5. Eczema alérgico de contacto por aplicación de un tinte capilar.

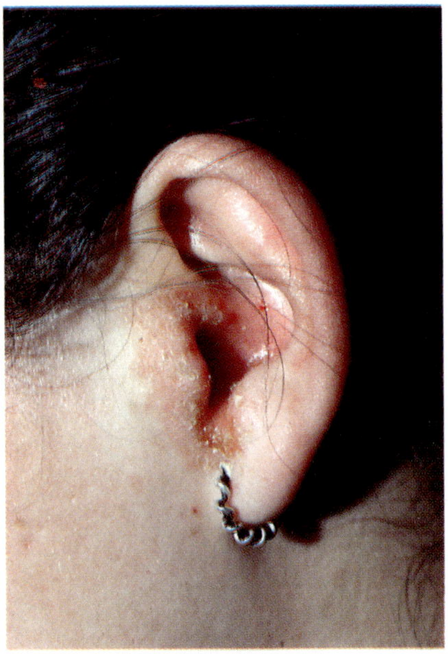

FIGURA 6.6. Eczema alérgico de contacto por el empleo de gotas óticas con neomicina, uno de los antibióticos con mayor poder sensibilizante en aplicación tópica.

Plásticos

Tanto en el mundo laboral como entre los usuarios, la resina epoxi está siendo muy utilizada por sus propiedades como adhesivo, aislante eléctrico y su larga duración, pero como contrapartida dicha resina actúa frecuentemente como irritante y alergizante. Las manifestaciones clínicas de dicha sensibilización son muy polimorfas, dando reacciones urticariales, eczematosas de carácter dishidrótico, dermatitis de párpados y eczemas aerotransportados.

Medicamentos tópicos

Los medicamentos tópicos son una causa bastante común de eczema de contacto. No solamente puede producir dicho eczema el ingrediente activo, como la neomicina (Fig. 6.6), la etilendiamina, etc., sino también los excipientes utilizados como la lanolina.

Existen medicamentos con capacidad de provocar EAC tanto cuando son utilizados por vía sistémica como tópica, como es el caso de un producto utilizado durante muchos años en nuestro país como antihistamínico, la prometacina, que actúa bien directamente o como un fotoalergeno muy intenso. Igualmente pequeñas cantidades de agentes antimicrobianos que se añaden a jabones, champús o cosméticos, como los parabenos, el cloruro de benzalconio o el formol, pueden producir igualmente EAC.

Cosméticos y perfumes

La utilización de cosméticos en la sociedad no es nueva, ya que existen antecedentes de su utilización hace 4.500 años en Asia Menor por los hititas, quienes empleaban el cinabrio como colorete. Entendemos por cosméticos los artículos para ser frotados, espolvoreados, rociados, salpicados, introducidos o aplicados del modo que sea sobre la superficie del cuerpo, con el fin de limpiar, embellecer o aumentar el atractivo o alterar la apariencia.

Los cosméticos pueden dar lugar a multitud de reacciones alérgicas, irritativas, fotoalérgicas, ya sea por el producto primario utilizado, como la parafenilendiamina, presente en los tintes del cabello, el formaldehído, que se añade a la laca, o como vehículos incluidos dentro del cosmético, entre los cuales la lanolina es uno de los más frecuentes. Pero en algunos casos son los conservadores, generalmente antimicrobianos, los causantes. Así es el caso de las isotiazolinas, introducidas en los años ochenta como biocidas en la industria, que se incorporaron a multitud de productos cosméticos para evitar su contaminación y deterioro. Desde entonces la incidencia de la sensibilización al Kathon CG ha ido aumentando en los países europeos.

Plantas

En Norteamérica, la causa más frecuente de sensibilización y productora de EAC es una planta denominada poison ivy (zumaque venenosa), que no existe en nuestro país. Entre nosotros, las plantas más comunes productoras de EAC son la hiedra común, la ruda, el ajo y los crisantemos.

Vestido

No es de extrañar que algo que esté en permanente contacto con nuestra piel, como es la ropa, pueda llegar a sensibilizarnos.

La reacción alérgica de contacto puede estar producida bien por la utilización de ciertas fibras sintéticas como el nylon, polietileno, poliéster y otras, o por agentes contaminantes, antimicrobianos, blanqueadores y productos utilizados para su limpieza.

TABLA 6.1. Claves para efectuar la anamnesis en la dermatitis de contacto

PROFESIÓN

- Profesión actual.
- Lugar y naturaleza del trabajo.
- Trabajos anteriores.
- Localización.
- ¿Cuándo mejora? ¿Cuándo emperora?
- Materiales y productos que manipula dentro y fuera del trabajo.
- Protectores profesionales: guantes, mascarillas, etc.
- Reconstrucción de los movimientos durante el trabajo.

VESTIDOS

- Vestidos nuevos.
- Vestidos recién teñidos.
- Ligas. Gomas. Ropa interior.
- Broches. Sujetador. Vaqueros.
- Sombrero. Calzado. Hebillas. Relojes. Joyas.

TOCADOR

- Jabones. Crema de afeitar. Lociones.
- Colonias. Rimmels. Barra de labios.
- Barnices de uñas. Desmaquillantes.
- Desodorantes. Depilatorios.
- Pelo: decolorantes, tintes, permanentes.

CASA

- Flores.
- Plantas-animales.

AFICIONES

- Automóviles. Jardinería. Bricolaje.
- Pintura. Deporte.

Los cierre de goma de algunas prendas, botones o broches metálicos con níquel u otro metal en su composición son otra causa frecuente de EAC.

Un apartado especial dentro del EAC por vestido es el del calzado, debido a su frecuencia y por lo difícil que resulta a veces su diagnóstico diferencial con otro tipo de eczemas en dicha localización.

Muchos pueden ser los agentes etiológicos de su producción, ya sea el propio material de fabricación, los agentes del curtido, como el dicromato potásico, los componentes del caucho, tintes, níquel, fungicidas, pegamentos, etc.

Cómo explorar

Una vez obtenida la anamnesis tendremos que realizar la exploración física del paciente, donde podremos observar las características clínicas del eczema en general, que ya referimos anteriormente.

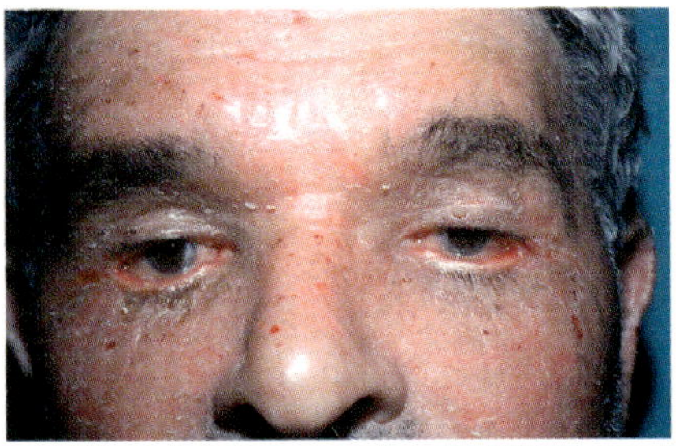

FIGURA 6.7. Las dermatitis faciales pueden cursar con manifestaciones clínicas muy severas, destacando la afectación palpebral.

La localización de las lesiones en el EAC es de capital importancia, ya que nos puede dar gran información sobre el origen del contactante y su identificación.

En el *cuero cabelludo*, las sensibilizaciones más frecuentes son debidas a la aplicación de tintes, lociones, tónicos para el pelo, que pueden sensibilizar por su contenido en sustancias como el formaldehído, resorcina, quininas, etc.

La *cara*, en general, es asiento de eczemas producidos por la aplicación de cosméticos o medicamentos, pudiendo estar su origen en otra sustancia aplicada a distancia y llevada a la cara con la mano (véase la Figura 6.7).

La *frente* suele estar afectada por múltiples sustancias que se aplican en el cuero cabelludo o debido al uso de objetos como sombreros, cintas, etc.

Los párpados, al inflamarse, suelen cursar con edema importante y, si bien puede estar producido por sustancias aplicadas directamente sobre ellos, como cosméticos y colirios, pueden ser reacciones de sustancias manipuladas que se llevan a los ojos, como es el caso de la laca de uñas en las mujeres.

Los *labios* y la *zona perioral* son atacados por productos como dentífricos y barra de labios.

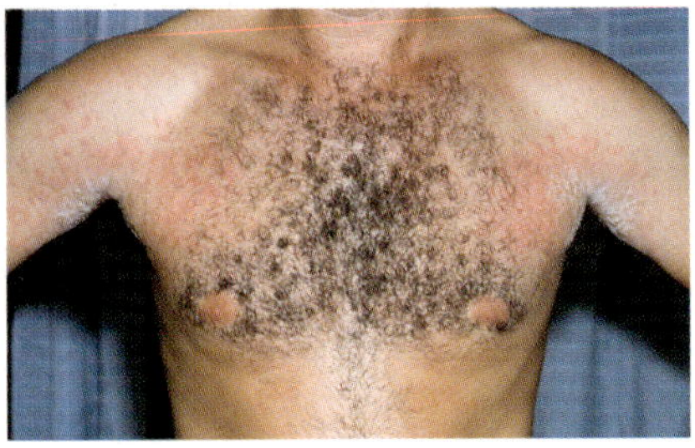

FIGURA 6.8. Eczema alérgico de contacto por la aplicación de un spray antitranspirante.

Las *orejas* suelen ser asiento de EAC por medicamentos aplicados para el tratamiento de otitis de cualquier origen, como el sulfato de neomicina, pero tal vez sea el lóbulo de la oreja el más frecuentemente afectado, siendo el origen de la primosensibilización al níquel en muchos casos por el uso de pendientes.

En el *cuello* podemos encontrar sensibilizaciones provocadas por broches y por vestidos.

La *axila* se ve afectada sobre todo por la aplicación directa de desodorantes (Fig. 6.8). Cuando en lugar del hueco de la axila la dermatitis se localiza en los bordes anterior y posterior se sospechará que la reacción está provocada por las prendas de vestir.

El *tronco* tiene múltiples posibilidades de sensibilización, vestidos, perfumes, medicamentos.

Las *manos*, como es lógico pensar, es la localización más frecuente de EAC y el número de sustancias agresoras es ilimitado (Figs. 6.9 y 6.10).

En los *muslos* encontramos lesiones por sensibilidad al níquel, a las gomas, siendo esto más frecuente hace algunos años por la utilización de ligueros o por la introducción de objetos en los bolsillos como llaves y cerillas, debido a su contenido en níquel o fósforo, respectivamente.

En los *pies*, además de las diversas sustancias sensibilizantes del calzado, el eczema puede estar determinado por otros productos aplicados en los mimos para evitar la transpiración, fungicidas, etc. (véase la Fig. 6.11).

Qué pruebas debemos pedir

La prueba de contacto o *patch test* constituye el método idóneo para confirmar o averiguar la causa de una dermatitis de contacto. Con estas pruebas se intenta reproducir de forma experimental y a pequeña escala la reacción de la piel frente al alergeno, poniendo de manifiesto la existencia de una sensibilidad de contacto.

Las pruebas epicutáneas consisten simplemente en la aplicación sobre la piel del paciente de una solución ya establecida de la sustancia problema y cubrirla con un apósito impermeable. Es importante emplear un buen vehículo como solvente, generalmente vaselina, y mantener la concentración adecuada de cada una de las sustancias para evitar reacciones irritativas o falsos negativos (véase la Fig. 6.12).

Las pruebas epicutáneas utilizadas habitualmente son una serie de productos estándar y otros específicos de las diferentes profesiones, así como las aportadas por el propio paciente, que seleccionaremos de acuerdo con la historia clínica.

La realización de la prueba de contacto es muy sencilla, pero requiere cierta experiencia para su lectura e interpretación. El alergeno a explorar se incorpora en discos de celulosa (AL-TEST) o sobre cazoletas de aluminio (FINN-CHAMBER), incluidos en parches para pegar en la piel. Actualmente tenemos la posibilidad de utilizar una nueva generación de parches, donde la sustancia problema se encuentra incluida directamente en el mismo, por lo que su utilización es más sencilla y rápida. Estos parches vienen comercializados con el nombre de TRUE-TEST, permitiendo aplicar en poco tiempo un número elevado de alergenos.

Como es imposible explorar todas las posibles sustancias a las que un individuo está expuesto en su vida privada o profesional, se han confeccionado lo que denomi-

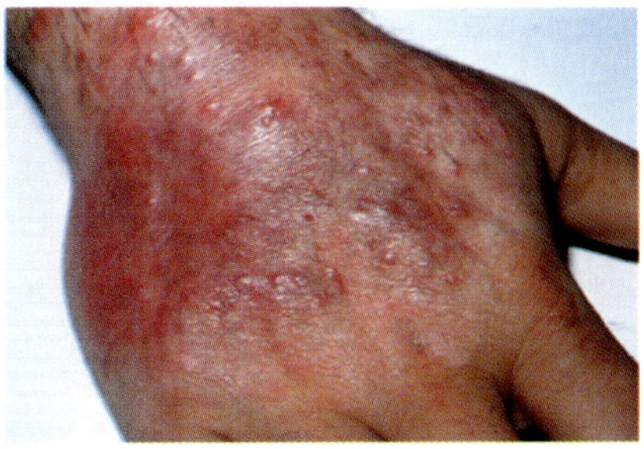

FIGURA 6.9. La dermatitis de manos por sensibilización al cromo de los cementos es causa importante de absentismo laboral en los trabajadores de la construcción.

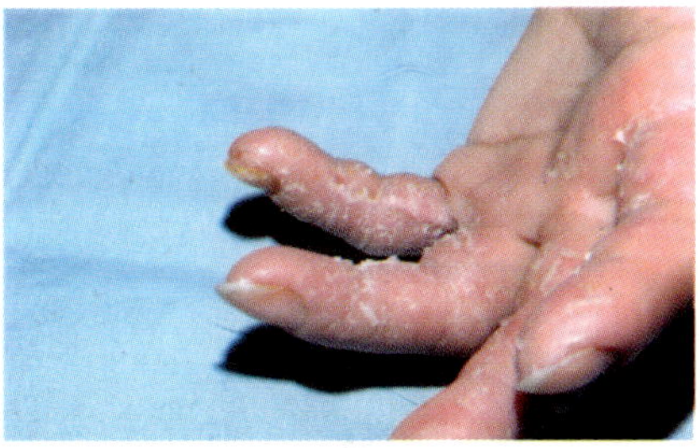

FIGURA 6.10. Las resinas epoxi, que forman parte de la composición de algunos adhesivos, pueden originar dermatitis alérgica de contacto.

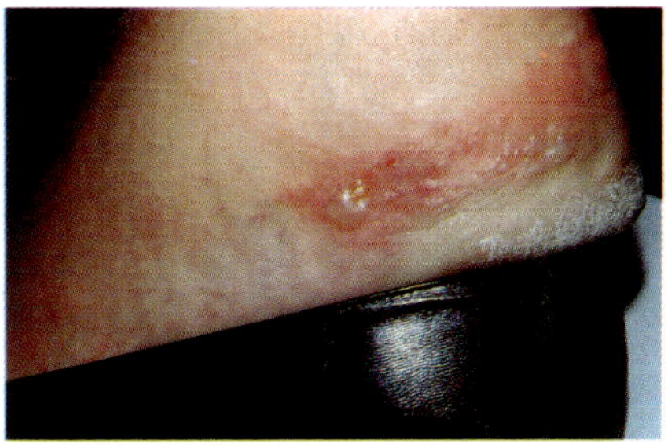

FIGURA 6-11. El calzado, por su potencial contenido en parafenilendiamina y sales de cromo, puede originar eczemas alérgicos de contacto severos.

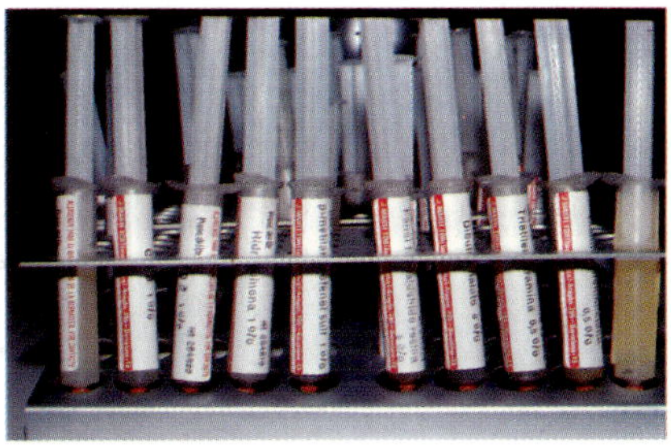

FIGURA 6.12. Las pruebas epicutáneas continúan siendo en la actualidad el principal método para establecer el diagnóstico etiológico en las dermatitis de contacto.

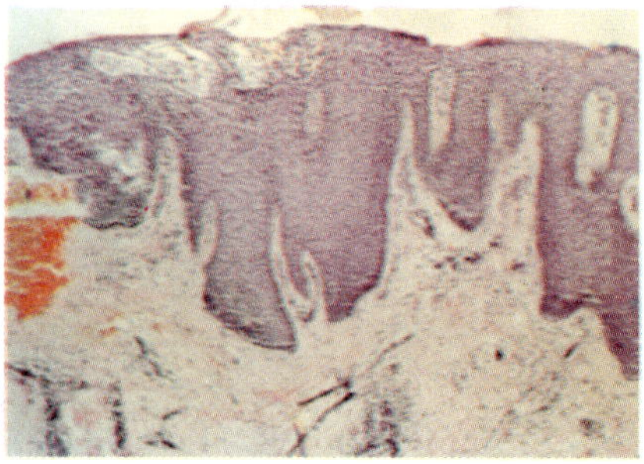

FIGURA 6.13. En algunos casos de eczema es necesario recurrir al estudio histopatológico, para efectuar el diagnóstico diferencial con otras dermatosis.

namos batería estándar con los alergenos de mayor incidencia de cada país. Existe un grupo de expertos encargado de unificar criterios en el estudio de las dermatosis de contacto: así, en España, el Grupo Español de Investigación en Dermatitis de Contacto (GEIDC) recomienda actualmente explorar con, al menos, la batería de alergenos estándar que se muestra en la Tabla 6.2

TABLA 6.2. Batería de alergenos estándar del GEIDC (1994)

FILMÓGENOS	CONCENTRACIÓN
1. Alcoholes de lana	30 %
2. Bálsamo de Perú	25 %
3. Mezcla de caínas	7 %
4. Mezcla de carbamatos (caucho)	3 %
5. Cloruro de cobalto	1 %
6. Colofonia	20 %
7. Dicromato potásico	0,5 %
8. Resina epoxi	1 %
9. Etilendiamina	1 %
10. Formaldehído	1 %
11. Mezcla de fragancias	8 %
12. Kathon CG	100 ppm
13. Mezcla mercapto (caucho)	2 %
14. Mercaptobenzotiazol (caucho)	2 %
15. Mercurio	0,5 %
16. Neomicina sulfato	20 %
17. Níquel sulfato	2,5 %
18. Resina p-Ter-Butilfenol-folmaldehído	1 %
19. Mezcla de parabenos	15 %
20. Parafenilendiamina	1 %
21. Mezcla parafenilendiamina de la goma	0,6 %
22. Quaternium 15	1 %
23. Mezcla de quinoleínas	6 %
24. Thiomersal	0,1 %
25. Mezcla tiuram	1 %
26. Pivalato de tixocortol	0,1 %
27. Mezcla de lactonas sesquiterpénicas	0,1 %

En ocasiones recurriremos a la biopsia cutánea para la confirmación diagnóstica y descartar que no se trata de otra entidad nosológica (Fig. 6.13).

El parche se coloca habitualmente en la zona más alta de la espalda del sujeto, realizando una buena oclusión para que quede la sustancia en contacto con la piel durante cuarenta y ocho horas. Pasado este tiempo se levantan, marcando la zona con un colorante para poder conocer los lugares de la aplicación a la hora de proceder a la siguiente lectura de los resultados. Antes de realizar la primera lectura es conveniente esperar de media a dos horas, para que disminuya la reacción secundaria a la oclusión. Posteriormente, es necesaria una segunda lectura a las 96 horas.

La interpretación de las pruebas se hace según la intensidad de la reacción, valorándose en cruces:

Eritema mínimo: +?
Eritema: +
Eritema y edema: ++
Eritema, edema y vesiculación: +++
Lo anterior más necrosis: ++++
Reacción irritativa: IR

La reacción irritativa aparece con una coloración ligeramente eritematosa y los límites coinciden perfectamente con la sustancia aplicada.

La reacción propiamente eczematosa o verdadera es francamente vesiculosa, tiende a sobrepasar los límites del parche, dando lugar a pseudópodos, persiste durante días y se acompaña de picor en dicha zona.

Una reacción positiva verdadera a la prueba epicutánea indica que la persona ha estado expuesta y se ha sensibilizado al alergeno probado. Tiene que existir una congruencia entre la clínica y la reacción de sensibilidad que demostramos para poder atribuir a esta última algún papel en la etiopatogenia.

Podemos encontrar falsos positivos en la reacción a la prueba, es decir, que haya positividad, sin que exista EAC. Igualmente, se producen reacciones negativas, existiendo sensibilización previa. Esto puede ser debido a múltiples causas: concentraciones utilizadas del producto no adecuadas, vehículo no idóneo, ya sea porque no desprenda la sustancia problema o porque sea irritante, aplicación del parche en una zona no adecuada, que la piel esté irritada o eczematosa o porque la lectura no sea correcta o mal interpretada.

En muchos casos nos encontramos con lesiones en las que observamos un claro componente lumínico, y entonces tendremos que realizar las pruebas del «fotoparche» o *foto patch test*, del que se hablará en el Capítulo 7.

Tratamiento práctico

En ocasiones el diagnóstico de un eczema es sencillo cuando se da una serie de características y antecedentes, así como una clara relación con el manejo de ciertas sustancias. Pero si estas circunstancias no se cumplen es importante conocer otro tipo de eczema que por su clínica nos plantea un diagnóstico diferencial.

Dermatitis atópica (eczema constitucional)

Su estudio será abordado en los Capítulos 3 y 4.

Eczema numular

Como su propio nombre indica, se caracteriza por placas redondeadas en forma de monedas de diferentes tamaños. Puede aparecer primariamente o cómo una complicación de una dermatitis de contacto previa, o bien tratarse de un eczema microbiano que suele afectar más a hombres, localizándose en muslos en forma de una gran placa redondeada y que a veces llega a diseminarse en el plazo de unos días o semanas a otras regiones corporales, teniendo predilección por zonas de extensión.

Eczema dishidrótico

El eczema dishidrótico, dishidrosis o pompholix, se caracteriza por lesiones cutáneas en forma de pequeñas vesículas, sin apenas eritema, que evolucionan hacia una descamación superficial de la piel, localizándose en las caras laterales de los dedos de las manos, palmas y plantas. En algunas formas clínicas menores sólo es evidente una forma descamativa, que se denomina queratolisis descamativa palmar.

La mayor parte de las dishidrosis son esenciales, sin que pueda detectarse una causa concreta. Clásicamente se ha inculpado a focos microbianos, amigdalino-dentarios o a la micosis interdigital como posibles orígenes de este eczema, aunque actualmente se ha observado que los pacientes con eczema dishidrótico sufren con mayor frecuencia una sensibilización al sulfato de níquel. Este hecho ha llevado a sugerir que la ingestión de níquel en la alimentación pudiera influir en la aparición y la evolución del eczema, recomendándose dietas de bajo contenido en níquel y evitando el contacto directo con dicho metal.

Eczema varicoso

El eczema varicoso o dermatitis de estasis es una forma crónica de eczema que se desarrolla en pacientes que padecen una insuficiencia venosa de las extremidades inferiores como consecuencia de varices, que dan lugar a la formación de úlceras. Se caracteriza bien por lesiones exudativas en las fases activas o más frecuentemente por lesiones secas, con pigmentación oscura. El uso de pomadas a base de neomicina en las úlceras que desarrollan estos pacientes puede llegar a sensibilizarlos (Fig. 6.5).

Dermatitis seborreica

El eczema seborreico, al igual que hacíamos con la dermatitis atópica, se puede dividir en una forma infantil y otra del adulto.

La forma infantil se inicia muy precozmente durante el primer mes de vida. Las lesiones afectan a cuero cabelludo, regiones glúteas y grandes pliegues, en forma de grandes placas eritematoescamosas, pudiendo formar en el cuero cabelludo la llamada «costra láctea».

En el adulto, las lesiones cutáneas son rojas, de superficie untuosa. La localización es característica, afectando a zonas seborreicas, como la cara, las cejas, región interciliar, los bordes de los párpados, surcos nasogenianos, cuero cabelludo, región retroauricular y conducto auditivo externo, así como a la línea mediotorácica e interescapular. Generalmente, las lesiones suelen estar localizadas, pero en ocasiones pueden llegar a diseminarse y dar lugar a una eritrodermia seborreica.

Tratamiento del eczema

Cualquier tratamiento en Medicina tiene tanto o más de arte que de Ciencia, y en el caso del eczema esta regla no es excepción. Por ello resulta más útil proporcionar orientaciones generales y bases sobre las que el médico pueda construir su tratamiento frente a un caso concreto que dar normas cerradas o esquemas terapéuticos concretos. En el eczema, como en cualquier otro proceso patológico, deben distinguirse las diferentes líneas terapéuticas: el tratamiento etiológico, en donde es fundamental el estudio y la eliminación de la causa; el tratamiento sintomático; con el que intentaremos aminorar las manifestaciones clínicas, y el patogénico, con el que actuaremos sobre mecanismos involucrados en la enfermedad.

Tratamiento sintomático

Lo dividiremos en dos apartados: tratamiento local o tópico y tratamiento general o sistémico.

Tratamiento local

El tratamiento local dependerá de la fase evolutiva en que esté el eczema. En las fases muy agudas, con lesiones vesiculosas, exudativas, con un gran componente inflamatorio, son muy útiles las curas húmedas que actúan como emolientes, astringentes o secantes de la exudación y como antiséptico.

Los principios activos que solemos emplear son los clásicos de sulfato de cobre o zinc, ambos a la concentración del 1 por 1.000, y el permanganato potásico cuyas concentraciones varían entre el 1 por 4.000 y 20.000. El sulfato de cobre es algo más antiséptico que el sulfato de zinc, pero éste es preferible por ser más astringente, más limpio y muy bien tolerado. El permanganato potásico tiene el inconveniente de su color violáceo y que mancha la ropa y la piel, pero es buen detergente y antiséptico, por lo que se sigue utilizando sobre todos para los eczemas localizados en pies. En el caso de eczemas diseminados preferimos los baños con sulfato de zinc en bañeras, aplicándose unos 25 gramos para una bañera de tamaño mediano. Son igualmente útiles los baños de avena o salvado así como el aceite de baño, que proporcionan un gran confort. Desde nuestro punto de vista no es aconsejable la utilización de antisépticos colorantes, aunque tengan gran actividad astringente y antiséptica, como el violeta de genciana, el cristal violeta, ya que no representan una gran ventaja terapéutica sobre los anteriormente citados y sin embargo manchan, tiñen la piel, con lo que nos impiden seguir la evolución clínica de las lesiones cutáneas e incluso pueden producir necrosis superficiales aplicados en mucosas. Deben evitarse igualmente los derivados de los amonios cuaternarios y los mercuriales, ya que su efecto teórico no compensa del riesgo de la posible sensibilización.

Cuando la fase exudativa va remitiendo, la dermatitis puede ser tratada con pasta, siempre que ésta sea lo suficientemente permeable, cremosa y no tan grasa. Algunos autores utilizan, como alternativa, la loción de calamina. Posteriormente en las fases residuales o cuando el eczema se cronifica, utilizaremos como excipientes aquellos con predominio de la grasa como son las pomadas y los ungüentos.

En cuanto a los principios activos para estas aplicaciones, utilizaremos los clásicos reductores y los corticoides.

El concepto de medicación tópica reductora es antiguo, pero sigue siendo útil. Los productos más clásicos son las breas vegetales (de haya, de pino, de enebro o de abedul), obtenidas de la destilación de las correspondientes maderas; el ictiol y el tumenol, así como el naftalán extraído del petróleo y el alquitrán de hulla, procedente del carbón. Pese a sus virtudes y utilidad, los reductores se han visto desplazados por los corticoides tópicos debido a sus ventajas en cuanto a su rápida efectividad, limpieza y comodidad, pero no exentos de los efectos secundarios bien conocidos por todos de atrofia cutánea, riesgo de absorción sistémica, etc. Son preferibles los preparados de mediana o baja potencia, aplicados en pequeña cantidad durante plazos bien delimitados en las primeras fases del eczema y corticoides potentes como la betametasona depropionato o el clobetasol en las fases crónicas, combinados con otros de baja potencia. Hay que recordar que en los últimos años se observa una tendencia al aumento de las dermatitis yatrogénicas por antiinflamatorios no esteroideos como el piroxican, la fenilbutazona, el ketoprofeno, el feprandiol y por los propios corticoides tópicos.

Existen preparados comerciales que llevan asociados antibióticos en su formulación. Hace unos años se utilizaban aquellos que contenían neomicina, pero el incremento del grado de sensibilización a dicho antibiótico ha disminuido su uso, siendo preferible aquellas que incorporan gentamicina, el ácido fúsico y la mupirocina.

Tratamiento sistémico

La medicación sistémica utilizada en el tratamiento del eczema igualmente dependerá del momento evolutivo de las lesiones y de la gravedad del proceso. En muchos casos sólo será preciso la utilización de antihistamínicos anti-H_1 para el control del prurito acompañante, y dentro de ellos siguen siendo muy útiles los denominados antihistamínicos clásicos por su capacidad de sedación que en ocasiones perseguimos, como son la hidroxicina y la clorfeniramina; reservaremos los de la nueva generación, menos útiles en este proceso, para aquellos sujetos cuya actividad profesional impida su utilización, como sucede en conductores, estudiantes, etc. El ácido acetil salicílico, a la dosis de 500 mg cada cuatro a seis horas, puede ser igualmente útil para aliviar el picor en algunos casos. La utilización de la corticoterapia sistémica, si la afectación es moderada, es discutible, siendo empleada la prednisona a la dosis de 15 a 30 mg al día durante siete a catorce días, con retirada gradual. Sin embargo, el eczema agudo de contacto es tal vez una de las urgencias médicas dermatológicas que precisan una terapéutica enérgica. Aquí serán los corticoides por vía sistémica la medicación de elección, pudiéndose utilizar varias pautas de tratamiento según la experiencia de cada autor. Así unos prefieren utilizar prednisona entre 80 a 120 miligramos, según peso, en una sola dosis por la mañana, durante dos días, y después retirar el fármaco de forma inmediata, mientras que otros utilizan 80 mg de prednisona los primeros días y van reduciendo la dosis en el plazo de dos a tres semanas, con dosis alternantes al final. Existe otra tercera posibilidad, denominada de las 20 tabletas, que consiste en la utilización de dexametasona de 0,75 mg, cuatro comprimidos, cinco veces al día, durante dos días consecutivos; se suprime dicha dosis, se revisa al paciente a las cuarenta y ocho horas y si es preciso se repite dicha dosis dos días más.

La mayoría de los eczemas crónicos son debidos a la dificultad que entraña muchas veces descubrir el factor etiopatogénico causante. Son las manos el lugar más frecuente de asiento y de más difícil erradicación.

Puede recurrirse a la fototerapia con radiaciones ultravioletas A y B de forma aislada o junto con la ingestión o aplicación de sustancias fotosensibilizantes como los oxpsoralenos: puvaterapia. Son realmente útiles en las fases crónicas del eczema siendo empleados en hospitales de día o en casa previo adiestramiento del enfermo por el especialista.

Muchos estudios se están realizando encaminados a la profilaxis del ezcema de contacto: se ha intentado en numerosas ocasiones el producir la desensibilización mediante la administración oral del alergeno a dosis crecientes, pero no se han obtenido respuestas clínicas signi-

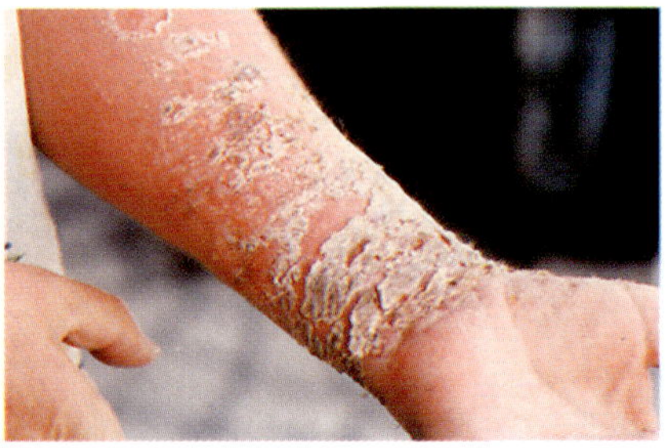

FIGURA 6.14. Dermatitis alérgica de contacto por uso tópico de prometazina, uno de los antihistamínicos más sensibilizantes por vía tópica.

ficativas y, por otra parte, se ha intentado proteger la piel utilizando preparados de uso tópico en forma de cosméticos que sirvan de barreras, «cremas barreras», siendo los resultados hasta este momento discretos.

Pero en la profilaxis general también podemos actuar a otro nivel, exigiendo la colaboración de la industria farmacéutica y cosmética en el etiquetado correcto de sus productos, estudio de la capacidad de sensibilización previa de una determinada sustancia antes de ser comercializada, así como una legislación correcta respecto a la utilización de sustancias con capacidad sensibilizante. No olvidemos que el uso tópico de fármacos tan sensibilizantes como la prometacina entraña un riesgo importante (Fig. 6.14).

Cómo informar al paciente

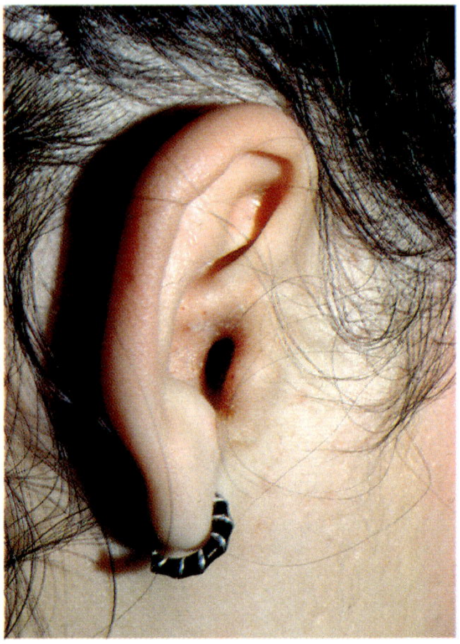

FIGURA 6.15. Eczema de contacto por sensibilización a metales, en fase de impetiginización.

Una vez diagnosticada una dermatitis alérgica, el médico debe informar al paciente sobre las posibles fuentes de contacto con dicho alergeno y dar por escrito el listado de aquellas más habituales de su ambiente doméstico y laboral, como las recogidas en la Tabla 6.3, para pacientes con dermatitis alérgica al níquel (Fig. 6.15).

Hoja de instrucciones para pacientes con dermatitis alérgica al níquel

La alergia de la piel que padece está producida por una sensibilidad al níquel. Esta sensibilidad persistirá durante toda su vida. Para evitar recaídas deberá evitar el contacto con algunos objetos de metal presente en:

Objetos personales

Botones metálicos; corchetes; automáticos; cierres de cremalleras, sujetadores, collares, pulseras de reloj, etc.; pendientes de bisutería; envases de barras de labios y cajas de polvos de metal blanco o amarillo; las llaves y monedas sueltas en los bolsillos; encendedores; navajas; mangos de bolsos y paraguas.

Objetos de casa

Agujas, tijeras, dedales, máquinas de coser, carros de la compra, cochecitos del niño, etc.

Muchos de estos objetos pueden ser sustituidos por otros de plástico, y, si no, es aconsejable pintarlos con barniz o recubrirlos con cintas de plástico.

Algunas personas alérgicas al níquel presentan erupciones cutáneas en zonas diferentes a las del contacto con las sustancias, como el cuello, las flexuras de los codos, la cara interna de los muslos y, sobre todo, eczemas en manos y en los pies. Algunos estudios sugieren que esto podría ser debido a la ingestión de níquel presente en ciertos alimentos, por lo que podría beneficiarse con la siguiente dieta:

Carnes y pescados. Puede comer todo tipo de carnes, pescado y huevos, pero evitará los mariscos.

Productos lácteos. La leche y sus derivados, queso, mantequilla y yogures naturales se podrán tomar sin problemas.

Vegetales. Quedan prohibidas la lechuga, puerros, guisantes, habas judías verdes y espárragos.

Pastas. Se podrán ingerir arroz, harina de trigo, pan de centeno, macarrones, espaguetis, pero no así el salvado, el pan integral, la harina de avena y el trigo negro.

Frutas. Puede comer cualquier tipo de fruta excepto higos, piña, ciruelas, frambuesas, peras y frutos secos.

Bebidas. Restrinja los derivados del cacao, chocolate y el té.

No es aconsejable emplear utensilios metálicos, de acero inoxidable ni de barro al cocinar alimentos ácidos o salados.

Realice esta dieta durante seis meses; si transcurrido este tiempo su eczema ha mejorado debe continuarla, comiendo sólo en cantidades moderadas dichos alimentos, acudiendo a la consulta a las revisiones periódicas.

BIBLIOGRAFÍA RECOMENDADA

Conde-Salazar Gómez L. *Eczema. Actualidad en Alergología.* Madrid: Ciencia y Medicina, 1986.

De la Cuadra Oyanguren. *Dermatitis de contacto.* Madrid: Grupo Aula Médica, 1994.

García Pérez A, Conde Salazar L, Giménez Camarasa JM. *Tratado de dermatosis profesionales.* Madrid: Eudema/Manuales, 1987.

Grimalt F, Romaguera C. *Dermatitis de contacto.* Barcelona: Editorial Fontalba, 1980.

Ortiz de Frutos FJ, Conde-Salazar L. Eczemas y dermatosis profesionales. En: Iglesias Díez L. (ed.). *Tratado de dermatología.* Madrid: Luzán, 1994: 351-402.

Wilkinson JD, Rycroft RJG. Dermatitis por contacto. En: Rook AJ (ed.). *Tratado de dermatología.* Barcelona: Doyma, 1988: 481-658.

7

FOTOTOXIA Y FOTOALERGIA. AL SOL QUE MÁS CALIENTA

JOSÉ MANUEL HERNANZ HERMOSA

Algunas partes de nuestro cuerpo están continuamente expuestas a la radiación ultravioleta (UV). El sol es la mayor fuente de luz ultravioleta que existe. Nuestra piel es la barrera que nos separa y protege de esta radiación; esta función barrera desencadena en nuestro organismo una serie de efectos beneficiosos y otros no deseados, correspondiendo el estudio de estos fenómenos a la Fotobiología.

Entre los efectos no deseados existe uno, de aparición lenta y acumulativa, que conocemos con el nombre de *fotoenvejecimiento*, que se caracteriza por la aparición progresiva de lesiones cutáneas involutivas y que poco a poco va a dar lugar en algunas de ellas a la aparición de cáncer cutáneo. También pueden producirse efectos no deseados de forma más aguda como son las reacciones de fototoxia y fotoalergia, que constituyen el motivo de este capítulo.

Antes de entrar en la definición de estos procesos es necesario conocer unas leves bases que nos permitan comprender su etiopatogenia.

La luz ultravioleta y la radiación visible pertenecen a lo que conocemos como radiaciones electromagnéticas. El espectro electromagnético se clasifica en diferentes bandas, según la longitud de onda, dividiéndose la radiación ultravioleta en:

- UVC con una longitud de onda comprendida entre 250 a 300 nm (nanómetros).
- UVB con una longitud de onda comprendida entre 300 a 350 nm.
- UVA con una longitud de onda comprendida entre 350 a 400 nm.

Radiaciones con mayores longitudes de onda constituyen el espectro visible.

Cuanto mayor sea la longitud de onda de la radiación, con mayor profundidad penetra a través de nuestra piel.

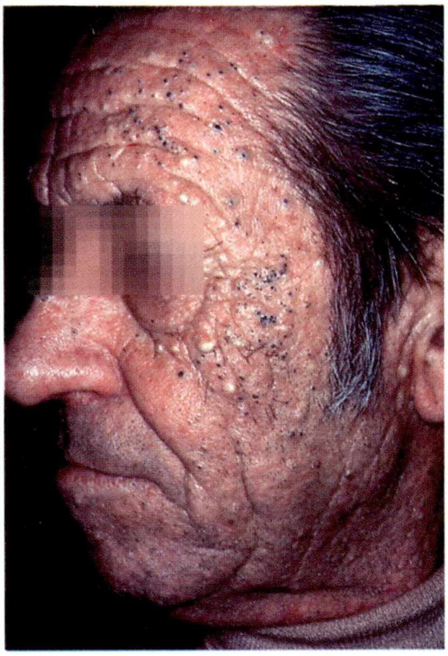

FIGURA 7.1. Fotoenvejecimiento cutáneo consecutivo a una exagerada exposición a la radiación ultravioleta.

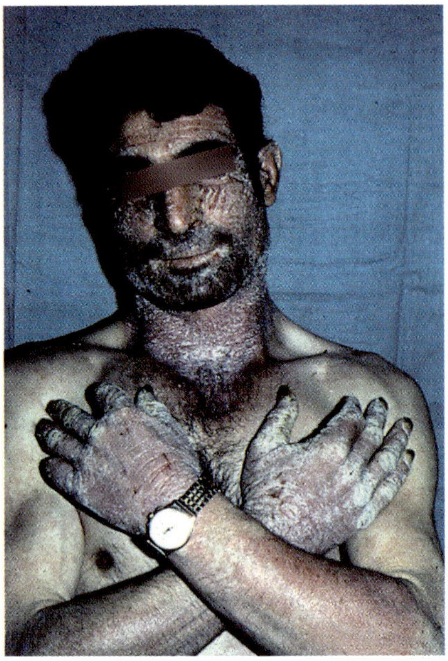

FIGURA 7.2. Reacción fototóxica aguda, pudiendo observarse las lesiones características en las zonas fotoexpuestas.

Las radiaciones electromagnéticas están constituidas por cuantos de energía denominados fotones, y cuando estas radiaciones inciden sobre la piel la energía se absorbe en parte, y como consecuencia de ello se genera una respuesta biológica; la absorción de la energía por el ADN y otras proteínas de la piel va a generar poco a poco un daño irreversible, que es lo que conocemos como daño actínico, responsable a la larga del envejecimiento cutáneo y del cáncer de piel.

En la patogenia de las reacciones fototóxicas y fotoalérgicas interviene, además de la energía transmitida por la radiación, la existencia de productos químicos en la piel, procedentes generalmente de medicamentos, que se comportan como moléculas capaces de absorber energía. Estas moléculas se denominan *cromóforos* y tienen la característica de que al absorber la suficiente cantidad de energía pasan a un estado de excitación, que va a dar lugar a cambios químicos, ligeros pero suficientes para convertirse en lo que conocemos como *fotoproductos*. Éstos, a su vez, son capaces de producir o intervenir en reacciones bioquímicas de las células, siendo responsables de efectos citotóxicos que van a dar lugar a las reacciones de *fototoxicidad* y *fotoalergia*.

Algo de etiopatogenia

La distinción entre fototoxicidad y fotoalergia fue establecida por Epstein en 1939, basándose en datos obtenidos de voluntarios a los que inyectó subcutáneamente sulfanilamida, radiando posteriormente la piel con una lámpara de cuarzo. Epstein observó que en todos los voluntarios, dentro de las 24 horas del experimento, se producía una fotorreacción constituida por un intenso eritema; él denominó a esto «reacción fototóxica», y se caracterizaba por la precocidad en su aparición y porque era independiente de la susceptibilidad de cada individuo, ya que apareció en todos los voluntarios. El grado de intensidad de la reacción dependía de la dosis de radiación y de la cantidad de fármaco administrada. Un segundo tipo de reacción se observó en un pequeño número de voluntarios: a diferencia de la anterior aparecía tardíamente, aproximadamente unos 10 días después del experimento, y aunque la lesión cutánea tenía una morfología diferente a la de la fototóxica, lo más importante para diferenciarla era la necesidad de que existiese una susceptibilidad especial por parte del individuo para presentarla. Epstein la denominó «reacción fotoalérgica»: en ésta el grado de intensidad de la reacción no se correlacionaba tan directamente con la intensidad de la radiación y con la cantidad de fármaco administrado, como ocurría en las reacciones fototóxicas. Además, existía un mecanismo fotoinmunológico tipo IV en la producción de la mencionada reacción.

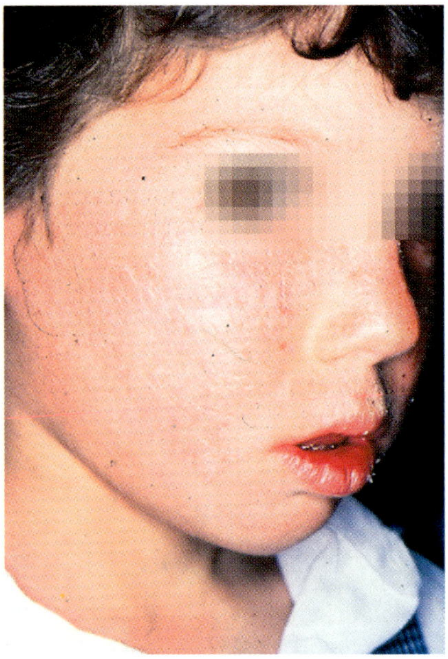

FIGURA 7-3. Reacción fototóxica leve, con lesiones de eritema y discreta descamación.

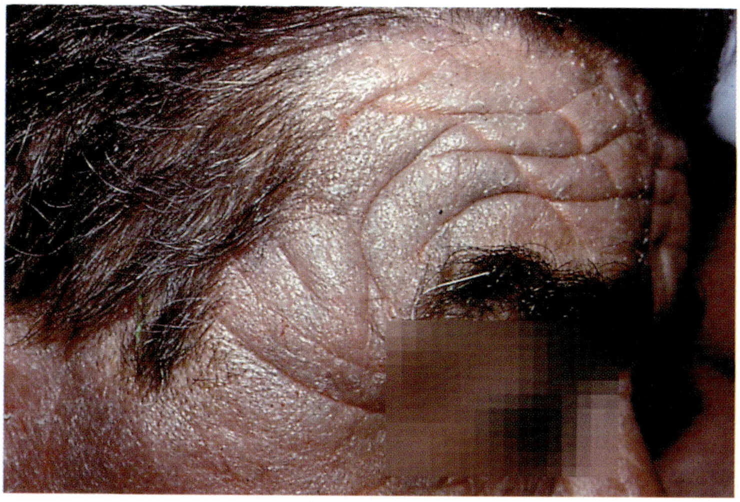

FIGURA 7.4. Reacción fototóxica crónica, donde se observa eritema y engrosamiento cutáneo.

El mecanismo de producción de estas fotorreacciones está más o menos definido en la actualidad: en las reacciones fotóxicas, la energía absorbida procedente de la radiación, al actuar sobre compuestos químicos derivados del medicamento, produce en éstos una excitación energética, lo cual les permite participar en reacciones biológicas; obtendremos como resultado la transferencia de esa energía absorbida, la cual es a su vez la responsable de la aparición de radicales libres, que van a dar lugar a la formación de peróxido de hidrógeno, responsable último del daño celular. En las reacciones fotoalérgicas, la formación de radicales libres, además de llegar a producir una respuesta superponible a la anteriormente descrita, va a dar lugar a la formación de haptenos, los cuales al combinarse con proteínas van a adquirir capacidad antigénica, dando lugar a una sensibilización mediada por células inmunocompetentes, que es la responsable en definitiva de la reacción fotoalérgica.

Así pues, en algunas ocasiones, un mismo medicamento puede producir los dos tipos de reacciones de fotosensibilidad: en una primera fase una reacción fototóxica y posteriormente, cuando se ha producido la sensibilización, da lugar a la reacción fotoalérgica.

Además de los dos tipos de fotorreacciones anteriores, hay que mencionar otros cuadros que se acompañan de fotosensibilidad y que están producidos por medicamentos, a través de diferentes mecanismos a los anteriormente propuestos. Esto puede observarse en procesos tales como el lupus eritematoso inducido por fármacos, o en la porfiria, una alteración metabólica que se acompaña de fotosensibilidad, por lo general de etiología genética, pero que puede ser debida en ocasiones a algunas sustancias químicas o en los cuadros pelagroides producidos por déficit vitamínico, a su vez desencadenado por el empleo de algunos medicamentos como la hidracida.

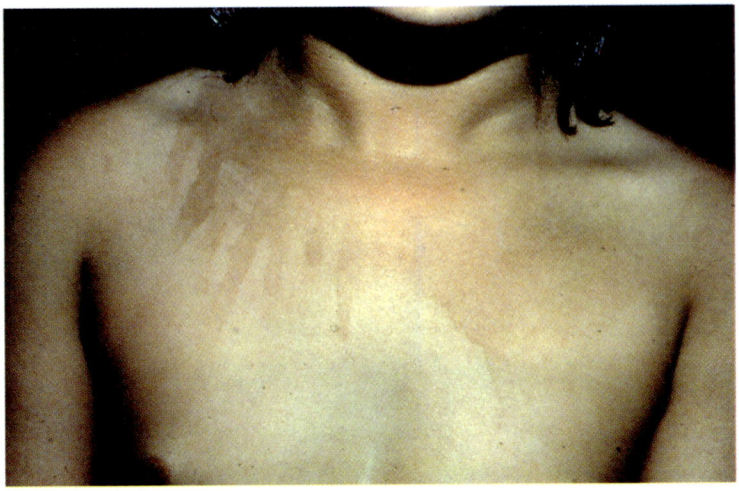

FIGURA 7.5. Dermatitis de Berlocque, producida por la aplicación de perfume y posterior exposición al sol, pudiendo observarse la peculiar distribución de las lesiones.

Cómo historiar y cómo explorar

Las lesiones cutáneas de los procesos fotosensibles están confinadas a las áreas fotoexpuestas y, por lo general, aparecen en la cara, V torácica, cuello y superficie de extensión de las extremidades. En los casos en los que la aportación de la sustancia química responsable se efectúe de forma tópica, la respuesta cutánea puede estar confinada al lugar de la aplicación del producto.

La diferenciación clínica entre las reacciones fototóxicas y las fotoalérgicas es a veces poco clara, pero por lo general, como ya se ha apuntado anteriormente, las primeras son más precoces en su aparición y más intensas, acompañándose de edema, y habitualmente están precedidas de sensación de quemadura. Por el contrario, las reacciones fotoalérgicas suelen ser menos intensas pero pueden ser más duraderas; clínicamente se acompañan de eritema y es muy característica la existencia de lesiones vesiculosas tipo eczema, como las que se producen en las dermatitis alérgicas de contacto: en éstas el síntoma predominante el es prurito.

Desde el punto de vista histopatológico la diferencia entre las reacciones fototóxicas y las fotoalérgicas es obvia, ya que en las primeras se produce una necrosis de los queratinocitos, pudiéndose generar ampollas intraepidérmicas y se acompaña además de la presencia de neutrófilos intraepidérmicos; a nivel de la dermis superficial sólo se observa la existencia de un discreto infiltrado inflamatorio perivascular. En las reacciones fotoalérgicas, el cuadro es similar al de la dermatitis alérgica de contacto, pues hay edema intercelular en la epidermis; también aparecen células inflamatorias intraepidérmicas, pero en esta ocasión predominan los linfocitos frente a los neutrófilos; en la dermis se observa la existencia de edema y de infiltrado inflamatorio importante, de localización perivascular.

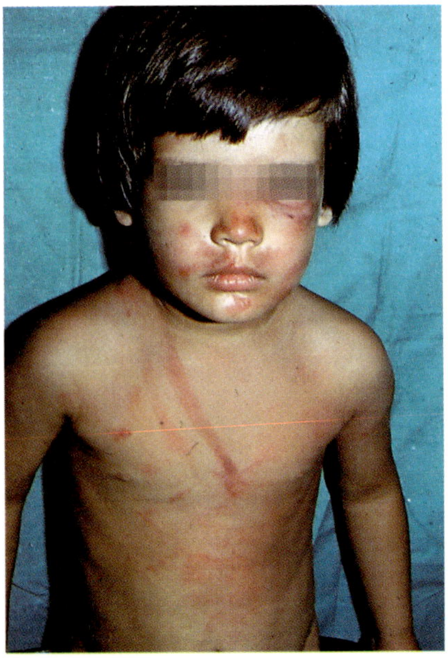

FIGURA 7.6. Dermatitis de los prados, debido a la reacción fototóxica producida tras el contacto con plantas que contienen cumarinas.

Los medicamentos responsables de ambos procesos son muy numerosos y, como se ha apuntado anteriormente, en ocasiones se puede producir la superposición de los dos tipos de fotorreacción. La vía de administración del medicamento no tiene demasiada relevancia, aunque naturalmente es más frecuente que se produzca la reacción cuando se administran tópicamente y el paciente se expone después directamente a la exposición solar, como suele ocurrir con algunas cremas que contienen fragancias de perfumes y algunos filtros solares en personas sensibilizadas.

Los medicamentos responsables más frecuentes en las fotodermatitis se enumeran en las Tablas 7.1 y 7.2.

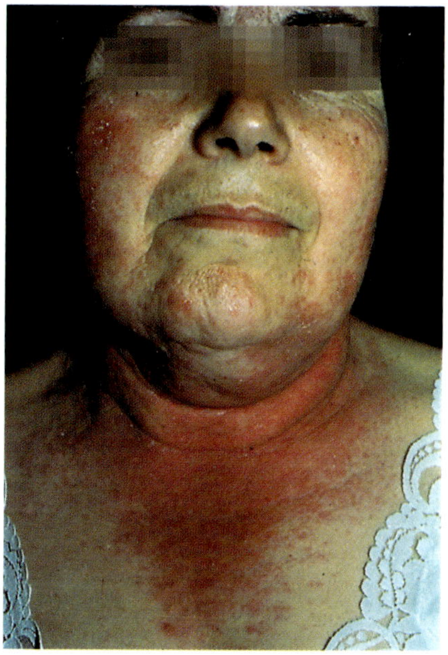

FIGURA 7.7. Reacción fotoalérgica, donde pueden observarse lesiones típicas de eczema localizadas en zonas fotoexpuestas.

TABLA 7.1. Medicamentos fototóxicos

COLORANTES Antraquinona, erosina, rosa de Bengala.
ALQUITRANES Y DERIVADOS
FUROCUMARINAS Psoralenos, 8-metoxiopsoralen, trimetilpsoralenos.
AMIODARONA
BENOXAPROFENO
NAPROXENO
PIROXICAN
TETRACICLINAS
FUROSEMIDA
ÁCIDO NALIDÍXICO
FENOTIAZINAS
SULFONAMIDAS

TABLA 7.2. Medicamentos fotoalérgicos

DERIVADOS HALOGENADOS
FENOTIAZINAS
SULFANILAMIDAS
FILTROS SOLARES PABA (ácido paraaminobenzoico), benzofenonas.
BLANQUEADORES (Utilizados en los detergentes como aditivos).
FRAGANCIAS DE PERFUMES

Qué pruebas debemos pedir

El diagnóstico inicial de fotodermatitis es sencillo, basándose fundamentalmente en la existencia de una erupción cutánea en zonas fotoexpuestas, pero en este estadio hay que descartar otros procesos fotosensibles que pueden confundirnos como las conectivopatías, ya que se suelen acompañar de mayor o menor grado de fotosensibilidad. Entrarían también en el diagnóstico diferencial procesos anteriormente citados como las porfirias: dentro de ellas, la porfiria hepatocutánea, que es relativamente frecuente en nuesto medio, la cual se manifiesta predominantemente por lesiones cutáneas en el dorso de manos junto con otros sintomas, y los estados carenciales que se acompañan de un cuadro pelagroide que se asocia a fotosensibilidad.

También hay que descartar una serie de procesos dermatológicos idiopáticos adquiridos que cursan con fotosensibilidad tales como la erupción solar polimorfa, la urticaria solar, el prurigo actínico, la hidroa vacciniforme y la dermatitis crónica actínica, y otros de etiología genética por defecto en la reparación del ADN, entre los que merece destacar el xeroderma pigmentoso y el síndrome de Bloom. Todos estos procesos tienen unas características clínicas y anatomopatológicas más o menos precisas, que permiten efectuar el diagnóstico por el dermatólogo.

Una vez descartado todo lo anterior, el diagnóstico de los problemas que nos atañen en este capítulo se basa en efectuar una cuidadosa, por no decir que casi detectivesca, historia clínica, a fin de demostrar la ingesta o aplicación tópica de algún fármaco fotosensible que pudiese ser el responsable del cuadro. En muchas ocasiones no es posible encontrar el fármaco responsable, sobre todo en pacientes que están realizando tratamiento con múltiples medicamentos.

Tanto en un caso como en el otro es obligado confirmar el diagnóstico mediante la realización de *tests de fotoparches*, los cuales consisten en aplicar en la parte inferior de la espalda los productos sospechosos generalmente disueltos en vaselina en concentraciones entre el 1 y el 5 por 100. El producto se aplica en dos lugares diferentes; 30 a 60 minutos después se somete a uno de los dos lugares a la exposición a la luz UVA aplicándose la dosis de 5 a 10 Joules/cm^2, que corresponde generalmente el 25 por 100 de la dosis eritema mínima, es decir, la dosis de ultravioleta mínima que es capaz de producir enrojecimiento cutáneo. Esta dosis es variable para cada sujeto según su fototipo cutáneo. Posteriormente se cubren con un esparadrapo similar al que se utiliza para las pruebas del parche en la dermatitis alérgica de contacto. A las 48 h se efectúa la lectura, teniendo en cuenta que una positividad se manifiesta por la presencia únicamente en la zona irradiada de eritema, vesículas e incluso ampollas, y aunque muy raramente la respuesta positiva puede aparecer a los 4 o 5 días, esto obliga a efectuar otra lectura los días 3 y 7.

Los pacientes con procesos dermatológicos fotosensibles como los anteriormente citados pueden dar resultados falsos positivos que pueden confundirnos.

Si en la historia clínica hemos conseguido descubrir el posible fármaco responsable, es éste el que se parchea; si no es así se suelen utilizar baterías de parches, en las que se incluyen la mayoría de los productos conocidos capaces de producir reacciones fotosensibles. Nosotros utilizamos el protocolo del grupo escandinavo que se adjunta en la Tabla 7.3.

TABLA 7.3. Fotoalérgenos

Tetraclorosalicilanilida 0,1 % en vaselina.
Triclorocarbanilida 1 % en vaselina.
Tribromosalicilanilida 1 % en vaselina.
Hexaclorofeno 1 % en vaselina.
Bitionol 1 % en vaselina.
Fenticlor 1 % en vaselina.
Promezatina 1 % en vaselina.
Clorpromazina 1 % en vaselina.
Difenilhidramina 1 % en vaselina.
Liquen mix. 16 % en vaselina.
Ácido úsnico 0,1 % en vaselina.
Anlantolactona 0,1 % en vaselina.
Perfume Mix. 6 % en vaselina.
Musk ambrette 1 % en alcohol.
Ácido paraaminobenzoico 5 % en alcohol.
6-metilcumarina 1 % en alcohol.
Tiourea 0.01 % en agua.
Dibucaína 5% en vaselina.
Parafenilendiamina 2 % en vaselina.

Por lo general, los resultados de los fotoparches son lo bastante fiables y nos permiten llegar al diagnóstico de la sustancia responsable de la reacción.

Tratamiento práctico

Es obvio que son importantes las medidas preventivas a fin de que no se produzcan fotodermatitis, por lo que se deberá evitar siempre la aplicación tópica de medicamentos y la posterior exposición a la luz solar. En caso de existir la necesidad de utilizar fármacos fotosensibles se deberá advertir al paciente para que éste evite la exposición solar.

El tratamiento a aplicar en los casos de fotodermatitis se basa en evitar de manera absoluta la luz, a fin de prevenir la posibilidad de que se perpetúe la reacción no deseada en la piel, como consecuencia de la persistencia en ésta del fármaco responsable.

En las fases agudas, el empleo de corticoides por vía sistémica es obligado, pues acortan la evolución del proceso y disminuyen el daño tisular que se produce en estos cuadros. Casi siempre existe una infección sedundaria asociada en las lesiones cutáneas, siendo habitualmente el estafilococo aureus el germen responsable, por lo que es necesario el empleo de antibioticoterapia asociada, siendo la cloxacilina el antibiótico que más se utiliza. Localmente, en la fase aguda sólo está indicado la aplicación de fomentos frescos de soluciones antisépticas en diluciones muy pequeñas, como el sulfato de cobre al 0,5 por 1.000. Una vez superada la fase aguda, podemos pasar a utilizar corticoides tópicos de mediana potencia.

Cómo informar al paciente

Es importante que dentro de la cultura sanitaria de la población se extienda el concepto de que el binomio medicamento más exposición al sol puede ser una mezcla explosiva, sobre todo cuando el medicamento se aplica de forma tópica, el médico, al prescribir debe conocer los principales medicamentos fotosensibles y advertíselo al paciente, sobre todo en épocas de verano cuando es más frecuente la exposición al sol.

La utilización de filtros solares puede ayudar a la prevención de los procesos fotosensibles. En la actualidad disponemos de filtros capaces de anular el 95 por 100 o más de casi la totalidad del espectro de la radiación ultravioleta. Estos filtros están disponibles en formas galénicas de una calidad cosmética muy elevada; algunos de ellos se pueden conseguir con un factor de resistencia al agua elevado. La potencia del filtro se mide por lo que se conoce como FP (factor de protección), que se expresa con un número, que indica el resultado de dividir la dosis necesaria de radiación ultravioleta para poder producir eritema sin utilizar el filtro, es decir, que si un filtro tiene un FP de 8 quiere decir que necesitamos 8 veces más dosis de radiación para producir eritema con el filtro aplicado que sin ningún filtro.

A la hora de recomendar un filtro hay que tener en cuenta el fototipo cutáneo del paciente para elegir la potencia del factor de protección, y no debemos olvidar que algunos filtros son capaces por sí mismos de producir reacciones de fotosensibilidad, sobre todo aquellos filtros que contienen PABA, que además pueden producir reacciones de sensibilidad cruzada con otros compuestos como la benzocaína, la paradifenilendiamina, la procaína, las tiazidas y las sulfanilamidas. Otro producto que también puede producir dermatitis alérgica de contacto son las oxibenzonas componentes de muchos filtros solares. Así pues, la utilización preventiva de filtros solares requiere algunas precauciones previas a fin de evitar accidentes añadidos.

BIBLIOGRAFÍA RECOMENDADA

Beani JC, Amblard P. *Pathologie cutanée à la lumière*. Encyclopédie Médico-Chirurgicale (Paris), 12240: A-10-4-1990.

Kochevar IE, Pathak MA, Parrish JA. Photophysics, photochemistry and photobiology. En: Rystedt I, Brodthagen H, McFadden N *et al.* (eds.). *Dermatology in general medicine.* New York: McGraw-Hill, 1993; 1: 1627-1638.

Lim HW, Morison WL, Kamide R *et al.* Soter N. A. Chronic actinic dermatitis. An analysis of 51 patients evaluated in the United States and Japan. *Arch Dermatol,* 1994; 130: 1284-1289.

Thune P, Jansen C, Wennersten G,The Scandinavian multicenter photopacht study 1980-1985: final report. *Photodermatology,* 1989; 6:261-269.

8 PICOR, COMEZÓN Y DESAZÓN: UN ENORME CAJÓN DE SASTRE

ROBERTO PELTA FERNÁNDEZ

Al igual que sucede con la mucosa nasal, la cual reacciona frente a cualquier tipo de inflamación de una forma monótona con la aparición de estornudos, sensación de taponamiento e incremento de su tasa normal de secreción, la piel suele denotar la presencia de enfermedad con síntomas bastante constantes independientemente de su etiología. De todos ellos, el picor resulta ser la manifestación más llamativa, molesta y característica de ciertas afecciones cutáneas; su intensidad puede ser tal que se convierte en una auténtica tortura para el paciente, así como en un auténtico reto terapéutico para el médico más experto.

Basta con acudir al Diccionario para darnos cuenta de que en un sentido más amplio que el puramente médico, el picor o comezón hace alusión a una «inquietud o desazón que se siente interiormente, en tanto no se logra aquello que uno apetece o desea». En cuanto al prurito, sinónimo técnico del picor, sería un «hábito o vicio que consiste en hacer una cosa de continuo y sin más provecho que el vano alarde». ¿Pero qué otra cosa supone para el alérgico el prurito , más que una tremenda inquietud o desazón, debido a la extrema sequedad que en muchas áreas del tegumento llega a desarrollar en el curso de su molesta «dermatitis atópica», obligándole a efectuar un rascado repetido capaz de perpetuar el proceso? Al igual que sucede en respuesta a otros traumatismos repetidos, la piel del atópico acaba aumentando su grosor y pigmentación por el rascado reiterado, exagerando sus pliegues y mostrando en ocasiones una imagen romboidal. Este estado se conoce como «liquenificación» o «neurodermitis», haciendo referencia este último término al posible componente psicosomático capaz de prolongar la sensación pruriginosa. Por ello el picor es reconocido como un acompañante necesario del eczema atópico, al igual que sucede en las urticarias, debiéndose plantear en su ausen-

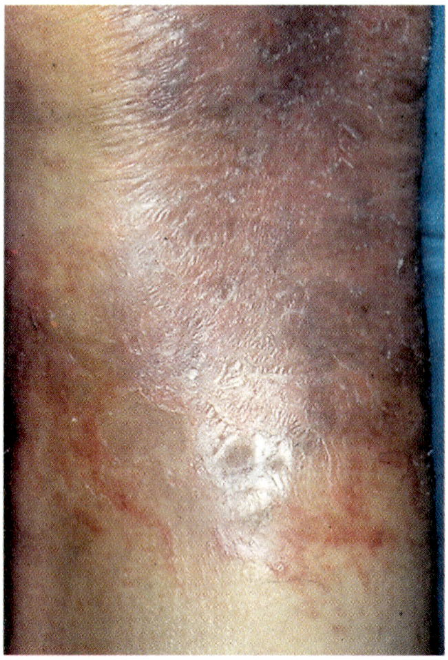

FIGURA 8.1. Aspecto cuarteado de una piel afecta de xerosis («imagen craquelé»), una causa de picor bastante común, especialmente en ancianos. (Cortesía de los doctores Gallego Quintas y Lázaro Ochaita. Servicio de Dermatología, Hospital General Universitario Gregorio Marañón, Madrid.)

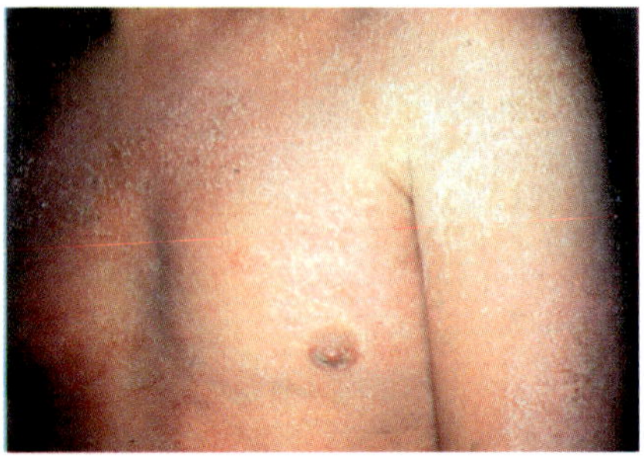

FIGURA 8.2. Excoriaciones cutáneas por el rascado, un signo relevante en dermatosis pruriginosas como el eczema atópico. (Cortesía de los doctores Gallego Quintas y Lázaro Ochaita. Servicio de Dermatología, Hospital General Universitario Gregorio Marañón, Madrid.)

cia otros posibles diagnósticos. Al margen del alivio transitorio y sensación placentera que puede derivarse del rascado, a largo plazo dicha actitud compulsiva del paciente va a acarrearle una serie de complicaciones, como la dificultad para la penetración de la barrera epidérmica hipertrofiada por los corticoides y otros principios activos de la medicación tópica, así como la aparición de erosiones, excoriaciones e incluso dorolosas fisuras sobre la superficie cutánea. A través de estas últimas pueden penetrar gérmenes patógenos, que llevan a incrementar notablemente la severidad de una determinada dermatosis al desarrollar complejas piodermitis.

El prurito se convierte en ocasiones en un síntoma tremendamente perturbador para cualquier sujeto, por ser capaz de interrumpir el sueño y de limitar las relaciones sociales. Además, siempre que el picor llegue a despertar al individuo que lo padece, se deberán poner en marcha todas las estrategias diagnósticas que sean necesarias para descartar un proceso orgánico de base. Asimismo, el médico jamás deberá descuidar su tratamiento, ensayando cuantas curas locales y fármacos por vía sistémica sean necesarios para aminorar su intensidad o hacerlo desaparecer. Quizás sería necesario no omitir al final de la visita una recomendación similar a la que familiarmente expresan los argentinos, quienes al dirigirse a una persona que manifiesta cólera o enojo sin razón, para significarle que es vano o inútil su disgusto, le dicen: ¡Ráscate o ráscate no más!

El prurito, síntoma cardinal de procesos tan comunes como el eczema o la urticaria, puede obedecer en un alto porcentaje de casos a la mera presencia de una xerosis cutánea derivada del empleo de jabones alcalinos que alteran la cubierta hidrolipídica natural de la epidermis. Sin embargo, es posible en algunos pacientes que detrás de dicha manifestación clínica se esconda una enfermedad más seria. Como asevera Bernhard: «El paciente con prurito generalizado, sin erupción ni lesiones cutáneas, puede tener cualquier cosa, desde simplemente una piel seca hasta un carcinoma ignorado y tiene que ser tomado tan en serio como una fiebre de origen desconocido». (Véanse las Figs. 8.1 a 8.4.)

Algo de etiopatogenia

El término prurito deriva de la palabra latina *prurio,* que significa sentir comezón, y suele ser el síntoma más frecuente de las dermatosis. En ocasiones se trata de la única manifestación de una enfermedad sistémica no detectada o de algún desorden psicosomático, que incide en un paciente sin alteraciones cutáneas.

El estudio de los mediadores químicos que intervienen en la aparición del prurito se inició en 1920, cuando Sir Thomas Lewis observó que las inyecciones subcutáneas de histamina producen una respuesta vasomotora, acompañada de picor. Desde entonces la histamina ha sido considerada como un componente de gran importancia en la génesis del prurito, si bien existen otras sustancias capaces de crear sensación de comezón. Este hecho nos podría servir para explicar el fracaso de los antihistamínicos en la terapéutica de algunas formas de prurito, debiendo recurrir entonces a otros agentes con más efectos indeseables, como sucede con los corticoides. En la unión dermoepidérmica (plexo superficial subpapilar) existen unas terminaciones nerviosas amielínicas libres, que al ser estimuladas a bajo nivel originan picor; cuando el estímulo es de mayor cuantía aparecerá sensación dolorosa. Para algunos investigadores el prurito es una forma de dolor, y basan su afirmación en la posible existencia de este síntoma en pacientes con tabes dorsal, que muestran anestesia a nivel de la piel, pero conservan intactas las vías de la transmisión dolorosa. Por el contrario, otros autores entienden el prurito como una modalidad sensorial diferente a la nociceptiva, al haber demostrado su persistencia tras la extirpación de las terminaciones nerviosas subepidérmicas y comprobar cómo la morfina intensifica el picor. Téngase en cuenta que este analgésico se comporta habitualmente como histaminoliberador y que su administración puede provocar picor por acción central directa (la sensación de dolor y prurito se conduce desde la dermis a través de los nervios mucocutáneos hasta el ganglio raquídeo posterior, pasando luego hacia el tálamo y áreas sensoriales de la corteza cerebral por el fascículo espinotalámico contralateral). Por ello se piensa en la actualidad que las endorfinas y encefalinas se comportan como auténticos opiáceos endógenos, pudiendo desempeñar un papel relevante en pacientes con prurito generalizado. Aún en nuestros días la fisiopatología del prurito no se halla totalmente esclarecida, si bien parece crucial la acción de diversos mediadores (histamina, proteasas, prostaglandinas); estos agentes serían liberados de las células correspondientes por estímulos variados de origen mecánico, térmico, eléctrico y químico, que incidirían sobre los receptores nerviosos cutáneos correspondientes. A su vez, dichos mediadores de la inflamación podrían estimular secundariamente los receptores del picor. Los antihistamínicos no sólo son capaces de inhibir la acción de la histamina sino también de algunas proteasas, como la tripsina. Por último, se sabe que algunas prostaglandinas como la E, pueden potenciar el prurito histamínico. No está bien esclarecido el mecanismo por el que la acción de rascarse alivia el prurito, pero de algún modo debe alterar el ritmo de los impulsos aferentes que se dirigen a la médula espinal.

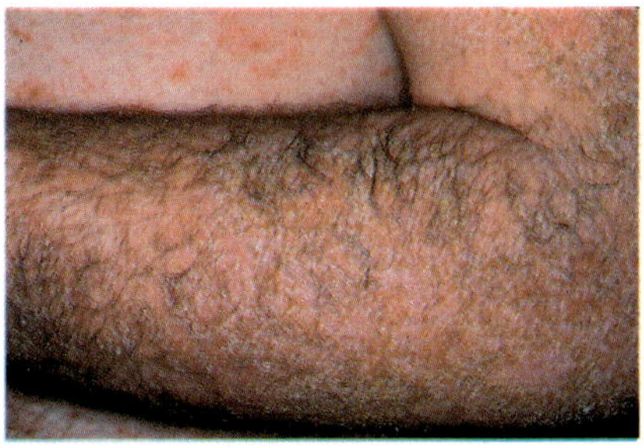

FIGURA 8.3. Los eczemas figuran entre las dermatosis que más deterioran la calidad de vida del paciente, por el intenso picor que les acompaña. (Cortesía de los doctores Gallego Quintas y Lázaro Ochaita. Servicio de Dermatología, Hospital General Universitario Gregorio Marañón, Madrid.)

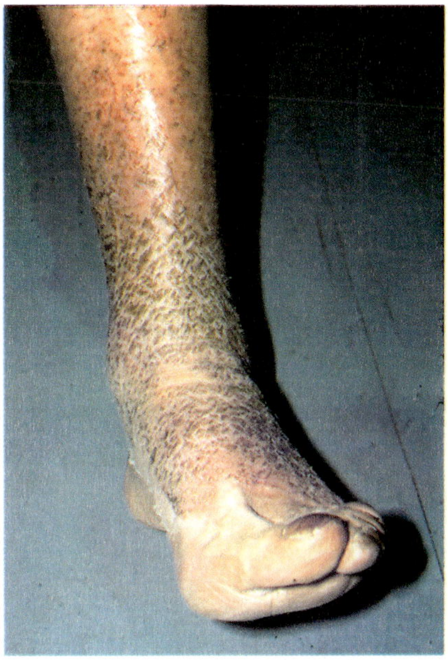

FIGURA 8.4. La «dermatitis asteatósica», que puede acompañar a la insuficiencia venosa crónica, es causa común de picor en las extremidades inferiores. (Cortesía de los doctores Gallego Quintas y Lázaro Ochaita. Servicio de Dermatología, Hospital General Universitario Gregorio Marañón, Madrid.)

Cómo historiar

En la anamnesis se investigará sobre la naturaleza, ritmo y duración del prurito, ocupación laboral y «hobbies» del

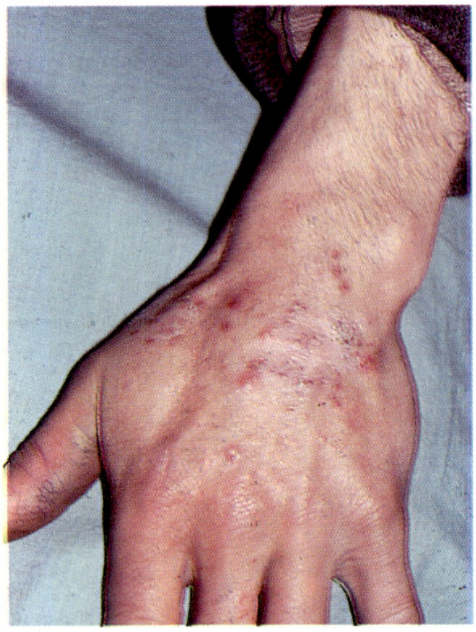

FIGURA 8.5. La sarna es una de las dermatosis donde el prurito puede alcanzar gran intensidad. Por el picor que desarrollan en las manos algunos trabajadores de la construcción alérgicos al cromo, se habla de «sarna del cemento». (Cortesía de los doctores Gallego Quintas y Lázaro Ochaita. Servicio de Dermatología, Hospital General Universitario Gregorio Marañón, Madrid.)

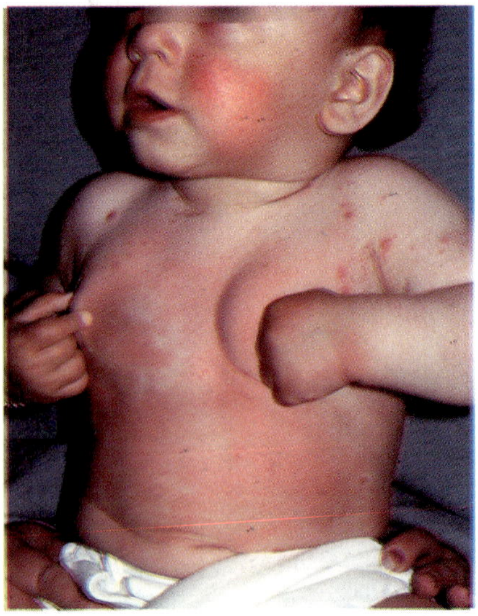

FIGURA 8.6. El síntoma más llamativo de la escabiosis es el picor, que suele empeorar por las noches en la cama. En niños la intensidad del prurito propia de esta parasitación, puede alterar su carácter y hacerlos irritables. (Cortesía de los doctores Gallego Quintas y Lázaro Ochaita. Servicio de Dermatología, Hospital General Universitario Gregorio Marañón, Madrid.)

paciente, tratamientos realizados, historia de reacciones adversas medicamentosas, antecedentes de dermatosis y de atopia personal y familiar, afectación de otros miembros de la familia por el picor y la realización de viajes recientes. Este último punto puede resultar de interés, por existir ciertas afecciones propias de un determinado entorno geográfico, como algunas parasitosis. La denominada «erupción de los nadadores», se caracteriza por la aparición en las zonas cutáneas cubiertas por el bañador de pápulas o máculas eritematosas, que en ocasiones evolucionan a la formación de ronchas. Dicha afección se ha descrito entre los habitantes de Florida, el Caribe y las islas Bermudas, siendo de causa desconocida, aunque recientemente se ha atribuido su desarrollo a la infestación de las aguas marinas por una medusa (*Linuche unguiculata*).

La exacerbación nocturna del prurito es característica de la escabiosis (sarna) y de algunas parasitosis intestinales (Fig. 8.5). En la infestación por *Enterobius Vermicularis* (oxiuros), los gusanos adultos habitan en el colon y por la noche migran hacia el ano, siendo las hembras grávidas las que depositan sus huevos en la mucosa perirrectal, y aquellos, por ser irritantes, generan picor anal y perianal. Pero no conviene olvidar que el empeoramiento nocturno del prurito puede ser una constante en procesos de otro origen, debido al predominio de la actividad parasimpática y a la vasodilatación que produce (Fig. 8.6).

Algunas áreas del cuerpo tienen predilección por desarrollar determinados procesos cutáneos pruriginosos, como sucede con las flexuras en la dermatitis atópica, pero a su vez algunas enfermedades sistémicas pueden originar un tipo de picor localizado. Así el prurito palmo-plantar puede ser característico de la colestasis hepática, mientras que su presencia en la zona inferior de la cara y el cuello puede preceder a una crisis asmática.

El prurito vulvar o escrotal puede tener su punto de partida en infecciones locales (habitualmente candidiasis), factores psicológicos o causas esenciales. En mujeres menopáusicas, el descenso en la tasa de producción de estrógenos, puede dar lugar al desarrollo de una «vulvovaginitis atrófica»; la acentuada sequedad que habitualmente la caracteriza puede acompañarse de un picor importante.

En el caso del prurito anal, cuya intensidad puede llegar a ser insoportable, procesos tan dispares como el cáncer de colon, las hemorroides, las candidiasis, la diabetes, las enfermedades de transmisión sexual o las parasitosis se hallan entre sus posibles etiologías.

Como en los restantes campos de la Medicina, en Dermatología resulta esencial conocer la constelación psicosomática del paciente, ya que algunas dermatosis pueden estar delatando alteraciones ocultas del espíritu. No en vano algunos autores han denominado a ciertas formas crónicas de dermatitis atópica «neurodermitis», en un intento de resaltar la enorme influencia que sobre sus fases de empeoramiento pueden tener las situaciones de ansiedad, estrés y tensión nerviosa. Téngase en cuenta que en el vasto terreno de las llamadas «psicodermatosis», el prurito destaca como síntoma esencial, por lo que remitimos al lector para ampliar su conocimiento en este aspecto al Capítulo 12.

Cómo explorar

Lo más importante para valorar el estado del paciente dermatológico es efectuar una inspección visual de toda su piel, no limitándose jamás a la zona o región que aquél señala en primera instancia como portadora de patología. Existen afecciones como el eczema atópico, que en función de las diferentes topografías corporales pueden adoptar manifestaciones dispares.

Es de sumo interés percatarse del grado de hidratación de la piel del enfermo que consulta por prurito, pues factores como la escasa humedad ambiental, el uso de jabones muy alcalinos o las duchas y baños muy frecuentes, contribuirán a hacer desaparecer la cubierta hidrolipídica natural que supone el manto ácido-graso. La sequedad resultante, sobre todo en personas de edad avanzada, puede ser uno de los motivos que obligan al rascado repetido. La xerosis o piel seca puede ser la causa del prurito que se desarrolla en el invierno en las personas que residen en regiones frías, añadiéndose como factor agravante la generación de temperaturas elevadas por las calefacciones del hogar. Los ancianos son particularmente susceptibles a este tipo de dolencia, pues a la involución del tegumento propia de la edad se suman trastornos circulatorios derivados de la arterioesclerosis y la degeneración de las terminaciones nerviosas periféricas. La xerosis no suele comenzar antes de los 50 años, salvo que se trate de sujetos atópicos que pueden mostrar dicho rasgo desde el nacimiento.

A nivel de las piernas puede existir una «dermatitis asteatósica», a veces motivada por el uso de productos de aseo personal químicamente inadecuados, y en otras ocasiones como respuesta a una insuficiencia venosa periférica crónica propia de los pacientes con problemas varicosos.

En pacientes con xerosis puede apreciarse una descamación furfurácea de la piel, y si la sequedad cutánea es muy notoria se desarrollará un aspecto cuarteado de la superficie cutánea con grietas entre las escamas. A nivel de ciertas regiones corporales, como sucede en las piernas, el aspecto deslustrado y cuarteado que llega a adoptar la piel ha sido denominado por los dermatólogos franceses como «dermatitis craquelé».

Si bien cualquier dermatosis puede reproducir el prurito en su curso evolutivo, resulta más frecuente en algunas de

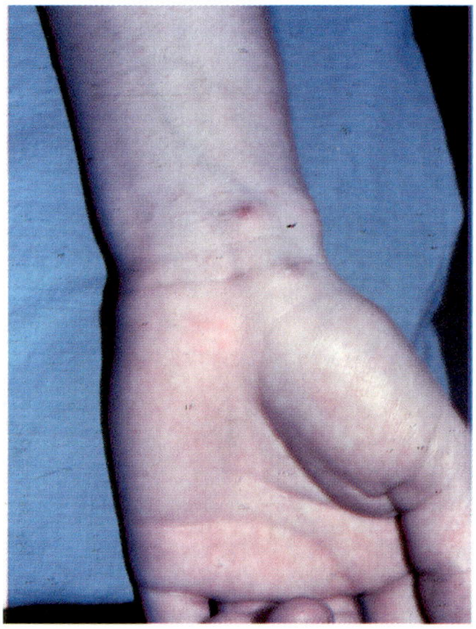

FIGURA 8.7. Detalle de una lesión característica de sarna, que además de surcos acarinos puede originar erupción de pápulas o vesículas perladas, con predilección por localizarse en las manos. (Cortesía de los doctores Gallego Quintas y Lázaro Ochaita. Servicio de Dermatología, Hospital General Universitario Gregorio Marañón, Madrid.)

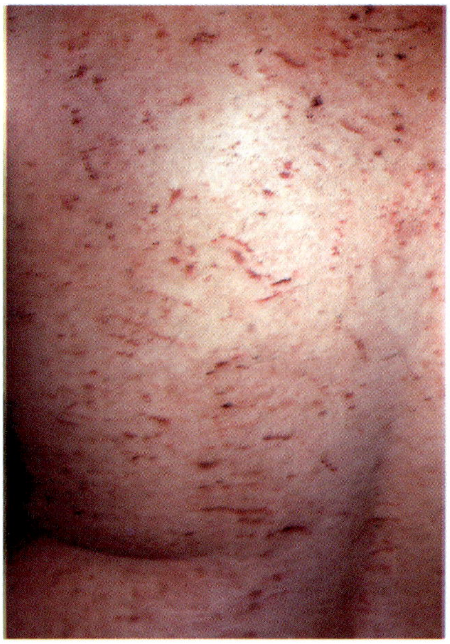

FIGURA 8.8. La colonización de las prendas de vestir por piojos (*Pediculus humanus*), que anidan en las costuras y depositan allí sus liendres, puede originar un prurito intenso y erupción de pápulas y ronchas. (Cortesía de los doctores Gallego Quintas y Lázaro Ochaita. Servicio de Dermatología, Hospital General Universitario Gregorio Marañón, Madrid.)

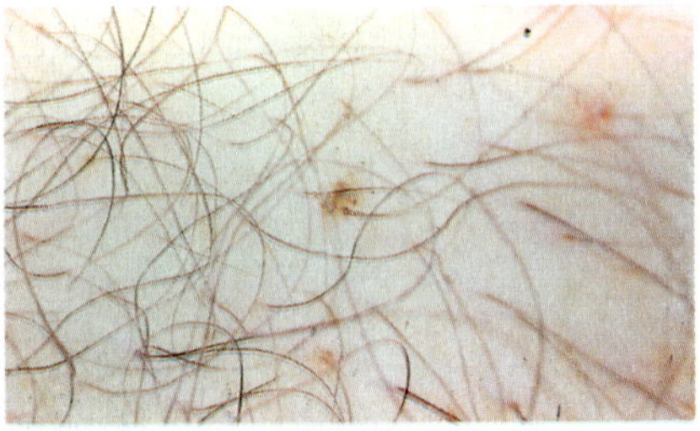

FIGURA 8.9. El piojo del pubis o ladilla se contagia por relaciones sexuales o a través de la ropa de cama. El síntoma principal es el prurito permanente. (Cortesía de los doctores Gallego Quintas y Lázaro Ochaita. Servicio de Dermatología, Hospital General Universitario Gregorio Marañón, Madrid.)

ellas como el prurigo, sarna, picaduras de insectos, pitiriasis rosada, dermatitis atópica, ictiosis, urticaria y toxicodermias (Figs. 8.7, 8.8 y 8.9). A este respecto, durante la exploración puede ser de gran utilidad dirigir nuestra atención hacia signos patognomónicos de dichas afecciones como sucede con la presencia de pápulas con una microvesícula en su extremo distal (seropápula de Tommasoli) en el prurigo, el medallón o mancha heráldica como lesión inicial en la pitiriasis rosada o los surcos acarinos característicos de la escabiosis, presentes en pliegues, espacios interdigitales, muñecas, areolas mamarias y prepucio. Téngase en cuenta que algunas veces el paciente con sarna puede exhibir también sobre su piel vesículas, planteándose el diagnóstico diferencial básicamente con el «prurigo».

La presencia de placas descamativas en zonas de presión harán sospechar «psoriasis», mientras que las pápulas violáceas con estrías blanquecinas son características de otra dermatosis eritematoescamosa, el llamado «liquen ruber plano».

Por su actualidad y la enorme trascendencia de obtener un diagnóstico precoz, hemos de resaltar que el prurito es un hallazgo frecuente en pacientes con SIDA, y frente a estos enfermos deberá plantearse a su vez el diagnóstico diferencial con sarna, linfoma o foliculitis pustular eosinofílica (afecta a la cara, tronco y brazos).

La aparición de intensas erosiones cutáneas por el rascado, así como el aspecto brillante, desgastado y transparente del extremo libre de las uñas hablan a favor de la gran intensidad que el prurito puede alcanzar. El rascado repetido puede dar paso a una pigmentación variable de la piel (melanodermia). Otras lesiones secundarias al rascado pueden ser de tipo eczematoso o costroso, equímosis y foliculitis (Fig. 8.10).

La inspección visual de la región anogenital, en pruritos con esta localización, puede mostrar hemorroides externas, placas de psoriasis e incluso signos de dermatitis de contacto por aplicación de pomadas antihemorroidales que combinan anestésicos locales, corticoides y antimicrobianos potencialmente sensibilizantes como el sulfato de neomicina.

El roce de la piel con un objeto romo puede denunciar su excesiva irritabilidad en algunos sujetos, llegando a reproducir una pápula lineal (dermografismo). Es un signo que acompaña con frecuencia a las urticarias crónicas.

La existencia de depresiones marcadas del lecho ungueal (coiloniquia), junto con palidez conjuntival y fragilidad del cabello, llevarán al facultativo a descartar anemia ferropénica.

Desde el punto de vista de la exploración general resulta básico realizar una palpación concienzuda del abdomen para descartar visceromegalias, así como de las áreas ganglionares para excluir la presencia de linfadeno-

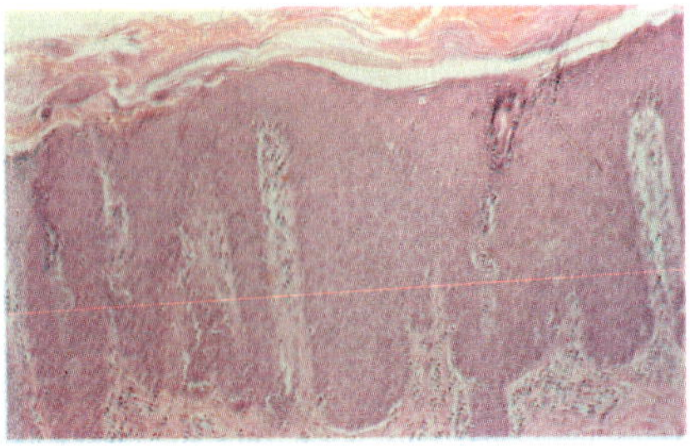

FIGURA 8.10. El rascado reiterado puede originar un engrosamiento epidérmico denominado «neurodermitis», con su consiguiente correlación histopatológica y que es característico de algunos eczemas. (Cortesía de los doctores Gallego Quintas y Lázaro Ochaita. Servicio de Dermatología, Hospital General Universitario Gregorio Marañón, Madrid.)

patías que por sus características sugieran la existencia de un linfoma. La variedad de trastornos cutáneos que puede causar picor, resulta sumamente variada (Figs. 8.12 a 8.17).

Qué pruebas debemos pedir

Cuando no existe una lesión cutánea que pueda ser la responsable del picor, habrá que efectuar una serie de estudios analíticos para descartar posibles patologías ocultas, entre las que se encuentran las siguientes:

Insuficiencia renal crónica (IRC)

Hasta un 90 por 100 de pacientes tratados con hemodiálisis se quejan de prurito, mientras que este síntoma no afecta a enfermos con fracaso renal agudo. Existen diversas causas que pueden condicionar su presencia como sequedad de la piel, incremento plasmático de la urea y del magnesio e hiperparatiroidismo secundario (aumenta los niveles de histamina circulantes). La administración concomitante de determinados medicamentos puede ser un factor coadyuvante. El prurito es el síntoma más frecuente en la IRC y uno de los más molestos.

Patología hepatobiliar

En individuos con colestasis mantenida, bien sea de origen intra o extrahepático, puede desarrollarse intenso picor. Algunos autores creen que las sales biliares liberarían más proteasas cutáneas, que a su vez crearían una sensación pruriginosa.

El prurito puede ser el primer síntoma de la cirrosis biliar, y a veces precede en meses a la aparición de ictericia. En la colestasis del embarazo, que suele iniciarse con mayor frecuencia durante el tercer trimestre de la gestación, la sensación de picor llega a ser en ocasiones muy intensa. Por otra parte, algunos medicamentos con acción sobre el metabolismo hepático pueden ocasionar picor, siendo los más frecuentes las fenotiazinas, el estolato de eritromicina y las hormonas sexuales.

Endocrinopatías y metabolopatías

En el hipotiroidismo puede haber prurito por la sequedad cutánea, si bien el comezón es más frecuente en el hipertiroidismo por el incremento de la temperatura de la piel y la vasodilatación consiguiente.

En los diabéticos el prurito es bastante frecuente, y a veces está en relación con la existencia de colonización por *Candida albicans* en las mucosas vulvar, anal y del pene (Fig. 8.11).

El prurito puede acompañar también al síndrome carcinoide y a la hiperuricemia, siendo en ocasiones premonitorio de un episodio de artritis gotosa.

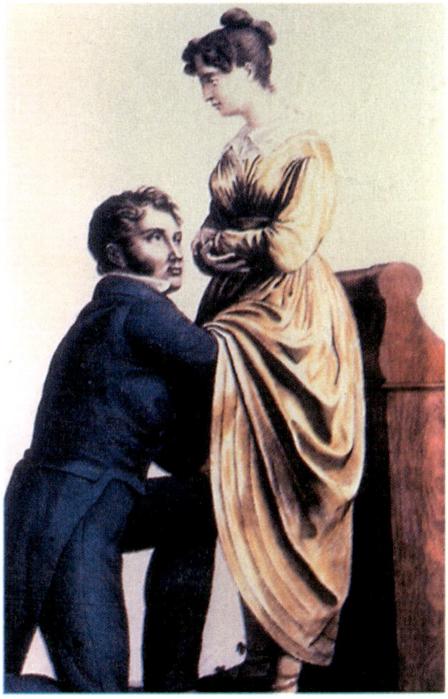

FIGURA 8.11. Las infecciones vaginales por hongos («candidiasis»). Pueden ser causa importante de prurito genital en la mujer, con riesgo de transmisión al varón tras el coito. Detalle de una exploración ginecológica en los comienzos del siglo XIX. (Reproducida de Laín Entralgo P, *Historia de la medicina*. Barcelona: Salvat Editores, 1990.)

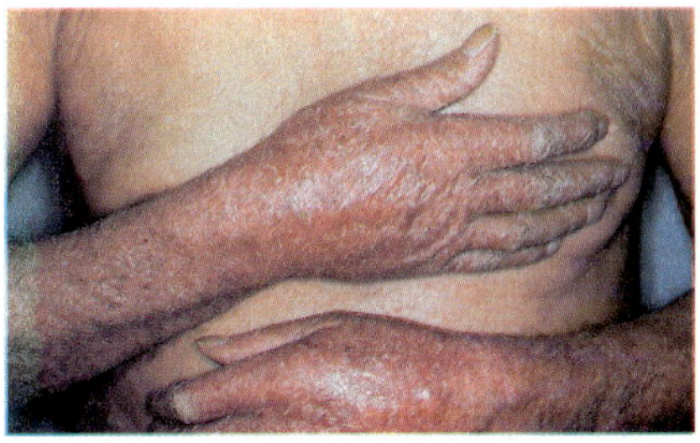

FIGURA 8.12. Los eczemas pueden desarrollar un componente eritrodérmico ostensible, capaz de inducir el rascado reiterado por parte del paciente. (Cortesía de los doctores Gallego Quintas y Lázaro Ochaita. Servicio de Dermatología, Hospital General Universitario Gregorio Marañón, Madrid.)

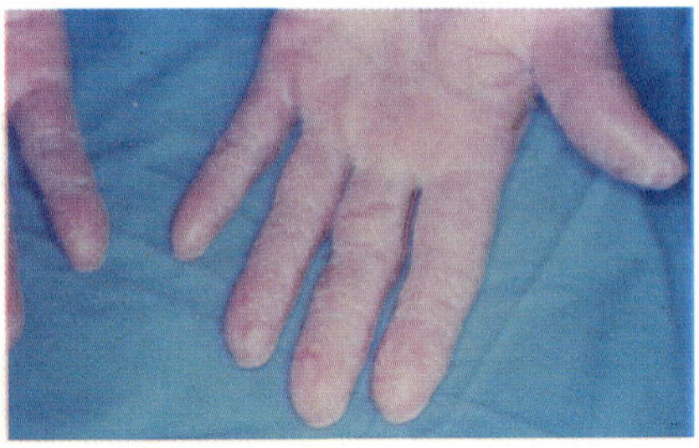

FIGURA 8.13. Algunas afecciones palmoplantares pueden cursar con bastante prurito por la xerosis cutánea acompañante. Fue Unna (1850-1929), un dermatólogo vienés, el que acuñó en el pasado el concepto de queratodermia palmoplantar. (Cortesía de los doctores Gallego Quintas y Lázaro Ochaita. Servicio de Dermatología, Hospital General Universitario Gregorio Marañón, Madrid.)

Neoplasias linforreticulares

El prurito es frecuente en la enfermedad de Hodgkin y linfomas de otra estirpe, pudiendo preceder hasta en un año a la aparición de la neoplasia. Parece ser que en pacientes con afecciones linfoproliferativas está aumentada la actividad del enzima histidin-decarboxilasa, que a su vez es la responsable de la biosíntesis de histamina a partir del aminoácido histidina.

Tumores malignos

La mayoría de las neoplasias viscerales pueden inducir al paciente al rascado de su piel, así como la llamada «acantosis nigricans», primera dermatosis a la que se reconoció un carácter paraneoplásico. Esta última se caracteriza por la erupción de placas hiperqueratósicas, de color grisáceo o negruzco, de predominio en pliegues cutáneos y en genitales. Puede afectar a las mucosas y el tipo de tumor que la origina es siempre un adenocarcinoma.

Hemopatías

En la policitemia vera el baño caliente suele desencadenar prurito, que puede ser especialmente rebelde al tratamiento. La deficiencia de hierro, con independencia de que se manifieste o no en forma de anemia, es también capaz de inducir prurito, así como las paraproteinemias. Los linfomas también pueden provocar picor (Fig. 8.18).

Trastornos neurológicos y psiquiátricos

En pacientes con lesiones cerebrales el prurito puede ser unilateral, y si aquéllas son tumorales puede localizarse alre-

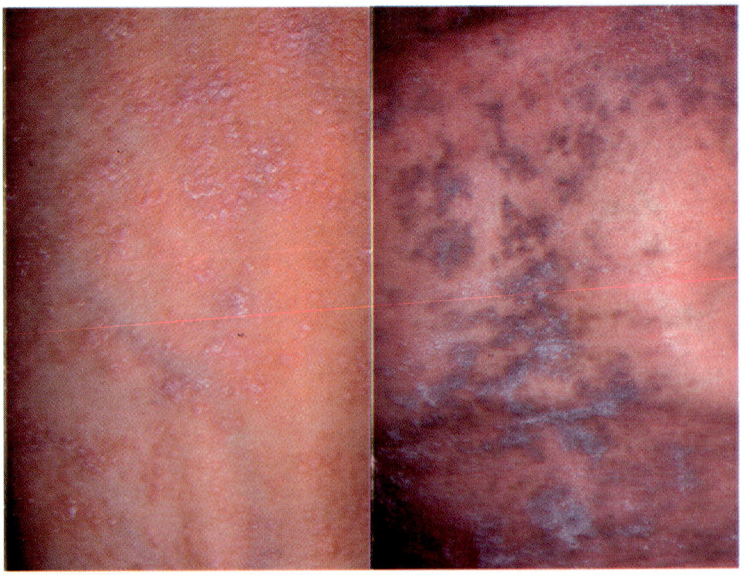

FIGURAS 8.14 y 8.15. Liquen ruber plano, una dermatosis crónica donde el prurito puede ser intenso. Obsérvense dos detalles de dicha afección. (Cortesía de los doctores Gallego Quintas y Lázaro Ochaita. Servicio de Dermatología, Hospital General Universitario Gregorio Marañón, Madrid.)

dedor de las ventanas nasales. En la esclerosis múltiple, en la metámera afectada por un herpes zoster y en las neuropatías periféricas también puede haber sensación de comezón.

El prurito psicógeno, que suele afectar con relativa frecuencia a los ancianos, deberá ser un diagnóstico de exclusión una vez que se han agotado otras posibilidades. Se habla de «formicación» cuando el paciente tiene la sensación de reptación de algún elemento bajo su piel, y puede ocurrir dicho síntoma en adictos a drogas y en esquizofrénicos. Recomendamos ampliar la información sobre la relación entre picor y alteraciones psicosomáticas en el Capítulo 12.

Podríamos reunir en una amplia miscelánea dentro de las causas de prurito no incluidas en los apartados anteriores, afecciones tan dispares como la mastocitosis, la micosis fungoide, la diabetes insípida, etc.

Salvo que los hallazgos de la exploración física sean lo suficientemente claros como para ofrecer un diagnóstico etiológico del prurito, en todo paciente con este síntoma se deben practicar una serie de exámenes auxiliares; a este respecto resulta útil realizar un recuento de las tres series hemáticas, con velocidad de eritrosedimentación, bioquímica sanguínea hepato-renal y sideremia, calcio y fósforo plasmáticos, proteinograma, T_3, T_4 y TSH, estudios coproparasitarios seriados (al menos 3), sangre oculta en heces y una radiografía de tórax.

La aparición de eosinofilia sanguínea hará sospechar en primer lugar una posible parasitosis intestinal. La búsqueda reiterada de dichos microorganismos y/o sus huevos en las heces del paciente, puede ayudar al diagnóstico etiológico. El test de Graham (aplicación antes de dormir de cinta adhesiva de papel celofán en la región perianal, que se retirará por la mañana para observar la presencia de huevos de Enterobius al microscopio), proporciona un gran rendimiento diagnóstico en la oxiurasis.

Manejo práctico

Puesto que el prurito es una de las sensaciones más comunes de la piel, el médico general debe poseer unos mínimos conocimientos para ofrecer al paciente un tratamiento adecuado. La perpetuación del síntoma puede repercutir en el rendimiento laboral del paciente y en su calidad de vida, llevándole a estados de ansiedad, depresión, insomnio y fatiga crónica. A continuación nos limitaremos a trazar unas directrices generales que puedan ser útiles para el manejo del prurito por el generalista.

Tratamiento tópico

Los baños con polvos de extracto coloidal de avena resultan siempre útiles por sus efectos emolientes y suavizantes.

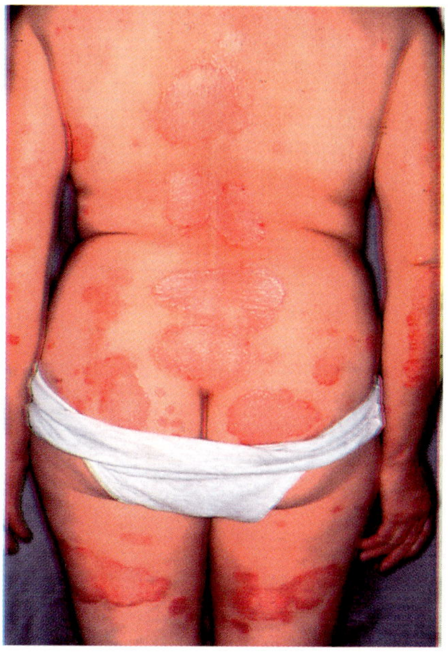

FIGURA 8.16. El psoriasis es una afección cutánea eritemato-escamosa que puede cursar con picor. (Cortesía de los doctores Gallego Quintas y Lázaro Ochaita. Servicio de Dermatología, Hospital General Universitario Gregorio Marañón, Madrid.)

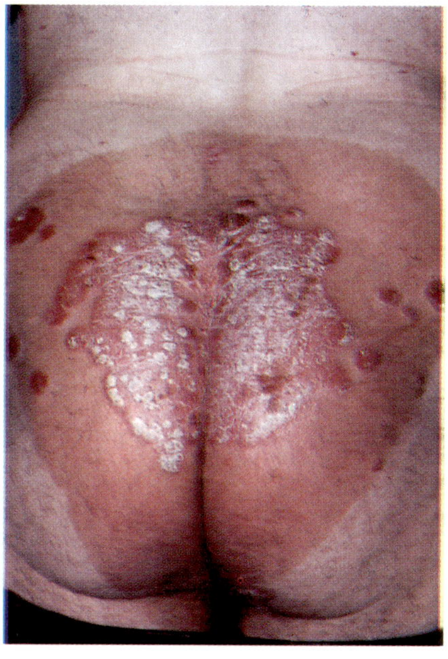

FIGURA 8.17. La cronicidad de las lesiones características del psoriasis puede favorecer la hiperpigmentación cutánea. (Cortesía de los doctores Gallego Quintas y Lázaro Ochaita. Servicio de Dermatología, Hospital General Universitario Gregorio Marañón, Madrid.)

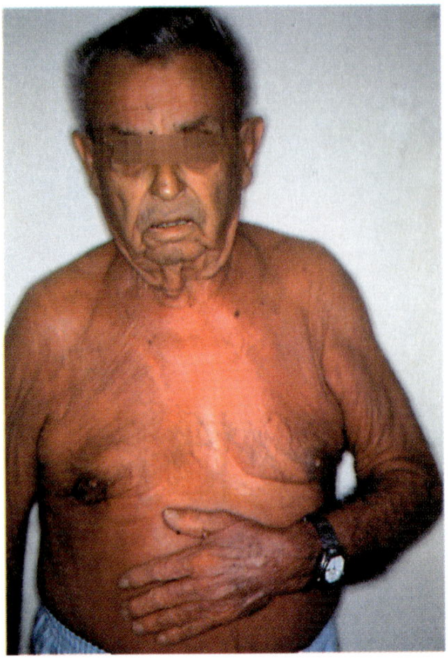

FIGURA 8.18. El síndrome de Sezary, que corresponde a la manifestación de un linfoma cutáneo de células T, cursa con eritrodermia, prurito y adenopatías en diversas localizaciones. (Cortesía de los doctores Gallego Quintas y Lázaro Ochaita. Servicio de Dermatología, Hospital General Universitario Gregorio Marañón, Madrid.)

Uno de los procesos donde la terapéutica resulta poco exitosa es el denominado «prurito postbaño o acuagénico», que se caracteriza por la aparición de una intensa sensación de picor y quemazón en las zonas donde el agua contacta con la piel, sin acompañarse de signos visibles de dermopatía. En raras ocasiones puede tener su origen en una policitemia vera, pero resulta obligado descartar su existencia. A fin de disminuir la intensidad del «prurito acuagénico», puede ser de utilidad la adición de 100 gramos de bicarbonato sódico al agua de la bañera y la aplicación posterior de capsaicina en crema. Esta última puede también recomendarse para aliviar el prurito de los pacientes con psoriasis, pues se ha demostrado que es capaz de evitar la descarga neuronal de «sustancia P», un neuropéptido con acción vasodilatadora liberado a nivel de las terminaciones nerviosas amielínicas de las «fibras C».

Tras el baño o la ducha los polvos de talco convencionales o asociados a la avena a modo de loción, pueden aportar una agradable sensación de frescor a la piel.

En estados de gran xerosis cutánea conviene emplear cremas hidratantes con urea, teniendo en cuenta que si existen erosiones y fisuras, concentraciones del 10 por 100 pueden originar ardor, escozor e irritación.

Los antihistamínicos en aplicación tópica están totalmente contraindicados, por su gran poder sensibilizante, resultando especialmente nociva por su potencia alergénica la crema de prometacina, debido al uso tan extendido que existe todavía de la misma en países como España y que es responsable de un número nada despreciable de dermatitis alérgicas de contacto y fotodermatitis severas.

Tratamiento general

Únicamente resaltaremos las medidas específicas a adoptar por el generalista ante un paciente con sarna, por la repercusión familiar y socio-sanitaria de esta afección. En las demás situaciones conviene que sea el dermatólogo y/o el alergólogo cualificado el que evalúe la situación del paciente. El hexacloruro de gammabenceno al 1 por 100 sirve para tratar la sarna y la infestación por piojos (pediculosis), en forma de una sola aplicación y la toma de un baño para su posterior eliminación al cabo de 8 horas. Está quizás más difundido el uso de benzoato de benzilo al 25 por 100, pero es un escabicida muy irritante. En lactantes, niños pequeños y embarazadas se recomienda la aplicación de azufre al 5 por 100 en vaselina por todo el tegumento, durante 3 noches consecutivas, tomando un baño y efectuando el cambio de ropa hacia el 4.º día. Siempre se complementará el tratamiento acaricida con dosis adecuadas de un antihistamínico, para evitar las excoriaciones derivadas del rascado repetido. A las 24 horas de tratamiento, que deberá ampliarse a todos los miembros de la unidad familiar y a sus posibles contactos sexuales, el paciente deja de ser contagioso.

El cuanto a los fármacos antipruriginosos que pueden ser administrados por vía sistémica, describimos a continuación los más usuales:

- *Antihistamínicos.* Algunos autores piensan que el efecto beneficioso de estos preparados sobre el prurito deriva de su acción sedativa. Salvo que la ocupación laboral del paciente requiera un gran estado de vigilia, la hidroxicina, administrada a dosis de 25 mg/6 u 8 horas parece ser el preparado de elección. Cuando sea preciso obviar la somnolencia se puede recurrir a los antihistamínicos de nueva generación, resultando especialmente útiles para las dermatosis la ebastina y cetirizina.
- *Antiinflamatorios no esteroideos* (AINE). Determinados autores han obtenido alivio del picor en ciertos procesos con ácido acetil salicílico, pero hay que tener en cuenta que en los pacientes con urticaria crónica se puede inducir un agravamiento del cuadro.
- *Corticosteroides.* Su indicación deberá sentarla el especialista por los posibles efectos yatrogénicos que pueden desarrollar a largo plazo, correspondiendo al médico de atención primaria el realizar un uso muy restringido de los mismos. En caso de tener que emplearlos se recomienda proceder a su adminsitración con el desayuno y en pauta alterna, por cortos periodos de tiempo.
- *Ansiolíticos.* Resultan especialmente útiles las benzodiacepinas, y sobre todo el Nitrazepan.
- *Antidepresivos tricíclicos.* Algunos ejercen además una potente acción inhibidora sobre los receptores de histamina (Doxepin, Amitriptilina).

Cómo informar al paciente

Las situaciones que dan lugar a cambios de temperatura (aproximación al fuego u otra fuente de calor, baño o duchas muy calientes, penetración en ambientes calurosos, etc.), pueden incrementar bastante el picor.

Se debe evitar el rascado en la medida de lo posible con medidas tan sencillas como las siguientes, que ayudarán a mantener un estado adecuado de hidratación cutánea capaz de aminorar el picor:

- Uso de jabones y geles dermoprotectores adecuados (pH 5,5), dando preferencia a las lociones jabonosas de avena y jabones sobregrasos.

- Aplicación de cremas hidratantes tras la ducha o el baño, y una vez que se ha efectuado un secado cuidadoso de todo el tegumento sin friccionar, median- te una suave presión de la toalla, que será de felpa suave.
- Poner la zona de piel afectada en contacto con una bolsa de hielo o unas compresas húmedas durante los accesos de picor.
- Colocar un humidificador en el dormitorio del paciente (salvo en alérgicos a ácaros o mohos) y evitar el exceso de calefacción por la noche. La aplicación de prendas de lana y fibras sintéticas puede originar irritación cutánea, siendo aconsejables ropas interiores de algodón.

Los pacientes con afecciones cutáneas extensas evitarán el ejercicio físico prolongado y la sudoración, pues además las duchas frecuentes pueden contribuir a desecar su piel y a la agravación del proceso.

Algunos alimentos como los picantes, especias, chocolate, fresas, tomate, crustáceos, frutos secos y alcohol pueden empeorar el picor, al comportarse como histaminoliberadores inespecíficos. Igual sucede con bebidas estimulantes como el café, té y las elaboradas a base de cola.

En los niños pequeños las uñas deberán estar bien recortadas y limpias, aplicando por las noches, si fuese necesario, unos guantes de hilo en las manos.

BIBLIOGRAFÍA RECOMENDADA

TEXTOS DE ALERGOLOGÍA

Holbrokk KA, Parker F, Allen Holloway *et al.* Structure and function of the skin. En: Middleton E Jr, Reed Ch E, Ellis EF *et al.* (eds.) *Allergy, principles and practice.* St. Louis, Missouri: The C. V. Mosby Company, 1988; 592-616.

Lleonart R, Gaig R, Marquès Ll *et al. Manual de alergología.* Barcelona: Masson-Salvat Medicina, 1995.

Pelta Fernández. R, Vivas Rojo E. *Las flores del mal o la primavera del alérgico.* Madrid: Editorial IM&C, 1994.

TRATADOS GENERALES DE DERMATOLOGÍA

Braun-Falco O, Plewig G. Wolff HH *et al. Dermatology.* Berlín: Springer-Verlag, 1991.

Kantor GR, Lookingbill DP. Pruritus. En: Mitchell Sams W Jr, Lynch PJ (eds.). *Principles and practice of dermatology.* Chapter 33. Hong Kong: Churchill Livingstone, 1990: 861-865.

Lázaro P *et al.* (eds.). *Pregrado de dermatología.* Madrid: Luzán 5, S. A. de Ediciones, 1987.

PRURITO EN ATENCION PRIMARIA

López Rodríguez C. Prurito. En: Senent Sánchez CJ *et al.* (eds.). *131 motivos de consulta, Manual Beecham de atención primaria.* Madrid: Luzán 5, S. A. de Ediciones, 1990; 365-367.

Pelta R, Gozalo F. Prurito, un gran reto diagnóstico en atención primaria. *Rev Esp Alergol Inmunol Clin*, 1986; 1:51-55.

MONOGRAFIAS SOBRE PRURITO

Carretero G, Gómez JM, Armijo M. *Picor (del signo y/o el síntoma al diagnóstico en dermatología)*. Madrid: Ediciones Cea, S. A., 1990.

ARTÍCULOS ESPECIALIZADOS

Jiménez F, Casado M, Soto J. Prurito acuagnénico: respuesta al tratamiento con baños de bicarbonato. *Actas Dermosifiliogr.*, 1989; 80:369-370.

Moreno Jiménez JC. Un enfermo con prurito. *Medicina integral*, 1987; 10(8): 335-345.

Placer C, Fonseca E, Alzate C *et al.* Un prurito anal. *Medicina integral*, 1987; 9(2):63-72.

Quintanilla E, Vázquez J. Leache E. Tratamiento del prurito anal. *Piel*, 1991; 6:249-252.

9 VASCULITIS ALÉRGICAS: MISTERIOS POR RESOLVER

CELSO BUENO MARCO

Voy a intentar atenerme al compromiso de los coordinadores en la configuración de este libro (*Piel y Alergia*), comentando fundamentalmente aquellos cuadros en los que el órgano diana es la piel, o el mayormente afectado, y que por su frecuencia tienen más interés para el lector, olvidándome intencionadamente de algunos procesos que incluyo en la clasificación y que son rarezas clínicas para el médico no especializado.

Las vasculitis necrotizantes (VN) representan un conjunto de procesos clínico-patológicos, que tienen en común la inflamación y necrosis de la pared de determinados vasos sanguíneos, de calibre variable. Este hecho puede ser lo fundamental, como ocurre en la panarteritis nodosa (PAN), o ser la vasculitis un proceso asociado como sucede en el lupus eritematoso sistémico (LES), o la artritis reumatoide (AR).

A la exploración, y a pesar de la gran variabilidad semiológica, vamos a encontrar unos signos cutáneos característicos:

- Presencia de pápulas purpúricas «palpables», dato clínico fundamental, que nos permite sospechar se trata de una VN.
- Distribución simétrica de las lesiones.
- Neto predominio de las mismas en miembros inferiores, fundamentalmente en piernas y pies (Fig. 9.1).

A estos signos patognomónicos se asocian otros, pero con menor frecuencia:

- Nódulos de color purpúrico.
- Máculas equimóticas de límites netos.
- Ampollas con necrosis del techo, dando lugar a úlceras de contornos purpúricos.
- Infartos cutáneos subungueales, con máculas hemorrágicas.
- Necrosis de dedos de pies y manos, representando en este caso signo de gravedad.
- Úlceras necróticas en EEII.

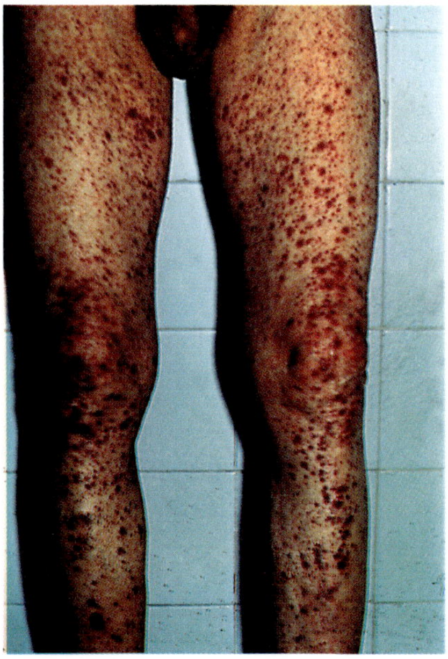

FIGURA 9.1. Vasculitis alérgica. Lesiones de púrpura palpable distribuidas simétricamente por las extremidades inferiores.

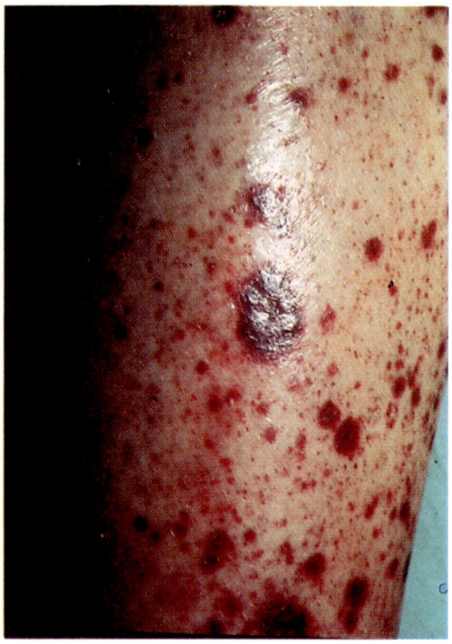

FIGURA 9.2. Vasculitis alérgica, donde se aprecian lesiones vesículoampollosas situadas sobre la cresta tibial.

El ortostatismo agrava la situación, al contrario que el reposo, que la mejora. Ante un paciente con una VN, es obligado biopsiar una lesión, que debe ser evolutivamente reciente, precoz, puesto que las características histológicas son más evidentes en este tipo de lesiones, y profunda, realizada a ser posible con bisturí, ya que con esta técnica podemos llegar con más seguridad a planos profundos, donde puede que se encuentre el daño vascular, al contrario que ocurriría al utilizar *punch* al no poder sobrepasar el tejido celular subcutáneo.

¿Qué nos aporta el estudio anatomopatológico?

— El tipo de infiltrado inflamatorio, que nos permitirá a su vez clasificar las vasculitis en:

- *V. leucocitoclásticas*: predominio de neutrófilos, y presencia de «polvo nuclear», esto es, fragmentación nuclear, resultado de la desintegración de los neutrófilos (cariorrexis o leucocitoclasia).
- *V. linfocitarias*: infiltrado de linfocitos y monocitos.
- *V. granulomatosas*: células epitelioides y gigantes multinucleadas, con formación de granulomas.
- *V. mixtas*: linfocitarias y granulomatosas.

— Tumefacción de las células endoteliales, con engrosamiento de la pared vascular y depósitos de bandas de fibrina (necrosis fibrinoide).
— Oclusión de la luz vascular, si el deterioro del vaso es suficiente.
— Extravasación hemática (en grado menor en las vasculitis crónicas) y a veces fenómenos de trombosis.

Además de una histología simple debemos solicitar estudio mediante inmunofluorescencia directa (IFD), enviando biopsia de la lesión *en fresco*. Aunque esta técnica carece de interés diagnóstico, sí nos permitirá sospechar el factor desencadenante, al poner en evidencia la presencia en la pared de los vasos de inmunoglobulinas y/o factores del complemento; así encontramos depósitos de IgG y C3 en las vasculitis leucocitoclásticas e IgA y C3 en la púrpura de Schönlein-Henoch, y depósitos de IgM y C3 en la urticaria asociada a vasculitis.

Finalmente, el estudio anatomopatológico nos va a permitir ver el calibre del vaso afectado orientándonos el diagnóstico:

- Vasos de pequeño calibre (capilares, arteriolas y vénulas): vasculitis por hipersensibilidad (Fig. 9.2).
- Mediano calibre: PAN, granulomatosis de Wegener, enfermedad de Kawasaki, etc.
- Gran calibre: arteritis de Takayasu y arteritis de la temporal.

Ante un enfermo con una VN, ¿qué exploraciones debemos realizar que nos permitan descartar una afectación visceral o sistémica?

— *Búsqueda del síndrome inflamatorio*: fiebre y alteraciones analíticas compatibles, como aumento de la velocidad de sedimentación globular, leucocitosis, anemia y anomalías en el proteinograma (hiper alfa 2 e hipergammaglobulinemia).
— *Signos articulares*: artralgias o artritis (oligo o poliarticular). Deberemos descartar LES (ANA y complemento), así como artritis reumatoide (factor reumatoide).
— *Signos renales*: procederemos a investigar la existencia de proteinuria y alteraciones en el sedimento urinario. Si las anomalías son importantes y persistentes, se impone hacer biopsia renal.
— *Signos digestivos*: dolor abdominal (púrpura de Schönlein Henoch), síndrome hemorrágico u oclusivo.
— *Signos hepáticos*: bioquímica (GOT, GPT, gamma GT), que descarten patología hepática.
— *Signos cardiopulmonares*: Rx de tórax, ECG (serositis o infiltrados parenquimatosos, vasculitis coronaria, etcétera).
— *Signos oftalmológicos*: fondo de ojo (vasculitis retiniana, aneurismas de arterias retinianas)
— *Signos neurológicos*: valoración de mono o polineuritis o alteraciones centrales.

Siendo la mayor parte de las veces de etiología desconocida, en la *patogenia* de las vasculitis se han involucrado mecanismos inmunológicos (inmunocomplejos circulantes, inmunidad celular y humoral), así como agentes desencadenantes (infecciones, fármacos, toxinas, enfermedades malignas, etc.).

Unánimemente se está de acuerdo en que secuencialmente los hechos ocurren de la siguiente forma:

- Exposición al antígeno (conocido en las vasculitis por hipersensibilidad).
- Formación de complejos inmunes solubles antígeno-anticuerpo (Ag-Ac).
- Depósito del complejo Ag-Ac en la pared vascular, con aumento de su permeabilidad ante la presencia de aminas vasoactivas, liberadas por los mastocitos, basófilos y plaquetas.
- Activación de componentes del complemento (C3a-C5a), con atracción de leucocitos polinucleares neutrófilos, infiltrando la pared vascular, y liberando enzimas lisosomales que provocarán necrosis de la pared de los vasos, seguida de hemorragia, trombosis, oclusión de la luz e isquemia tisular.

Siempre resulta difícil *clasificar* las enfermedades, pero si cabe lo es más aún hacerlo con las vasculitis. Diversos autores se basan en criterios histológicos (según el tipo de infiltrado inflamatorio, el calibre de los vasos afectados, etcétera). En este capítulo, y para seguir una descripción clínica, haremos dicha labor del siguiente modo:

I. VASCULITIS POR HIPERSENSIBILIDAD
   A. *Vasculitis leucocitoclásticas.*
   B. *Otras formas de VH:*
      1. Púrpura de Schönlein-Henoch.
      2. Urticaria vasculitis.
      3. Crioglobulinemia mixta esencial.
      4. Enfermedad del suero.
   C. *Asociadas a colagenosis:*
      1. Artritis reumatoide.
      2. LES.
      3. Síndrome de Sjögren.
      4. Esclerodermia.
      5. Dermatomiositis.

II. GRUPO DE LA PANARTERITIS NODOSA (PAN)
   A. *PAN clásica.*
   B. *PAN cutánea.*

III. VASCULITIS GRANULOMATOSAS
   A. *Granulomatosis alérgica de Churg-Strauss.*
   B. *Granulomatosis de Wegener.*
   C. *Granulomatosis linfomatoide.*

IV. ARTERITIS DE CÉLULAS GIGANTES
   A. *Arteritis de la temporal.*
   B. *Arteritis de Takayasu.*

V. MISCELÁNEA
   A. *Eritema Elevatum Diutinum.*
   B. *Síndrome de Behçet.*
   C. *Síndrome de Sweet.*

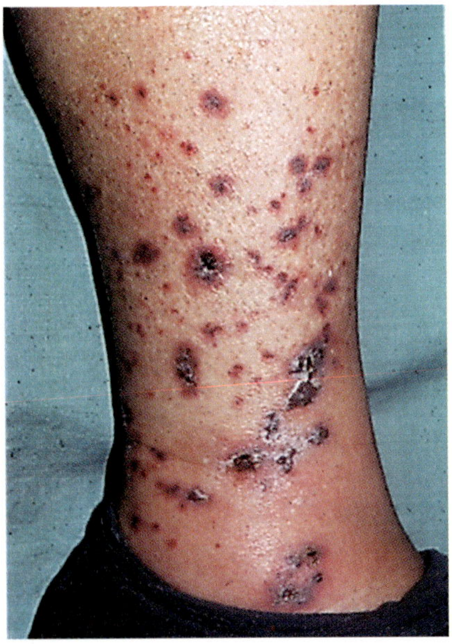

FIGURA 9.3. Vasculitis alérgica. Lesiones necróticas cubiertas por costras serohemorrágicas.

Vasculitis por hipersensibilidad (V. leucocitoclásticas. V. alérgicas)

Representan la forma más frecuente de las VN, no faltando las manifestaciones cutáneas en forma de máculas eritematosas, al inicio, haciéndose infiltradas rápidamente, para establecer al fin el cuadro cutáneo característico de *púrpura palpable*. Afectan a individuos en la cuarta o quinta década de la vida, sin clara preferencia por uno u otro sexo (Fig. 9.3).

Algo de etiopatogenia

De etiología muy variada, y casi siempre localizable, las vasculitis pueden deberse a infecciones, fármacos (Fig. 9.4), sustancias químicas, alimentos, o estar asociadas a procesos sistémicos o malignos (Tabla 9.1).

En su *patogenia*, como ya se ha comentado anteriormente, está implicada una reacción inmunológica tipo III,

TABLA 9.1. Etiología de las vasculitis alérgicas: agentes antigénicos y procesos asociados

INFECCIONES BACTERIANAS • Estreptococo. • Gonococo. • Mycobacterium Tuberculosis. • Mycobacterium Leprae. • Treponema Pallidum. VIRICAS • Hepatitis B. • Hepatitis C. • VIH. • CMV. • Influenza. • Virus Epstein-Barr. HONGOS • Candida. • Histoplasmosis. **PRODUCTOS QUÍMICOS** • Insecticidas. • Herbicidas. • Contrastes yodados. • Derivados del petróleo. **ALIMENTOS** • Proteínas de la leche. • Gluten. • Albúmina bovina.	**FÁRMACOS** • Penicilinas. • Tetraciclinas. • Eritromicina. • Sulfamidas. • Griseofulvina. • Aspirina. • Insulina. • Fenacetina. • Vit. B_6. • Fenotiazinas. • Quinidina. • Yoduros. **ENFERMEDADES SISTÉMICAS** • Cirrosis biliar primaria. • Colitis ulcerosa. • Enfermedad de Cröhn. • Hepatitis crónica activa. • Anemia hemolítica. • Endocartitis bacteriana. • LES. • Artritis reumatoide. • Síndrome de Sjögren. • Macroglobulinemia de Waldenstrom. • Crioglobulinemia mixta esencial. **ENFERMEDADES MALIGNAS** • Enfermedad de Hodgkin. • Linfomas. • Mieloma múltiple. • Leucemia linfática crónica. • Leucemia de células peludas. • Melanoma.

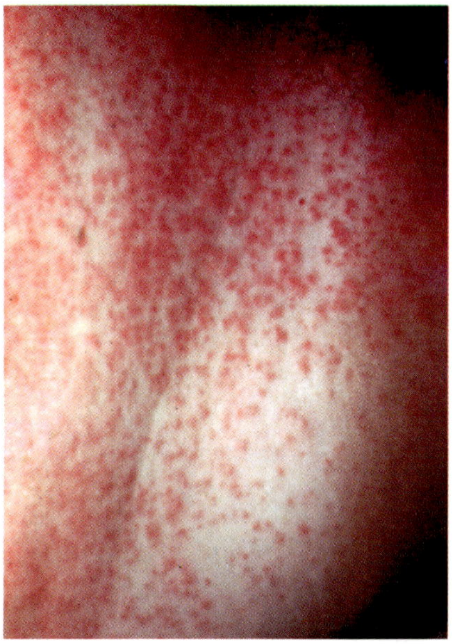

FIGURA 9.4. Vasculitis alérgica por contraste yodado (Cortesía del Dr. Pelta Fernández. Sección de Alergología. Hospital General Universitario Gregorio Marañon, Madrid).

según la clasificación de Gell y Coombs, con depósito de inmunocomplejos circulantes Ag-Ac en la pared vascular, activación del complemento, atracción de polinucleares neutrófilos, leucocitoclasia, liberación de enzimas lisosomales, que a su vez provocarán daño en el vaso, y necrosis tisular (Fig. 9.5). Se trata por tanto de un proceso similar al que ocurre en la enfermedad del suero.

Cómo historiar y cómo explorar

A la *exploración* nos encontraremos con un paciente que habitualmente presenta una erupción distribuida simétricamente por las extremidades inferiores, pudiendo extenderse en ocasiones a otras partes del tegumento (zonas declive y áreas sometidas a presión), y consistente inicialmente en múltiples máculas de color rojo intenso menores de 5 mm de diámetro, aisladas, que rápidamente se hacen purpúricas, y se elevan, haciéndose «palpables».

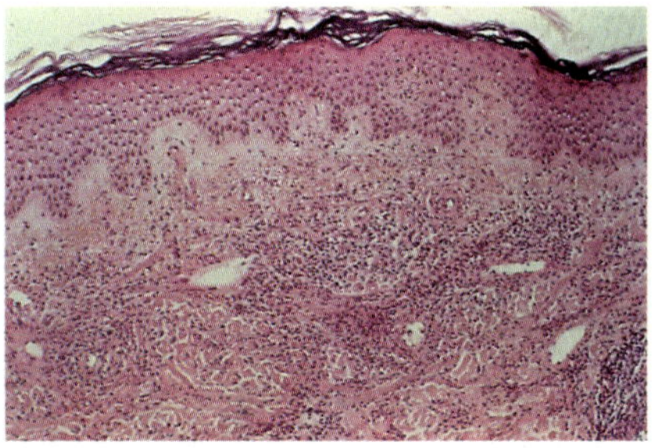

FIGURA 9.5. Imágenes histopatológicas que muestran un infiltrado de polinucleares neutrófilos, con signos de tumefacción y necrosis endotelial (Cortesía del Dr. M. Lecona. Servicio de Anatomía Patológica. Hospital General Universitario Gregorio Marañón, Madrid).

Dependiendo de la intensidad del proceso inflamatorio, habrá mayor o menor grado de necrosis y ulceración, e incluso si el edema es suficientemente importante aparecerán lesiones vesículo-ampollosas de contenido serohemorrágico. En el caso de que el infiltrado sea muy rico en polinucleares se observarán lesiones pustulosas.

El cuadro clínico suele ser subjetivamente asintomático. Sólo en ocasiones puede existir prurito, escozor y excepcionalmente dolor. Generalmente remite en el plazo de una a cuatro semanas, si el antígeno ha sido detectado, pero en caso contrario puede hacerse recidivante durante meses e incluso años. La presencia de lesiones necróticas es capaz de condicionar el desarrollo de cicatrices persistentes, deprimidas e hiperpigmentadas. Ante un paciente con una VA, que además presente fiebre, astenia y malestar general nos veremos obligados a descartar la posibilidad de afectación de otros órganos como:

- *Riñón*: hematuria, proteinuria, en el 25 por 100 de los casos.
- *Articulaciones*: artromialgias, mono o poliartritis, en un 40 por 100.
- *SNC*: cefaleas, mono-polineuropatías.
- *Gastrointestinales*: hemorragias digestivas, dolor abdominal en un 15 por 100.
- *Pulmón y corazón*: derrames pleurales, serositis.
- *Ojos*: alteraciones retinianas.

¿Qué pruebas debemos pedir?

El estudio *anatomopatológico* de una lesión de evolución reciente nos aportará la imagen característica de una vasculitis leucocitoclástica, con afectación de vasos de pequeño calibre, generalmente vénulas postcapilares de la dermis papilar, que presentan un infiltrado de polinucleares neutrófilos, con fragmentación nuclear («polvo nuclear»), edema, necrosis de la pared y depósitos de fibrina, así como en el tejido circundante. La extravasación hemática aporta el signo clínico del color purpúrico de las lesiones. Mediante inmunofluorescencia directa se pueden demostrar depósitos de inmunocomplejos IgG, IgM y C3, intra y perivasculares.

Tratamiento práctico

El *diagnóstico* no presenta dificultades, ante un paciente con un cuadro clínico de púrpura palpable y distribución en EEII, además de existir alteraciones histológicas típicas. La elevación de la VSG y la presencia de fiebre indican la posibilidad de que haya afectación sistémica.

En los casos poco intensos puede confundirse la vasculitis con procesos petequiales trombopenizantes o los que surgen tras instaurarse edema por estasis venoso.

Generalmente, la *evolución* es favorable, y va a depender siempre del tipo de estímulo antigénico y su persistencia. En cuanto al *pronóstico*, el grado de afectación sistémica nos lo delimitará. En casos de afectación exclusivamente cutánea, el pronóstico suele ser muy favorable.

Como *tratamiento*, es obligado eliminar la causa desencadenante, ya sea farmacológica o infecciosa. Resulta de gran interés descubrir procesos sistémicos asociados a la vasculitis o bien posibles enfermedades malignas.

El paciente debe guardar reposo en cama, remitiendo la mayor parte de las veces el trastorno cutáneo tras la administración de antihistamínicos o AINEs. Es útil además la colchicina en dosis de 0,5-1 mg/8 h y la sulfona 50-200 mg/día.

En casos de mayor gravedad se utilizará la prednisona, en dosis de 1 mg/kg/día, ciclofosfamida 2 mg/kg/día, e incluso la plasmaféresis si existe riesgo vital.

Urticaria-vasculitis

Es un tipo de vasculitis alérgica, que afecta mayormente en la edad media de la vida y consiste en un exantema urticariforme generalizado, con presencia de ronchas edematosas de gran tamaño, que persisten más de 24 horas en la misma localización, con tendencia a la pigmentación residual (Fig. 9.6). Se acompaña de sensación de escozor más que prurito, y en un 60 por 100 de los casos hay artralgias de grandes articulaciones. Otros órganos que pueden afectarse son el riñón, con glomerulonefritis (15 por 100), habiéndose descrito también uveítis, epiescleritis, fenómeno de Raynaud y angioedema. Analíticamente se aprecia aumento de la VSG, y en un 40 por 100 una hipocomplementemia (Clq).

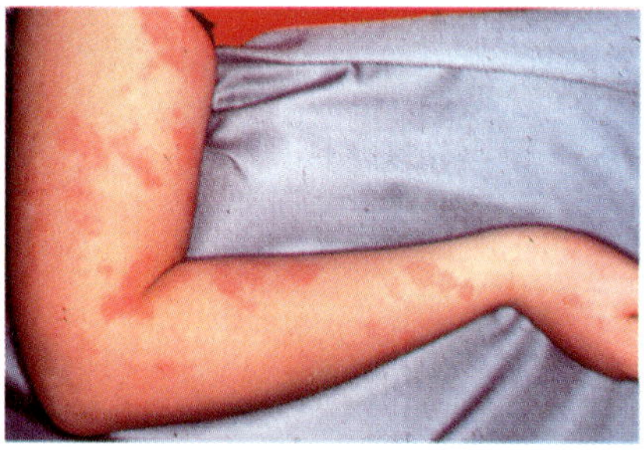

FIGURA 9.6. Urticaria-vasculitis con lesiones de exantema urticariforme.

Histológicamente muestra imágenes de vasculitis leucocitoclástica, con inmunofluorescencia directa positiva y depósitos de IgM y C3.

De etiología idiopática, en ocasiones puede asociarse a LES, hepatitis B o síndrome de Sjögren. Se han descrito casos relacionados con fármacos y tras la exposición solar. Plantea diagnóstico diferencial con la urticaria, el síndrome de Sweet, y diversas formas de penfigoide, que presentan cuadros histológicos distintos.

En cuanto al tratamiento, suelen ceder tras el empleo de indometacina, y en caso contrario corticoides o sulfonas.

Púrpura de Schönlein-Henoch (púrpura anafilactoide o púrpura reumática)

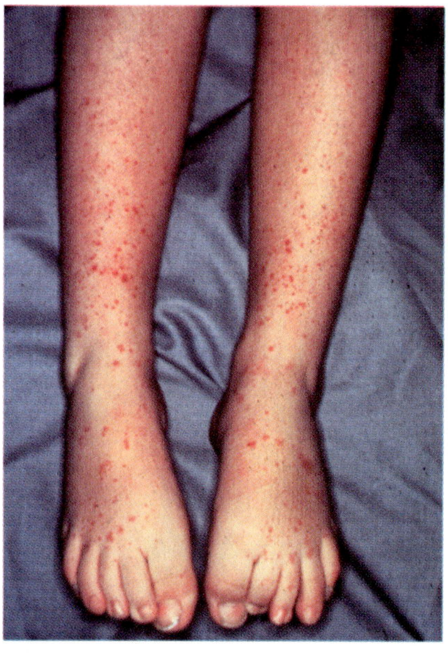

FIGURA 9.7. Púrpura anafilactoide de Schönlein-Henoch, con lesiones palpables características en un adolescente.

Corresponde a un tipo de VN con clínica de púrpura palpable, y ocasional presencia de pequeñas úlceras necróticas, distribuidas por las extremidades inferiores, a

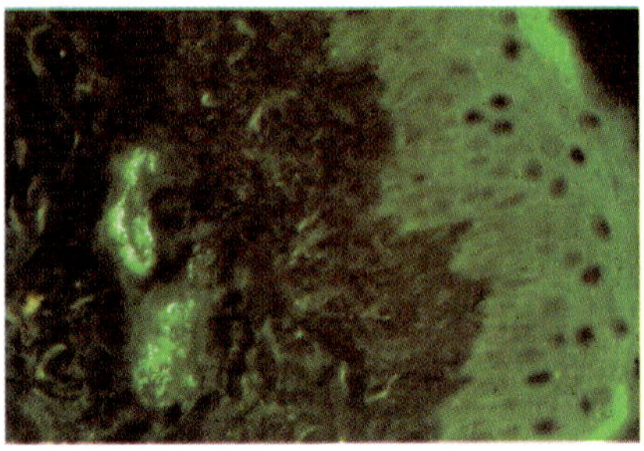

FIGURA 9.8. Púrpura anafilactoide de Schönlein-Henoch, con imágenes de inmunofluorescencia directa que muestran depósitos vasculares de IgA. (Cortesía del Dr. E Niembro. Servicio de Anatomía Patológica. Hospital General Universitario Gregorio Marañon, Madrid.)

veces con mayor extensión, pero respetando la cara, palmas, plantas y mucosas (Fig. 9.7).

Afecta preferentemente a niños varones menores de 10 años, haciendo acto de presencia generalmente en primavera, unas 2 semanas después de haber sufrido un proceso infeccioso de vías respiratorias altas (amigdalitis por estreptococo beta hemolítico del grupo A en el 50 por 100 de los casos), en otras ocasiones por infección vírica (virus del resfriado y gripe, varicela), fármacos (penicilina, sulfamidas o ácido acetil salicílico).

Simultáneamente se produce tumefacción articular, con artralgias que afectan a grandes articulaciones (codos, rodillas, tobillos), dolor abdominal de tipo cólico, con casos de invaginación, infarto y perforación intestinal.

Aunque de curso habitualmente benigno, con remisión a las 4 o 6 semanas, en el 2 por 100 de los casos existe insuficiencia renal crónica asociada a glomerulonefritis, encontrándose mediante biopsia depósitos de IgA en el mesangio renal.

Las alteraciones analíticas más habituales son incremento en la VSG, leucocitosis, anemia y aumento de los niveles de IgA. Los valores de complemento son normales.

La biopsia cutánea aporta la histología característica de las vasculitis leucocitoclásticas, con afectación de vasos del dermis papilar. La IFD demuestra depósitos de IgA (IgA1 e IgA2) y C3 (Fig. 9.8).

El tratamiento incluye reposo en cama, eliminar el factor desencadenante, combatir el proceso infeccioso y, en caso de afectación renal, emplear corticoides sistémicos.

Crioglobulinemia mixta esencial

Las crioglobulinas son autoanticuerpos capaces de aglutinar hematíes a temperaturas inferiores a 37°. Se clasifican en monoclonales, asociadas a procesos linfoproliferativos (mieloma), y mixtas monoclonales y policlonales, en las cuales existen inmunocomplejos circulantes, en los que el antígeno es una de las inmunoglobulinas, y el anticuerpo la otra (habitualmente IgM).

Las crioglobulinemias mixtas pueden tener un carácter idiopático, esencial, o asociarse a agentes infecciosos, conectivopatías, otros tipos de vasculitis, procesos linfoproliferativos, y enfermedades inflamatorias crónicas (véase la Tabla 9.2).

Clínicamente se caracterizan por lesiones de púrpura palpable, con histología de vasculitis leucocitoclástica. En ocasiones aparecen ampollas de contenido hemorrágico, ronchas y úlceras necróticas, distribuidas por EEII, desencadenadas habitualmente por el frío (Fig. 9.9). Se suelen acompañar de artralgias de manos, codos y rodillas, y en ocasiones de síndrome nefrótico, que puede llevar al paciente a la muerte por insuficiencia renal aguda.

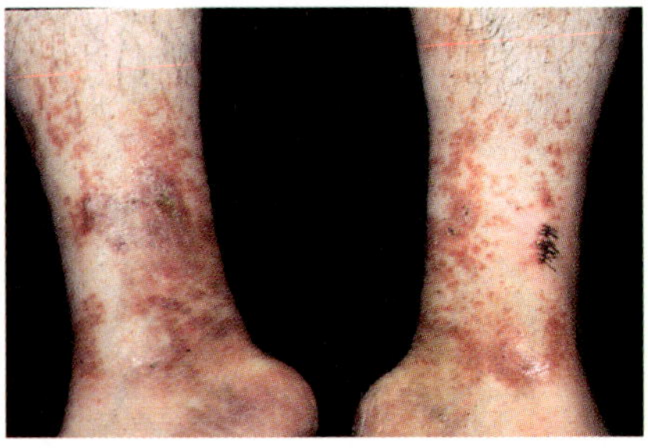

FIGURA 9.9. Crioglobulinemia mixta esencial en paciente con mieloma.

TABLA 9.2. Procesos asociados a crioglobulinemias mixtas

I. AGENTES INFECCIOSOS	
VIRUS:	Hepatitis B. Virus Epstein-Barr. Citomegalovirus. Rubéola.
BACTERIAS:	Estreptococo B. Mycobacterium Leprae. Treponema Pallidum. S. Viridans. Enterococcus. Staphylococcus.
HONGOS:	Coccidiomicosis.
PARÁSITOS:	Malaria. Toxoplasmosis. Equinococosis. Kala-Azar. Esquistosomiasis.
II. CONECTIVOPATÍAS	
Artritis Reumatoide. LES. Síndrome de Sjögren. Esclerodermia.	
III. OTRAS VASCULITIS	
Púrpura de Schönlein-Henoch. PAN. Síndrome de Behcet.	
IV. PROCESOS LINFOPROLIFERATIVOS	
Mieloma múltiple. Macroblobulinemia de Waldenström. LLc. Anemía hemolítica.	
V. ENFERMEDADES INFLAMATORIA CRÓNICAS	
Cirrosis biliar primaria. Sarcoidosis. Tiroiditis. Cirrosis de Laennec.	

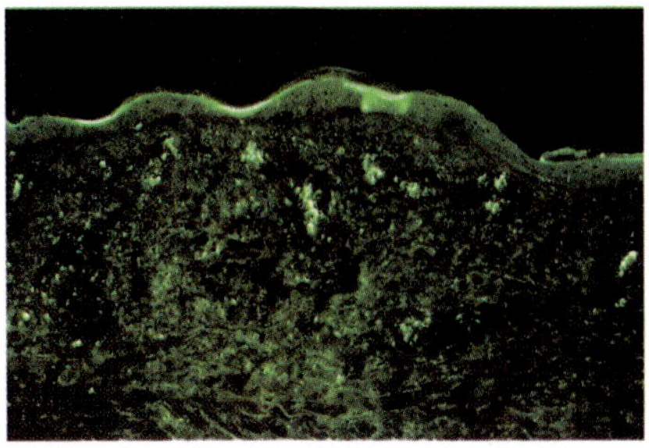

FIGURA 9.10. Inmunofluorescencia con depósitos de IgM en paciente con vasculitis por crioglobulinemia.

En el estudio analítico se puede encontrar aumento de la VSG, hipergammaglobulinemia, factor reumatoide positivo, y presencia de un precipitado de crioglobulinas en el suero. El tratamiento dependerá del grado de afectación, llegando a veces a precisar corticoides en dosis altas, inmunosupresores e incluso plasmaféresis (Fig. 9.10).

Panarteritis nodosa (PAN)

También denominada poliarteritis nodosa, se trata de una vasculitis necrotizante, que afecta a la totalidad de la pared de las arterias musculares de pequeño y mediano calibre, de forma segmentaria y fundamentalmente a nivel de las bifurcaciones.

Con clínica cutánea similar, se consideran dos formas clínicas, dependiendo de que haya o no afectación sistémica: panarteritis nodosa cutánea (PAN cutánea) y panarteritis nodosa clásica o sistémica (PAN clásica).

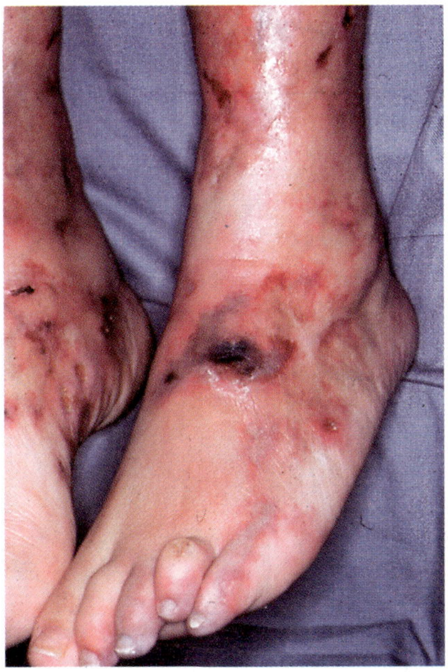

FIGURA 9.11. Panarteritis nodosa sistémica, pudiéndose apreciar en detalle úlceras necróticas de contornos irregulares en el dorso de ambos pies.

Pan clásica o sistémica

Como ya se ha señalado, se trata de una VN, de arterias musculares de pequeño y mediano calibre, con necrosis fibrinoide de la totalidad de la pared vascular de diferentes órganos, que suele afectar con mayor frecuencia a varones entre los 40 a 50 años de edad.

De etiología desconocida en la mayoría de los casos, en ocasiones se asocia a enfermedades del colágeno, como el LES y la AR. La causa infecciosa más frecuente es el virus B

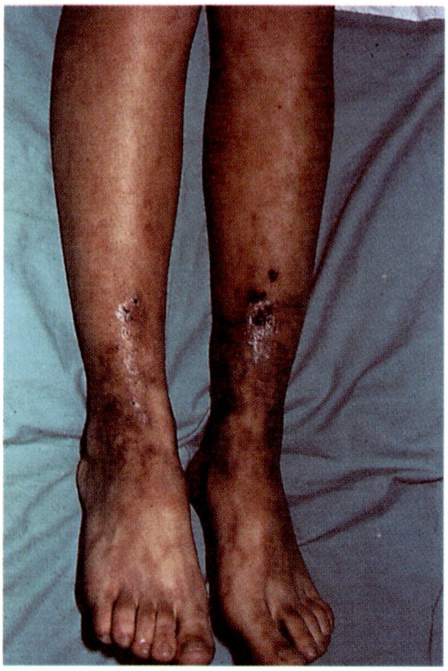

FIGURA 9.12. Panarteritis nodosa cutánea, con lesiones correspondientes a lívedo reticular y nódulos en piernas con superficie necrótica.

de la hepatisis, habiéndose observado la presencia de complejos inmunes circulantes, compuestos por antígenos de la hepatitis B (IgG, IgM e IgA), así como su depósito en los tejidos. Este hecho confirma la hipótesis de la etiología inmune, como patogenia de la PAN sistémica. En pacientes con leucemia de células peludas se han descrito casos de PAN, interpretando este hecho en el sentido de que la neoplasia actuaría a modo de antígeno. Finalmente se han observado casos, tras la administración por vía i.v. de anfetaminas, y en pacientes con títulos altos de ASLO (el antígeno sería la toxina estreptocócica).

La fiebre, mayor de 38°, y persistente por más de 14 días, es el síntoma más común y constante (70-80 por 100). A continuación, y en orden de frecuencia, descubriremos las lesiones cutáneas:

- Nódulos y pápulas inflamatorias, dolorosas, subcutáneas, que siguen el trayecto de una arteria. De duración variable, días o meses, tienen un carácter recurrente. Suelen asentarse en extremidades inferiores y con menor frecuencia en las superiores (Fig. 9.11).
- Lívedo reticular (40 por 100), en forma de máculas azuladas, arboriformes.
- Necrosis con tendencia a la ulceración, y en ocasiones presencia de máculas equimóticas.

Además de la fiebre, el paciente presenta como síntomas generales taquicardia, astenia, pérdida de peso y malestar general.

En la analítica encontraremos aumento de la VSG, leucocitosis con eosinofilia y trombocitosis.

Clínica orgánica:

- *Riñón*: glomerulonefritis con albuminuria, hipertensión arterial.
- *Gastrointestinal*: dolores abdominales de tipo cólico, náuseas, vómitos, diarreas, melenas y hematemesis.
- *Cardiopulmonares*: neumonía, insuficiencia cardiaca congestiva, pericarditis, infarto de miocardio por vasculitis coronaria, con las consiguientes alteraciones en el ECG.
- *Articulaciones*: artromialgias, artritis.
- *SNC y periférico*: accidentes cerebrovasculares, mononeuritis múltiple y pérdida de visión por afectación de pares craneales.

Para confirmar el diagnóstico, es obligado realizar biopsia de una lesión cutánea nodular, debiendo ser lo suficientemente profunda para que nos permita llegar al plano muscular. Encontraremos necrosis fibrinoide de toda la pared de los vasos, infiltrado inflamatorio compuesto por neutrófilos y eosinófilos, con fenómenos de trombosis. En lesiones más evolucionadas podremos objetivar la existencia de tejido de granulación y presencia de histiocitos.

El pronóstico va a depender del grado de afectación sistémica y del daño orgánico, variando desde la muerte súbita en pocos días, en aquellos pacientes sin tratamiento, y con insuficiencia renal irreversible, hasta la supervivencia de 1 a 2 años, e incluso puede haber una tendencia a la curación tras una pauta terapéutica adecuada.

El tratamiento consiste en la instauración de corticoides sistémicos, esto es prednisona en dosis inicial de 60-120 mg/día, con disminución de la misma cuando encontremos controlado al paciente, según clínica y analítica, pero mantenida por espacio de 6 a 12 meses. Se aconseja añadir inmunosupresores azatioprina 100-150 mg/día o ciclofosfamida, que permitirán utilizar menores dosis de corticoides. En caso de necesidad vital, la plasmaféresis puede ser de gran utilidad.

PAN cutánea

Se trata de una panarteritis necrotizante, separada de la PAN sistémica, por permanecer limitada al tejido cutáneo, de evolución crónica y recidivante, que afecta a la totalidad de la pared vascular de arterias de la unión dermohipodérmica, y vasos de los septos interlobulillares, con depósitos de fibrina, infiltrado inflamatorio perivascular de polinucleares neutrófilos, fenómenos de leucocitoclasia y paniculitis focal.

La IFD demuestra depósitos de IgM y C3 en la pared de los vasos de la dermis e hipodermis.

Con escasa afectación del estado general, fiebre al comienzo del proceso, y alteraciones neuromusculares en regiones próximas a las lesiones cutáneas, la afectación de la piel es similar a la PAN sistémica, esto es:

- Nódulos eritematosos de 0,5 a 1,5 cm, dolorosos, distribuidos por extremidades inferiores y en ocasiones en las superiores y tronco, en diferentes estadios evolutivos por su curso en brotes recurrentes.
- Máculas de lívedo reticular, de aspecto parcheado, persistentes y de color azulado, que suelen aparecer tras los brotes de nódulos, y en zonas declives.
- Las lesiones nodulares tienden a la necrosis, con formación de úlceras de contornos irregulares (Fig. 9.12).

La evolución del cuadro suele ser benigna, aunque cronificada en el tiempo por periodos de meses o años, debiéndose someter al paciente a revisiones y estudios periódicos, que nos permitan descartar su paso a la forma sistémica.

El tratamiento consistirá en la utilización de salicilatos, AINES, reposo del paciente en cama y, si fuese necesario, corticoterapia sistémica e inmunosupresores en casos más severos con presencia de úlceras dolorosas de difícil curación.

Granulomatosis alérgica (enfermedad de Churg-Strauss)

Es una vasculitis necrotizante sistémica, que compromete vasos de calibre similar a los de la PAN, afectando a individuos adultos, con clínica de asma bronquial y leucocitosis con eosinofilia periférica. Suele debutar con fiebre y malestar general, y sus manifestaciones cutáneas consisten en la presencia de lesiones de vasculitis nodular, con nódulos subcutáneos, habiéndose descrito también lesiones de eritema polimorfo, y de púrpura palpable, distribuidos de forma generalizada, aunque con predominio en dorso de manos, pies, codos, rodillas y piernas. La histología demuestra necrosis de la pared vascular con depósitos de fibrina y presencia de un infiltrado inflamatorio formado por eosinófilos, histiocitos y células gigantes formando granulomas.

Además del pulmón, se puede afectar el riñón con hipertensión arterial y hematuria, el aparato gastrointestinal, apareciendo úlcera gastroduodenal y perforación intestinal, y en el aparato locomotor pueden desarrollarse artralgias. A veces se alteran otros órganos como el corazón y el SNC y periférico.

El pronóstico, una vez más, va a depender del grado y órganos afectados, precisándose tratamiento con corticoides en forma de dosis altas.

Vasculitis granulomatosas

Granulomatosis de Wegener

Es una enfermedad de origen desconocido y poco frecuente, caracterizada por una vasculitis necrotizante y granulomatosa, a nivel de las vías respiratorias superiores e inferiores y del riñón entre otros órganos, con afectación de arterias y venas de pequeño calibre, así como infiltración de polinucleares y posteriormente mononucleares.

Aunque se desconoce el mecanismo patogénico, se postula que ciertas citoquinas atraen las células monocitarias hacia el tejido, liberando enzimas lisosomales y provocando el daño vascular y tisular. La transformación de los monocitos en células epitelioides explicaría la formación de granulomas. Asimismo, se han encontrado anticuerpos anti-neutrófilo (ANCAS), a títulos coincidentes con el grado de afectación de la enfermedad, hecho que sugiere que estos anticuerpos intervendrían en la etiopatogenia del proceso. La edad media de los pacientes es de 40 años, con ligero predominio en varones (2:1), y generalmente debuta con lesiones cutáneas distribuidas por las extremidades inferiores, en forma de pápulas, placas infiltradas, úlceras y a veces con nódulos subcutáneos.

Las manifestaciones respiratorias son constantes, con afectación de los senos paranasales y clínica de sinusitis, rinitis y obstrucción nasal. En casos avanzados puede haber destrucción de partes blandas. Menos frecuentes son las gingivitis, epistaxis y laringitis. La participación de las vías respiratorias inferiores producen tos, disnea, hemoptisis y dolor torácico, siendo frecuentes las infecciones sobreañadidas de tipo bacteriano.

La fiebre, el mal estado general y la pérdida de peso suelen acompañar a la vasculitis siempre como síntomas generales, y en el 80 por 100 de los casos hay afectación renal en forma de glomerulonefritis focal y segmentaria.

Finalmente son comunes la patología articular (artralgias), ocular (conjuntivitis, epiescleritis, iritis, etc.), cardíaca (pericarditis y vasculitis de arterias coronarias). En el 25 por 100 hay afectación del sistema nervioso, con compromiso de pares craneales, y mono y polineuritis periféricas.

El pronóstico es muy grave, mortal sin tratamiento, requiriendo corticoterapia en dosis altas e inmunosupresores asociados (ciclofosfamida, azatioprina o metotrexato).

Cómo informar al paciente

Sin dramatizar, al enfermo se le debe dar información suficiente, haciéndole ver la posible gravedad de su proceso, que en principio puede interpretarse como banal, poco importante, ante una erupción con escasa sintomatología subjetiva y la sola presencia inicial de elementos maculares aislados en extremidades inferiores. Se le aconsejará cumpla estrictamente el tratamiento prescrito, así como la necesidad de someterse a revisiones periódicas hasta que se le conceda el alta definitiva. En ellas se solicitarán estudios analíticos de sangre y orina y pruebas exploratorias complementarias que nos permitirán valorar la situación real del paciente, evitando de esta forma el paso de una única afectación cutánea a su extensión a otros órganos, con el consiguiente riesgo vital.

BIBLIOGRAFÍA RECOMENDADA

Andrews. *Tratado de dermatología*, 4.ª ed. Barcelona: Editorial Masson Salvat, 1993.

Braun F. *Dermatología*. Barcelona: Editorial Springer Verlag Ibérica, 1995.

Díaz Fernández AJ, Barat Cascante A, Oliva Aldamiz H. *Angeítis necrotizantes*. Barcelona: Salvat Editores, S.A., 1980.

Fitzpatrick TB. *Dermatología en medicina general*, 3.ª ed. Buenos Aires: Editorial Panamericana, 1988.

Lever WF, *Histopatología de la piel*, 7.ª ed. Buenos Aires: Editorial Intermédica, 1991.

Price N, Mitchell Sams Jr W. *Vasculitis*. Philadelphia: Editorial W.B. Saunders, 1983.

Rook, Wilkinson, Ebling. *Textbook of dermatology*, 5.ª ed. Oxford: Editorial Blackwell SP, 1992.

10 TOXICODERMIAS: CUANDO LOS FÁRMACOS LESIONAN LA PIEL

M.ª TERESA HERRERO LÓPEZ

Introducción

La piel tiene una actividad biológica y un funcionalismo que la acredita como auténtico *órgano cutáneo* esencial para el cuerpo humano, por cuanto realiza funciones imprescindibles para la salud y la vida.

Las erupciones cutáneas por medicamentos o toxicodermias son las manifestaciones más frecuentes en las reacciones adversas por fármacos, afectando también en ocasiones a las mucosas y anejos de la piel.

Casi cualquier tipo de erupción cutánea puede ser secundario a la medicación.

Según Karch y Lasagna, una reacción adversa a fármacos es cualquier respuesta perjudicial y no intencionada que se presenta después de la administración de un medicamento, con dosis empleadas en el hombre para la profilaxis, diagnóstico y tratamiento, excluyendo los fallos terapéuticos.

Las reacciones adversas por fármacos pueden ser divididas en dos grandes grupos (Tabla 10.1).

1. *Reacciones adversas previsibles.* Son a menudo dosis dependientes, están relacionadas con las acciones farmacológicas conocidas de la droga, se presentan en pacientes no susceptibles y explican el 80 por 100 de los efectos adversos farmacológicos. Dentro de este tipo de reacciones podemos incluir la toxicidad, los efectos colaterales y secundarios, y las interacciones medicamentosas.

2. *Reacciones adversas imprevisibles.* No guardan relación con la dosis ni con las acciones farmacológicas del medicamento y suelen presentarse en sujetos susceptibles. En este tipo de reacciones, que son las que vamos a describir en este capítulo, a nivel de manifestaciones cutáneas, se encuadran la idiosincrasia, la intolerancia y las reacciones alérgicas y seudoalérgicas.

TABLA 10.1. Reacciones adversas por fármacos

REACCIONES ADVERSAS PREVISIBLES
1. Sobredosificación: Toxicidad
2. Efectos colaterales
   a) Inmediatos
   b) Tardíos
3. Efectos secundarios o indirectos
   a) Relacionados con la droga
   b) Enfermedad asociada
4. Interacciones entre fármacos

REACCIONES ADVERSAS IMPREVISIBLES
1. Intolerancia
2. Idiosincrasia
3. Reacciones alérgicas o pseudoalérgicas

Intolerancia

Se define como intolerancia la reproducción con una pequeña dosis del medicamento de un efecto farmacológico característico del mismo (por ej., tinnitus, que aparece en algunas personas con dosis normales o incluso pequeñas de ácido acetil salicílico).

Idiosincrasia

Es una reacción cualitativamente anormal, no justificable por los efectos farmacológicos conocidos del medicamento. En ocasiones se asocia a un defecto genético que sólo se manifiesta tras la exposición a la droga (por ej., la anemia hemolítica en pacientes con déficit de glucosa 6-P-deshidrogenasa cuando reciben tratamiento con primaquina u otros medicamentos oxidantes).

Reacciones alérgicas o seudoalérgicas

Las reacciones alérgicas son reacciones cualitativamente aberrantes en las que interviene o se sospecha un mecanismo inmunológico (clasificación de Gell y Coombs).

Las reacciones seudoalérgicas presentan manifestaciones clínicas similares, aunque el mecanismo implicado no parece ser una reacción entre el medicamento y el anticuerpo específico dirigido contra él y/o los linfocitos sensibilizados.

En las reacciones alérgicas, es decir en las que interviene un mecanismo inmunológico, el medicamento puede actuar como antígeno completo o como hapteno unido a proteínas hísticas.

Las reacciones alérgicas a medicamentos sólo aparecen en un pequeño porcentaje de pacientes que reciben la medicación. La reacción se suele producir con pequeñas dosis del fármaco sospechoso o con otros preparados de estructura química similar y suele remitir a los pocos días tras suspender el tratamiento.

Prevalencia

Aunque se desconoce la incidencia y la prevalencia real de las reacciones alérgicas, se calcula que de un 5 por 100 a un 10 por 100 de las reacciones medicamentosas están producidas por un mecanismo inmunológico.

Las manifestaciones cutáneas constituyen la gran mayoría de estos reactores y se estiman en un 3 por 100 para la mayoría de los fármacos.

Según los datos de la Encuesta Alergológica (realizada por la Sociedad Española de Alergología e Inmunología Clínica en 4.029 pacientes, con la colaboración de 266 alergólogos y patrocinada por Alergia e Inmunología

Abelló), las reacciones por fármacos son la tercera causa de consulta al especialista de alergia. La frecuencia media de alergia a medicamentos detectada osciló entre 3,85 por 100 y el 11,83 por 100, según las distintas regiones.

En este muestreo se confirmaba que la expresión más frecuente de la alergia medicamentosa correspondía a las manifestaciones cutáneas, que junto con la anafilaxia constituían la mayoría de las reacciones. Dentro de las erupciones cutáneas, la urticaria ocupaba el primer lugar.

Los fármacos implicados con mayor frecuencia fueron los antibióticos beta-lactámicos (más de las 3/4 partes de las reacciones por antibióticos). El segundo grupo correspondía a los antiinflamatorios no esteroideos (AINE), y de ellos un 45 por 100 implicaba a las pirazolonas como único AINE responsable de la reacción. Del resto de los antibióticos la mitad de las reacciones eran causadas por las sulfamidas.

Queremos destacar que en la actualidad las aminopenicilinas, y en concreto la amoxicilina, ocupan el primer lugar como fármaco responsable de alergia a antibióticos beta-lactámicos. También hay que señalar que en nuestra experiencia está aumentando el número de reacciones por espiramicina, probablemente debido a su mayor consumo.

La vía de administración que produce reacciones con más frecuencia hoy en día es la oral, a bastante distancia de la vía parenteral y tópica.

La atopia no guarda relación con la aparición de alergia a medicamentos.

Toxicodermias

A continuación vamos a describir las erupciones cutáneas observadas con mayor frecuencia en la práctica clínica (Tabla 10.2) y los fármacos implicados en estas reacciones (Tabla 10.3).

Urticaria y angioedema

La urticaria se caracteriza por la aparición de pápulas inflamatorias (ronchas o habones) que afectan a la dermis superficial, de color rojo, rosa o blanco, de tamaño y localización variables y habitualmente pruriginosas (Fig. 10.1).

En el 40 por 100 de los casos se asocia a angioedema, un proceso en el que la inflamación se localiza en el tejido celular subcutáneo y dermis profunda, por lo que en vez de prurito produce más sensación de ardor, dolor y hormigueo.

Puede ir asociada a anafilaxia o formar parte de las manifestaciones de la enfermedad del suero.

En su patogenia pueden intervenir mecanismos inmunológicos (tipos I y III de la clasificación de Gell y

TABLA 10.2. Manifestaciones cutáneas inducidas por fármacos

Mecanismo inmunológico demostrado o probable:

- Urticaria-angioedema
- Exantemas maculopapulares
- Exantema fijo.
- Dermatitis de contacto
- Urticaria de contacto
- Eritema exudativo multiforme
- Fotosensibilidad
- Erupciones purpúricas
- Vasculitis
- Necrolisis epidérmica tóxica
- Dermatitis exfoliativa

TABLA 10.3. Fármacos responsables de reacciones alérgicas (más frecuentes)

- Beta-lactámicos (amoxicilina)
- Antiinflamatorios no esteroideos (AAS, pirazolonas)
- Sulfonamidas (sulfamidas)
- Tetraciclinas
- Macrólidos (espiramicina, eritromicina)
- Aminoglicósidos (estreptomicina, neomicina)
- Quinolonas (ciprofloxacina)
- Anticonvulsivantes (carbamacepina, difenilhidantohínas)
- Barbitúricos
- Relajantes musculares
- Alopurinol
- Miscelánea (anestésicos locales, vitaminas, hormonas, enzimas)

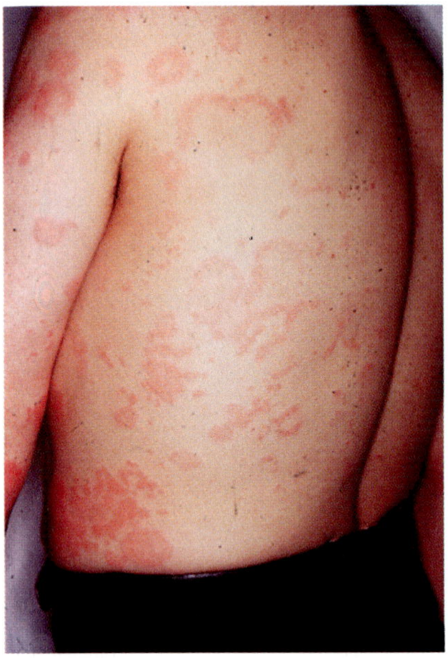

FIGURA 10.1. Urticaria aguda.

Coombs). No parece existir urticaria mediada por citotoxicidad ni por mecanismos de hipersensibilidad celular. Muchas drogas producen urticaria por mecanismos no inmunológicos, bien por ser liberadoras inespecíficas de histamina (opiáceos, polimixina B, medios de contraste, relajantes musculares), por su efecto en el metabolismo del ácido araquidónico como inhibidores de la síntesis de prostaglandinas (antiinflamatorios no esteroideos), o por activación directa de la vía del complemento (medios de contrastre).

La urticaria medicamentosa mediada por IgE puede manifestarse en forma inmediata, acelerada, retardada y tardía (más de 48 horas).

En nuestra experiencia, los fármacos implicados con mayor frecuencia son los antibióticos beta-lactámicos, con predominio de la amoxicilina en la actualidad, los antiinflamatorios no esteroideos (AINE) y las sulfamidas.

Dentro de las urticarias originadas por analgésicos podemos distinguir dos grupos:

1. Las producidas por una sola familia de analgésicos con buena tolerancia de otros AINES. En este tipo de reacciones, podemos encontrar en ocasiones pruebas cutáneas positivas, como es el caso de la dipirona magnésica en las reacciones por pirazolonas. Sus características clínicas hacen pensar en un mecanismo inmunológico mediado por IgE.
2. Las desencadenadas por dos o más familias de AINEs distintas. En este último grupo no se encuentran pruebas cutáneas positivas, y el mecanismo responsable parece ser una inhibición de la síntesis de prostaglandinas en la via de la ciclooxigenasa, con predominio de la vía de la lipooxigenasa en el metabolismo del ácido araquidónico.

Mención aparte merece la urticaria de contacto que se presenta tras la aplicación o roce de la piel de ciertas sustancias, apareciendo las lesiones en un plazo no superior a los 30 minutos. Puede ir acompañando a otras manifestaciones sistémicas u originar una urticaria generalizada. Este tipo de urticaria es más frecuente en sujetos atópicos y puede ser debida a un mecanismo inmunológico o no inmunológico, presumiblemente por liberación de aminas vasoactivas. En la Tabla 10.4 podemos ver los fármacos u otras sustancias causantes de urticaria de contacto.

La urticaria suele remitir en pocos días una vez que se ha suspendido el fármaco responsable de la reacción. Si las lesiones cutáneas persisten más de dos semanas después de la supresión de la droga, hay que pensar que la urticaria no es de origen medicamentoso.

El tratamiento es similar al de la urticaria y angioedema de otras etiologías. En general es suficiente con la administración de un antihistamínico por vía oral o parenteral hasta la resolución de las lesiones, precisándose en algunos casos la administración de corticoides sistémicos.

TABLA 10.4. Agentes causantes de urticaria de contacto

Ácido salicílico	Nitroglicerina
Aminofenazona	Estrógenos tópicos
Penicilina	Yoduros
Cefalosporinas	Hexaclorofeno
Cloranfenicol	Thimerosal
Neomicina	Peróxido de benzoílo
Bacitracina	Bálsamo de Perú
Clorpromacina	Cloruro de benzalconio
Persulfato amónico	Parabenos
Ác. benzoico	Polietilenglicol
Benzofenona	Eritromicina
Capsaicina	Mostaza nitrogenada
Mercuriales	Aldeído cinámico
Dimetilsufóxido	Formaldehído
Mentol	
Anestésicos locales	

Erupciones exantemáticas o rashes cutáneos

Junto con la urticaria son las manifestaciones dermatológicas más frecuentes. La mayoría de estas erupciones son reacciones leves o moderadas.

Pueden aparecer como reacción temprana (dos o tres días después de la administración del medicamento), o tardía, con un pico de incidencia en el noveno día, aunque estas erupciones pueden tener lugar en cualquier momento entre el primer día y tres semanas después. En las reacciones tempranas existe sensibilización previa.

Las erupciones exantemáticas se asemejan a un exantema infeccioso. La afectación palmoplantar aboga más por una etiología infecciosa, y la coloración violácea puede apuntar a una reacción medicamentosa. En numerosos casos se puede producir confusión respecto a su etiología, ya que en muchas ocasiones los fármacos implicados con mayor frecuencia en la aparición de estos exantemas son los que se han empleado para tratar las infecciones virales. Tenemos, por ejemplo, la mononucleosis infecciosa, en la que sólo el 15 por 100 de los casos presentan erupciones cutáneas si no han recibido antibióticos, aumentando la aparición de rash cutáneo a un 65-90 por 100 en los pacientes tratados con ampicilina o amoxicilina, siendo considerado este hecho por algunos autores como patognomónico de la afección.

Según su morfología el rash cutáneo puede adoptar diversos patrones: maculopapular, morbiliforme (como el del sarampión, con pequeñas áreas eritematosas, no confluyentes, con zonas de piel sana y escasa descamación), roseoliforme (lesiones maculosas, rosa pálido, redondeadas, bien delimitadas y de mayor tamaño que las anteriores), o escarlatiniformes (grandes áreas eritematosas confluyentes, sin apenas zonas de piel sana e importante descamación posterior).

El exantema suele desaparecer pocos días después de suspender la medicación, pero si se continúa administrando el fármaco puede abocar en una dermatitis exfoliativa. El rash puede asociarse a prurito y en ocasiones existe eosinofilia sanguínea.

No se conoce bien el mecanismo implicado, aunque se cree que la mayoría de las reacciones exantemáticas parecen corresponder a un mecanismo de hipersensibilidad celular o por inmunocomplejos, aunque también se han encontrado exantemas mediados por IgE. En nuestra experiencia hemos objetivado pruebas cutáneas positivas en lectura inmediata en pacientes con exantemas en los que estaba implicado un antibiótico beta-lactámico, y también pruebas tardías en intradermorreacción, con posterior prueba de parche positiva con ampicilina, amoxicilina y ceftriaxona en pacientes con erupciones exantemáticas en las que estaban implicados estos fármacos (Figs. 10.2, 10.3 y 10.4).

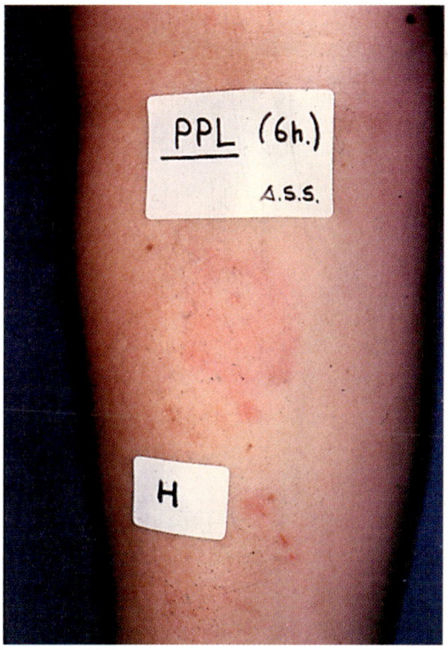

FIGURA 10.2. Intradermorreacción tardía con peniciloil polilisina.

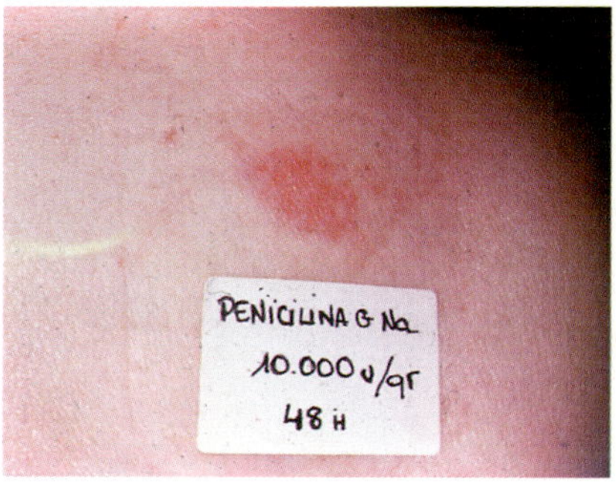

FIGURA 10.3. Prueba del parche con penicilina G.

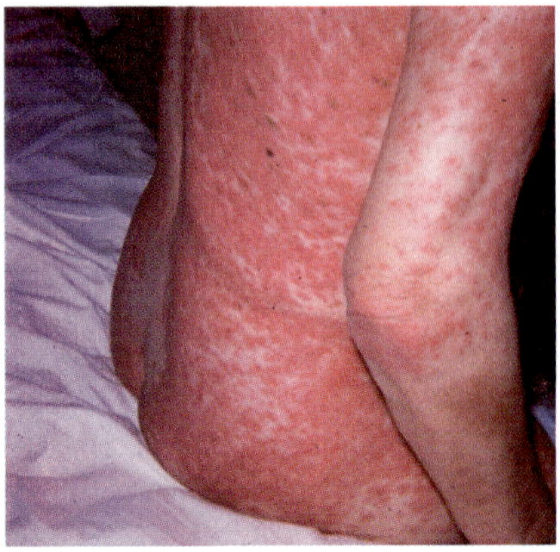

FIGURA 10.4. Exantema por ampicilina.

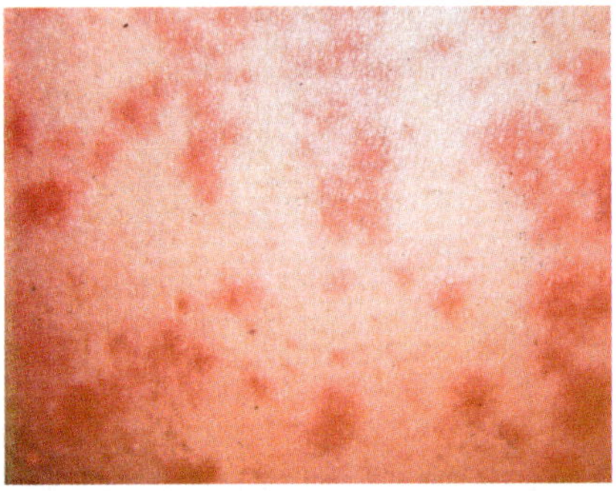

FIGURA 10.5. Exantema de alopurinol.

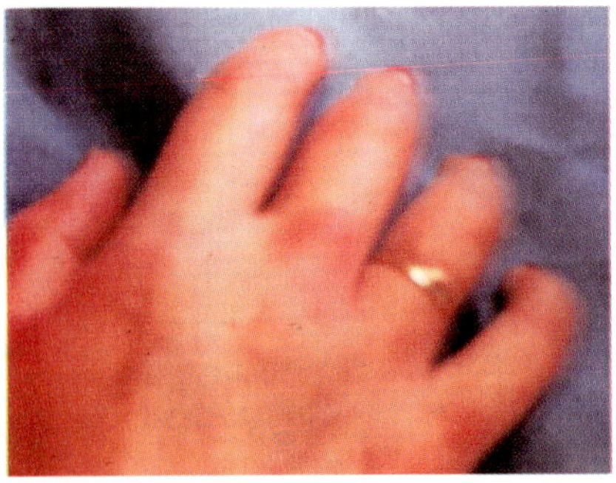

FIGURA 10.6. Exantema fijo por piroxicam.

Aunque cualquier fármaco puede ser responsable de este tipo de reacciones, las implicadas con mayor frecuencia en la práctica clínica son: aminopenicilinas (amoxicilina), AINES (pirazolonas), cotrimoxazol (en la mayoría de los casos son las sulfamidas las responsables, pero en un pequeño porcentaje es el trimetoprim el causante), quinolonas (ciprofloxacino), macrólidos (espiramicina), así como alopurinol y carbamacepina (Fig. 10.5).

La incidencia de exantemas por cotrimoxazol se ha incrementado desde la década de los ochenta con la aparición de la infección por HIV. No se conoce el mecanismo responsable, pero sí se han conseguido «desensibilizaciones» en estos pacientes, que han permitido mantener un determinado tratamiento.

Exantema fijo

El exantema fijo, en contraste con la mayoría de las dermatosis inducidas por drogas, se considera virtualmente patognomónico de hipersensibilidad medicamentosa.

El término fijo se relaciona con el hecho de que estas lesiones tienden a presentarse en la misma zona o zonas, cada vez que el fármaco específico es administrado.

Las lesiones aparecen en general a las 2-3 horas (pueden variar desde 1 a varias horas) después de la administración del medicamento, y suelen ir precedidas de una importante sensación de quemazón, dolor o prurito. Son una o varias placas circunscritas, inicialmente eritematosas y que posteriormente se tornan de una coloración violácea (Fig. 10.6). Es frecuente su localización en genitales, región perianal, extremidades y mucosa oral, pero pueden afectar a cualquier zona del tegumento. En ocasiones la erupción puede ser más intensa y dar lugar a reacciones vesículo-ampollosas o hemorrágicas.

Habitualmente las lesiones se resuelven en 2-3 semanas después de la retirada del medicamento, con una ligera descamación transitoria, dejando posteriormente una mácula hiperpigmentada residual que puede desaparecer al cabo del tiempo o persistir toda la vida.

El mecanismo patogénico es desconocido, aunque un mecanismo de hipersensibilidad parece claramente el responsable ya que el cuadro se reproduce tras la provocación con pequeñas cantidades del fármaco causal, y además se han objetivado reacciones cruzadas con otros medicamentos químicamente relacionados (distintas pirazolonas, oxicams, barbitúricos, etc.), pero con menos frecuencia que en la dermatitis de contacto. Se ha relacionado con fenómenos de hipersensibilidad celular.

La prueba del parche con el medicamento sospechoso aporta resultados positivos cuando existe lesión residual (Fig. 10.7). Es posible que en los casos en los que no encontramos mácula residual, el paciente no recuerde con exactitud la zona de lesión y esto influya en la negatividad de la prueba, pero en la dermatitis de contacto no influye la zona donde se aplica el parche con la positividad de la prueba.

En España, los fármacos implicados con mayor frecuencia en la aparición de exantema fijo son: sulfametoxazol, trimetoprim, pirazolonas, tetraciclinas, barbitúricos y ácido acetil salicílico.

En general, si las lesiones son aisladas y no afectan a genitales y mucosa oral o anal, no se precisa ningún tratamiento una vez que se ha suspendido el fármaco, y en todo caso corticoides tópicos y antihistamínicos si existe prurito. Si la reacción es más severa, debemos añadir un ciclo corto con corticoides sistémicos (6-metilprednisolona, prednisona, deflazacort).

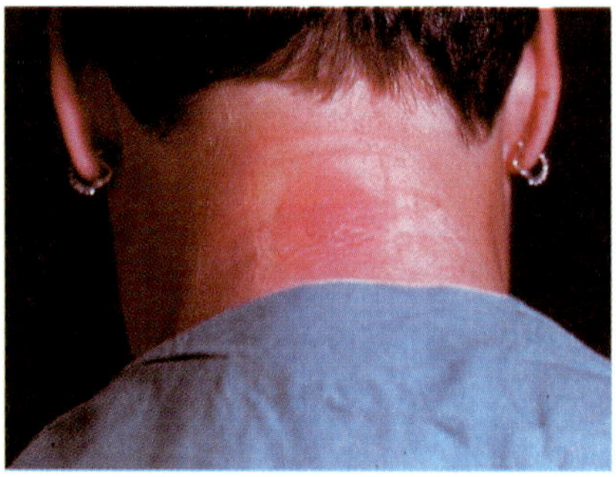

FIGURA 10.7. Parche positivo con sulfametoxazol en lesión residual de exantema fijo.

Eritema multiforme

La denominación de eritema multiforme hace referencia al polimorfismo de sus lesiones que pueden iniciarse como máculas eritematosas o purpúricas que evolucionan rápidamente a pápulas urticariformes. Estas pápulas pueden aumentar de tamaño o confluir, adoptando un aspecto policíclico. El aclaramiento central puede producir una lesión anular. Las alteraciones concéntricas del color y morfología originan las lesiones «en diana» o «escarapela» que son patognomónicas, pero no están siempre presentes (Fig. 10.8). En ocasiones las lesiones pueden tener una ampolla en la zona central. Si existen lesiones en mucosas, suelen afectar a la mucosa oral. Puede observarse hiperemia conjuntival o edema palpebral. La distribución con frecuencia es simétrica, de partes acras, dorso de pies y manos, y superficie extensora de brazos y piernas. Suele haber afectación palmoplantar. El eritema multiforme puede aparecer más tardíamente en el tronco. Las lesiones se presentan en brotes sucesivos durante 3 a 5 días, persisten de 1 a 3 semanas y después remiten, pudiendo dejar una hiperpigmentación residual (Fig. 10.8).

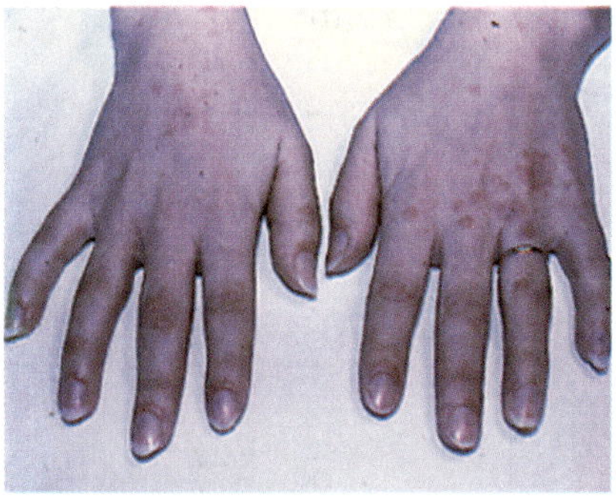

Figura 10.8. Eritema multiforme.

La forma cutánea leve, con mínima afectación de mucosas o sin ella, se ha llamado *eritema multiforme minor (EM minor)*, y la reacción cutánea más severa, con importante afectación de mucosas y sintomatología general, se ha denominado *eritema multiforme maior o síndrome de Stevens-Johnson (EM maior)*. Algunos autores consideran la necrolisis epidérmica tóxica como la forma más severa de esta enfermedad, pero otros creen que es una entidad distinta.

Los pacientes con síndrome de Stevens-Johnson presentan vesículas hemorrágicas y úlceras en labios y paladar que son muy dolorosas y les interfiere con la nutrición. En el borde de los labios aparece una costra serosanguinolenta que es típica de este síndrome. En más del 95 por

100 de los enfermos existe conjuntivitis purulenta y edema palpebral. Puede haber afectación de la mucosa traqueobronquial y esofágica. Las complicaciones más frecuentes son la queratoconjuntivitis, úlceras corneales y uveítis.

El eritema multiforme se ha asociado con administración de fármacos, agentes infecciosos (herpes simple y mycoplasma), conectivopatías, neoplasias o sin causa aparente. Las drogas pueden estar implicadas falsamente, ya que se han administrado en el curso de la enfermedad para tratar los síntomas prodrómicos. Su etiopatogenia es desconocida, aunque se ha sugerido que puede ser una combinación de inmunocomplejos y reacciones mediadas por linfocitos.

Los fármacos que con más fecuencia han sido implicados en la etiología medicamentosa de este síndrome son: sulfonamidas (sulfamidas, sobre todo las de acción prolongada, diuréticos o hipoglucemiantes), hidantoínas, carbamacepina, pirazolonas, barbitúricos, penicilinas y tetraciclinas. También se han incriminado en algunos casos piroxicam, alopurinol, griseofulvina y captopril.

El tratamiento en el EM minor es sintomático. El síndrome de Stevens-Johnson precisa hospitalización y vigilancia oftalmológica. Se han utilizado para su tratamiento dosis altas de corticoides sistémicos, y aunque algunos autores creen que su uso está contraindicado, en el estudio realizado por Adam, la mortalidad descendió a un 0 por 100 en el grupo de pacientes con EM maior a los que se administró corticoterapia.

Necrolisis epidérmica tóxica (síndrome de Lyell)

La necrolisis epidérmica tóxica inducida por drogas es un síndrome raro, fulminante y potencialmente letal, que se caracteriza por la aparición de un eritema generalizado con formación de ampollas, despegamiento epidérmico y síntomas sistémicos (Figs. 10.9 y 10.10). La epidermis puede despegarse fácilmente con una simple presión (signo de Nikolsky). La afectación de mucosas suele ser la regla. Con frecuencia se precede de unos pródromos de malestar general, fiebre, artralgias, molestias faríngeas, genitourinarias y cutáneas. El área afectada es generalmente extensa y produce las complicaciones de una gran quemadura (alteración del balance hidroelectrolítico, pérdida de proteínas, infecciones secundarias, etc.) (Fig. 10.9). El 20-30 por 100 de los pacientes mueren como consecuencia de estas complicaciones. Las lesiones evolucionan a la reepitelización completa en dos-tres semanas, generalmente sin lesiones residuales, salvo las secuelas oftálmicas que suelen ser frecuentes.

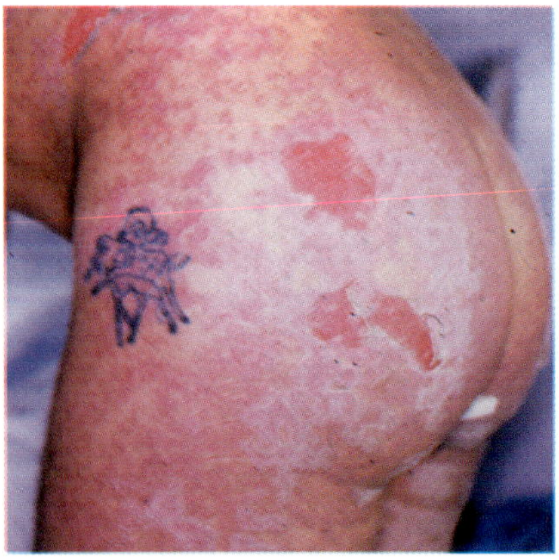

FIGURA 10.9. Necrolisis epidérmica tóxica por hidantoínas.

En niños este cuadro clínico corresponde por lo general al síndrome de Ritter Von Rittersheim (dermatitis exfoliativa neonatal) de origen estafilocócico, que cursa sin afectación de mucosas.

Se sospecha la existencia de un mecanismo inmune en su etiopatogenia, y también puede presentarse en relación con viriasis y radioterapia. Algunos autores consideran que la necrolisis epidérmica tóxica es la forma más severa del eritema multiforme, pero el comienzo súbito de las ampollas generalizadas, la ausencia de lesiones en «diana», la necrosis epidérmica sin infiltración dérmica y la escasez de depósitos inmunológicos en la piel parecen contraindicar esta teoría.

Los fármacos implicados con mayor frecuencia son los mismos que en el eritema multiforme.

Se han descrito algunas pruebas de parche positivas con difenilhidantoínas y carbamacepina en el síndrome de Lyell.

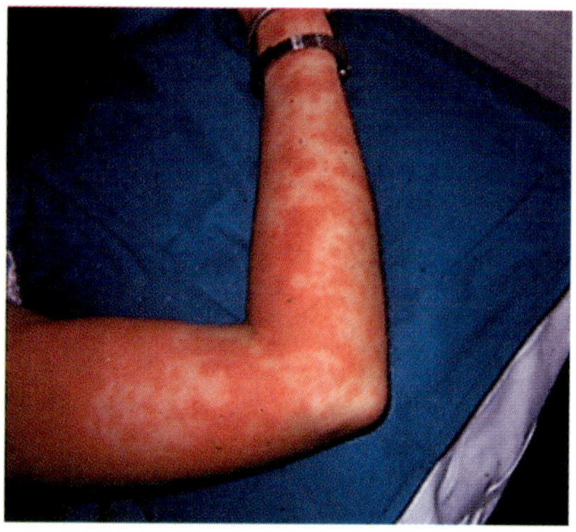

FIGURA 10.10. Síndrome de Lyell por carbamacepina.

Eritrodermia. Dermatitis exfoliativa

Es una enfermedad severa y potencialmente mortal que se caracteriza por un eritema difuso, con descamación laminar extensa, que puede afectar a toda la superficie corporal, incluidos pelo y uñas. Suele ir acompañada de fiebre y malestar general, y puede producirse gran pérdida extrarrenal de líquidos. Con frecuencia se presentan infecciones secundarias y en ocasiones glomerulonefritis. En el 8-11 por 100 de los casos está causada por fármacos, siendo implicadas con más frecuencia las sales de oro, carbamacepina, hidantoínas, penicilinas, sulfonamidas, barbitúricos, fenotiazinas, alopurinol y fenilbutazona (Fig. 10.10).

La dermatitis exfoliativa puede presentarse también como una complicación de una enfermedad cutánea preexistente (psoriasis, dermatitis seborreica, dermatitis atópica y dermatitis de contacto), o asociada a linformas, leucemias y otras neoplasias.

Por el aspecto eczematoso de las lesiones se ha sugerido la existencia de un mecanismo inmunológico mediado por células, pero como en muchas dermatosis inducidas por medicamentos, no se ha identificado el mecanismo responsable de las lesiones.

El tratamiento incluye altas dosis de corticoides sistémicos y reposición de los trastornos hidroelectrolíticos.

Púrpuras medicamentosas

Las erupciones purpúricas pueden presentarse como la única manifestación de una alergia a fármacos, o ir asociadas con otras erupciones cutáneas más severas como el eritema multiforme.

Las lesiones purpúricas típicas son máculas rojovioláceas, generalmente pruriginosas, simétricas, que aparecen sobre todo en zonas declives como pies y tobillos, o en pacientes encamados en glúteos y espalda. No desaparecen con la vitropresión y suelen dejar hiperpigmentación residual.

Los medicamentos pueden causar una púrpura trombocitopénica o una púrpura simple no trombocitopénica en relación con sulfonamidas, barbitúricos, sales de oro, ioduros, cumarínicos, antihistamínicos y meprobamato. La fenilbutazona u otras pirazolonas pueden producir púrpura trombopénica y no trombopénica. La púrpura palpable es una manifestación de vasculitis cutánea o leucocitoclástica, descrita en el Capítulo 9.

La púrpura trombocitopénica por hipersensibilidad a drogas puede manifestarse poco tiempo después del comienzo de la administración de un medicamento, o en pacientes que han tomado ese mismo fármaco durante largos periodos de tiempo con buena tolerancia. Se suele resolver rápidamente con la retirada del medicamento.

El mecanismo de la púrpura simple es desconocido. Se ha descrito una erupción purpúrica muy severa, a menudo asociada a infarto hemorrágico y grandes zonas de descamación, en relación con anticoagulantes dicumarínicos. El estudio histológico se asemeja a una reacción de Arthus, y algunos autores la han considerado en su patogénesis.

Prurito y eritema

El prurito es el síntoma subjetivo más frecuente de la dermatosis, y puede tener su origen en una enfermedad sistémica.

En relación con los fármacos, que es el tema que nos atañe, en muchas ocasiones es la única manifestación de una alergia medicamentosa. En principio puede no ser valorable desde el punto de vista clínico como un signo de una reacción por fármacos, pero en la práctica habitual, el prurito palmoplantar que refieren algunos pacientes en relación con amoxicilina, pirazolonas y sulfamidas fundamentalmente, suele ser un dato de valor y en muchos casos la primera manifestación de una hipersensibilidad medicamentosa.

El eritema es una lesión elemental dermatológica consistente en la aparición de máculas rojas o rosadas, que desaparecen con la vitropresión.

En relación con la vancomicina, es muy típico el llamado «síndrome del hombre rojo» que se caracteriza por rubor, hormigueo, prurito y eritema macular en cara, cuello, tórax y brazos, así como hipotensión ocasional y palpitaciones. En general parece ser causado por liberación inespecífica de histamina, coincidiendo muchas veces con perfusión rápida de vancomicina. La disminución de la velocidad de perfusión, unas diluciones más altas o el pretratamiento con corticoides sistémicos y antihistamínicos previenen la aparición de este síndrome.

Otros fármacos que pueden producir eritema son: tiamina, teofilina, nifedipina, isoniazida y beta 2-adrenérgicos (salmeterol y terbutalina).

Las dermatitis de contacto, reacciones fototóxicas y fotoalérgicas, así como las vasculitis son objeto de otros capítulos, por lo que no las mencionamos.

Otras manifestaciones cutáneas como alopecias, erupciones acneiformes, etc., son debidas a efectos secundarios o colaterales farmacológicos, por lo que tampoco las describimos en este tema.

Del test cutáneo a la prueba de provocación

Ante un paciente que consulte por una reacción adversa a fármacos, se debe realizar en primer lugar una historia clínica detallada que nos indique con la mayor precisión posible el tipo de reacción padecida, el fármaco o fármacos implicados, la vía de administración, el motivo por el que se realizaba ese tratamiento y el tiempo transcurrido entre la dosis del medicamento y los síntomas presentados.

Es importante conocer si la reacción ha sido hace años o reciente, y si se ha repetido en más de una ocasión, así como los medicamentos tolerados posteriormente.

Todos estos datos serían los deseables para poder orientarnos sobre lo que hay que hacer en cada caso.

El problema es que con frecuencia, en especial si la reacción ocurrió hace años, vemos un número elevado de pacientes que desconocen prácticamente todos estos datos. Incluso describen que han tenido reacciones muy graves, pero sin precisar más. De esto se deduce que aun cuando una buena anamnesis es muy importante para poder filiar una reacción, nos puede aportar muy poco o nada en que apoyarnos.

Por otra parte, las pruebas cutáneas realizadas indiscriminadamente con todo tipo de medicamentos, sin una concentración adecuada, y utilizando en ocasiones además para su uso preparados comerciales plurifarmacológicos, a lo único que conducen es a errores importantes, y a etiquetar a un número elevado de personas de alergia medicamentosa, con el consiguiente problema que plantean estos pacientes cuando precisan tratamiento para diversas afecciones.

Todos conocemos casos en los que sin historia de reacción medicamentosa se han realizado pruebas cutáneas «en lote» a varios miembros de la familia, siendo etiquetados por supuesto de alérgicos.

También recordamos, en la actualidad en desuso, la famosa prueba cutánea intradérmica que se realizaba antes de inyectar un medicamento, que producía una reacción local irritante, con el consiguiente diagnóstico de «alergia medicamentosa».

Por tanto, hay que intentar aclarar la existencia de una verdadera alergia medicamentosa. Este estudio lo debe realizar siempre un especialista en alergia.

Metodología diagnóstica

1. Historia clínica lo más detallada posible.
2. Consentimiento informado del paciente, una vez explicados los posibles riesgos.
3. Pruebas cutáneas. Las pruebas cutáneas en prick e intradermorreacción en lectura inmediata, son el método más rápido y fiable para demostrar una sensibilización mediada por IgE. El problema es que en los fármacos de bajo Pm no tienen un valor demostrado con excepción de la penicilina G y aminopenicilinas, en las que el uso de los determinantes antigénicos mayores y menores, así como de la penicilina G y amoxicilina en concentraciones adecuadas, ofrecen unos buenos resultados.

Si se sospecha un mecanismo de hipersensibilidad celular o, como se ha mencionado previamente en el exantema fijo, si existe lesión residual, la prueba del parche puede ser muy útil para el diagnóstico.

4. Métodos *in vitro.* Se explican detalladamente en el Capítulo 11. En general detectan mecanismos de hipersensibilidad inmediata mediada por IgE.

Tanto las pruebas cutáneas como los tests *in vitro* para detectar hipersensibilidad inmediata pueden ser inicialmente negativos, cuando el tiempo transcurrido desde la última reacción es superior a 1 año (objetivado por nuestro grupo en un estudio de beta-lactámicos). En estos casos, la realización de una provocación controlada con dosis progresivas del medicamento y la repetición de las pruebas cutáneas a los 15 días incrementan el número de positividades.

5. Prueba de provocación controlada. Es la prueba diagnóstica de certeza. Las pruebas de provocación tienen una serie de contraindicaciones que incluyen: reacción severa (anafilaxia, síndrome de Lyell, vasculitis, etc.), edad elevada del paciente, patología concomitante (cardiopatía isquémica, enfermedades psiquiátricas, etc.), y el tratamiento con betabloqueantes.

Las pruebas de provocación deben realizarse siempre bajo condiciones óptimas de seguridad del paciente para controlar una posible reacción adversa.

La prueba de provocación controlada permite en muchos casos suprimir la etiqueta de «alergia medicamentosa».

En los casos en los que la historia clínica es de una reacción severa, y el paciente precisa el fármaco probablemente responsable de su sintomatología, está indicado realizar una desensibilización.

El término *desensibilización* implica que se ha demostrado un mecanismo inmune responsable de la reacción medicamentosa. Consiste en el incremento progresivo y cauteloso del fármaco hasta producir un estado de tolerancia. Pueden aparecer reacciones locales o sistémicas, en cuyo caso se reduce la dosis y se continúa el tratamiento de una manera más gradual. En la desensibilización no se debe pautar un pretratamiento que pueda enmascarar reacciones mínimas. Puede existir riesgo de una anafilaxia, por lo que se debe realizar siempre con el paciente ingresado y con vigilancia médica continuada.

La desensibilización dura varias horas o días si la reacción ha sido retardada, manteniéndose el estado de tolerancia mientras el paciente continúa con el medicamento. Si se suspende el fármaco es necesaria una nueva desensibilización para reinstaurar el tratamiento.

BIBLIOGRAFÍA RECOMENDADA

Anderson JA. Allergic reactions to drugs and biological agents. *JAMA*, 1992; 268(20): 2845-2857.

Daroca P, Fontela JL, García Robaina JC *et al.* Manifestaciones clínicas por órganos y sistemas de las reacciones alérgicas a drogas. Madrid. En: SEAIC (ed.). *Tratado de alergología e inmunología clínica.* Luzán 5, S. A., 1992; 7:75-142.

De Swarte RD. Drug allergy. En: Roy Patterson (ed.). *Allergic diseases: diagnosis and management.* 4.ª edition. Filadelfia: J. B. Lippincott Co., 1993; 395-552.

Patterson R, DeSwarte RD; Greenberger PA *et al.* Alergia a medicamentos y protocolos para su manejo. En: *Allergy proceedings.* Edición españoña, 1995, 9(2): 5-32.

Pelta R. Toxicodermias: manifestaciones clínicas y medicamentos implicados. En: Pelta R, Vivas E. (ed.). *Reacciones adversas medicamentosas. Valoración clínica.* Madrid: Ed. Díaz de Santos, 1992; 243-282.

11 LAS PRUEBAS ALÉRGICAS: *IN VIVO* E *IN VITRO*

PILAR TORNERO MOLINA

El diagnóstico de las reacciones alérgicas de tipo I IgE mediadas se basa en la historia clínica complementada por una o varias de las siguientes pruebas diagnósticas:

1. Tests *in vivo*:
   - A) Pruebas cutáneas:
     - — Prick.
     - — Intradermorreacción.
   - B) Pruebas de provocación:
     - — Conjuntival.
     - — Nasal.
     - — Bronquial.
     - — Oral.
2. Tests *in vitro*:
   - A) Determinación de IgE total.
   - B) Determinación de IgE específica.
   - C) Determinación de IgG específica y subclases.
   - D) Test de liberación de histamina.
   - E) Test de degranulación de basófilos.
   - F) Cuantificación ambiental de alergenos.

Es importante tener en cuenta que la historia clínica es la base para sospechar la sensibilidad tipo I, mientras que las pruebas diagnósticas se utilizan para confirmar o excluir la presencia de anticuerpos IgE específicos, pero nunca pueden ser empleadas para sustituir la información obtenida de una minuciosa anamnesis.

La IgE puede encontrarse libre en el suero o, en su mayor parte, unida a mastocitos y basófilos a través de receptores de alta afinidad (FcεR1) o a subpoblaciones de eosinófilos, plaquetas, monocitos, macrófagos y linfocitos por receptores de baja afinidad (FrεR2). Al unirse el alergeno a la IgE fijada a las células produce la degranulación de éstas y la liberación de mediadores, que darán lugar a las manifestaciones clínicas de las reacciones alérgicas. Las técnicas que describiremos a continuación, salvo las determinaciones de niveles séricos de IgE total, IgE específica y subclases de IgG, van a poner de manifiesto la presencia de IgE fijada a dichas células.

Métodos *in vivo*

A) Pruebas cutáneas

Las pruebas cutáneas (PC) constituyen la principal herramienta diagnóstica de las enfermedades alérgicas por ser un método seguro, sencillo, rápido, barato y con una gran fiabilidad para demostrar la presencia de anticuerpos IgE específicos. Por tanto, aunque la determinación de IgE específica sérica, las pruebas de provocación, la liberación de histamina y la degranulación de basófilos pueden aportar una valiosa información adicional al diagnóstico, la presencia de PC positivas concordantes con la clínica hace innecesario el empleo de estas técnicas.

Su utilización se remonta a los estudios sobre la fiebre del heno realizados en 1873 por Charles Harrison Backley, quien se aplicó el polen de una gramínea (*lolium italicum*) en una zona del antebrazo, donde previamente se había realizado una escarificación, apareciendo una reacción inmediata consistente en una pápula eritematosa y pruriginosa rodeada de un halo eritematoso, seguida posteriormente de una reacción tardía.

En 1908 Mantoux describió la técnica intracutánea para el diagnóstico de la tuberculosis, que fue aplicada en 1912 por Schloss al estudio de los procesos alérgicos.

Unos años más tarde, en 1924, Lewis y Grant describieron la técnica del *prick test*.

Estos métodos han sido utilizados durante años sin modificaciones, si bien en fecha más reciente han sido redefinidos y se han propuesto una serie de instrumentos estandarizados para su realización.

Fisiopatología

En 1921 los doctores Prausnitz y Küstner determinaron que estas reacciones eran producidas por un factor sérico. Años después, los doctores Ishizaka demostraron que eran debidas a anticuerpos reagínicos pertenecientes a un tipo de inmunoglobulina que se denominó IgE.

Aunque estas reacciones parecen estar sólo mediadas por Ac IgE específicos, algunos autores parecen haber demostrado la existencia de reacciones cutáneas mediadas por Ac sensibilizantes IgG de corta duración.

Los estudios sobre la fisiopatología de las PC se remontan a 1924, cuando Lewis describió el mecanismo de respuesta cutánea tras un estímulo mecánico o con histamina como una «triple respuesta». Consistía en la aparición sucesiva de un área blanquecina por vasoconstricción capilar, que desaparece en pocos minutos, seguida de una vasodilatación de las arteriolas por reflejo axónico, que origina un halo eritematoso, y posteriormente la aparición de una pápula debida a la extravasación de líquido producida por la histamina u otros mediadores liberados por los mastocitos. Una serie de descubrimientos posteriores ha permitido un mejor entendimiento de la respuesta cutánea.

La reacción cutánea alérgica mediada por IgE consiste en una respuesta inmediata, seguida a veces de una respuesta tardía.

La respuesta inmediata aparece a los 10-14 min y se caracteriza por un habón y eritema. Depende de la acción conjunta de mediadores y factores neurogénicos. La activación conjunta de los mastocitos libera agentes vasoactivos que originan tanto una extravasación de líquido (habón), como vasodilatación (eritema). La estrecha proximidad de los mastocitos a los vasos y nervios de la piel hace posible que la inflamación celular y la neurogénica estén muy relacionadas. Los mediadores, liberados por los mastocitos, originan la estimulación antidrómica de las fibras nerviosas aferentes de pequeño tamaño localizadas en la piel, produciendo la liberación de neuropéptidos que provocan vasodilatación y liberación de nuevos mediadores mastocitarios.

La respuesta cutánea tardía consiste en una reacción edematosa, eritematosa y poco definida, que se inicia a las 2-3 horas del contacto con el alergeno, alcanza su pico máximo a las 6-12 horas y desaparece a las 24 horas. Los mastocitos parecen ser los responsables de esta reacción, ya que casi nunca aparece sin una respuesta inmediata previa, al liberar factores quimiotácticos y citoquinas que atraerían a las células inflamatorias, cuyo acceso al lugar de la reacción estaría facilitado por la vasodilatación. También representarían un papel muy importante los linfocitos, que liberarían factores liberadores de histamina y otras citoquinas, que facilitarían también la salida al medio extracelular de los mediadores contenidos en mastocitos y otras células. Los neutrófilos son las primeras células que aparecen en el infiltrado inflamatorio, hallándose activados y siendo capaces de producir daño tisular y atraer a otras células, en particular a los eosinófilos. Los macrófagos, junto con los neutrófilos, son importantes liberadores de factores quimiotácticos, citoquinas, radicales libres de oxígeno y enzimas que participan en la inflamación. Los eosinófilos, productores de proteínas citotóxicas como la proteína básica mayor y la proteína catiónica del eosinófilo, parecen ser las células claves de la respuesta tardía. También los basófilos parecen estar implicados, aunque no se conoce su papel exacto.

Métodos

— *Epicutáneo*: el extracto se introduce en la epidermis a través de una pequeña rotura del estrato córneo:
  - Escarificación.
  - *Prick test* (SPT).

— *Intradérmico o intracutáneo (ICT)*: el extracto es inyectado en la dermis superficial (Fig. 11.1).

La escarificación, primera técnica empleada en el diagnóstico de las enfermedades alérgicas, consistía en la eliminación de las capas más externas de la epidermis con un objeto romo y la posterior colocación de una gota del extracto sobre esa zona. Hoy día está totalmente en desuso por ser menos sensible y más variable que el SPT, tener peor correlación con el ICT, dar gran cantidad de falsos positivos y mayor frecuencia de reacciones sistémicas.

El *prick test* alcanza gran difusión a partir de los años setenta tras ser modificado por Pepys (1975). Se realizaba colocando una pequeña gota del extracto sobre la piel y haciendo pasar una aguja hipodérmica desechable, de calibre 26, a través de la gota, que penetraba en la capa superficial de la piel, en un ángulo de 45 grados, y posteriormente se elevaba para producir una pequeña rotura en la epidermis, sin provocar hemorragia, por donde penetra la solución. Luego se retiraba la aguja y, aproximadamente un minuto después, el exceso de solución se retiraba con un papel secante.

En los últimos años se han introducido una serie de modificaciones en la técnica del SPT encaminadas a disminuir la variabilidad de los resultados. Se denomina *técnica de puntura*. En ella se han sustituido las agujas hipodérmicas por unos instrumentos estandarizados, metálicos o de polimetacrilato, llamados lancetas (Fig. 11.2), que constan de una punta de 1 mm de longitud. La lanceta se

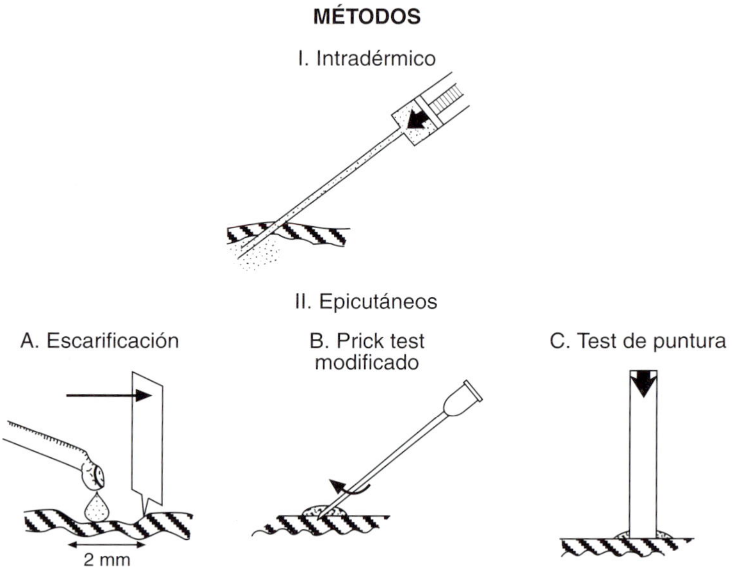

Figura 11.1. Tipos de tests cutáneos.

inserta perpendicularmente en la piel a través de la gota del extracto, aunque algunos autores prefieren formar un ángulo de 25 grados (Fig. 11.3). Otra novedad, aparecida hace pocos años en el mercado, son las lancetas impregnadas con el alergeno liofilizado.

Cuando se realiza correctamente la técnica tiene una gran precisión, con un coeficiente de variabilidad que oscila entre el 8 y el 29 por 100.

En la técnica *intradérmica* (Fig. 11.4) se emplea una jeringuilla estéril desechable de 1 ml, con una aguja del calibre 26, que se introduce en la piel con un ángulo de 45 grados, atravesando los estratos superficiales y se inocula un volumen entre 0,01-0,05 ml produciendo una pápula no mayor de 2-3 mm de diámetro. Este test es más preciso que el SPT, pues su coeficiente de variabilidad fluctúa entre el 5 y el 17 por 100. Es una técnica más sensible que el SPT pero menos específica, ya que produce mayor número de falsos positivos.

Las PC se suelen realizar, cuando el número de alergenos lo permite, en la cara anterior del antebrazo, por ser ésta una zona muy sensible y fácilmente accesible. Se deben efectuar a 3 cm del codo y a 5 cm de la muñeca. No se deben utilizar nunca áreas con lesiones cutáneas. Si esto no fuera posible se utilizaría la parte superior y media de la espalda. Los antígenos se colocan separados entre sí 3 cm, si es un SPT, o 5 cm, si es una ICT. Siempre se debe incluir un control negativo, para valorar reacciones no específicas (glicerosalino al 50 por 100 en el SPT, salino tamponado fenolado al 0,4 por 100 en la ICT o el diluyente utilizado para disolver los antígenos) y un control positivo, para demostrar la normal reactividad cutánea (histamina a 10 mg/ml para SPT y 0,1 mg/ml para la ICT o bien se pueden emplear otros secretagogos de los mastocitos como codeína, compuesto 48/80, morfina, anti-IgE, etc.). Tras realizar la técnica de puntura se debe retirar la solución restante inmediatamente después, ya que no existe diferencia alguna entre secar la gota inmediatamente o mantenerla durante 15 min (Fig. 11.5).

Siempre que sea posible se deben usar extractos alergénicos estandarizados de composición y potencia conocidas y estabilidad garantizada. Los componentes alergénicos deberán estar en la misma proporción que se encuentran en la naturaleza, evitando estar contaminados por otros alergenos, irritantes o sustancias tóxicas.

Los antígenos que no se encuentren comercialmente disponibles pueden ser preparados por el propio médico en su laboratorio, mediante técnicas que permitan la extracción del antígeno de la materia prima. En estos casos también se puede emplear el *método de prick-prick*, consistente en pinchar con la lanceta primero la materia prima, fuente del alergeno (por ej., un alimento), y luego la piel o el *rubbing test*, que consiste en frotar la materia prima sobre la piel.

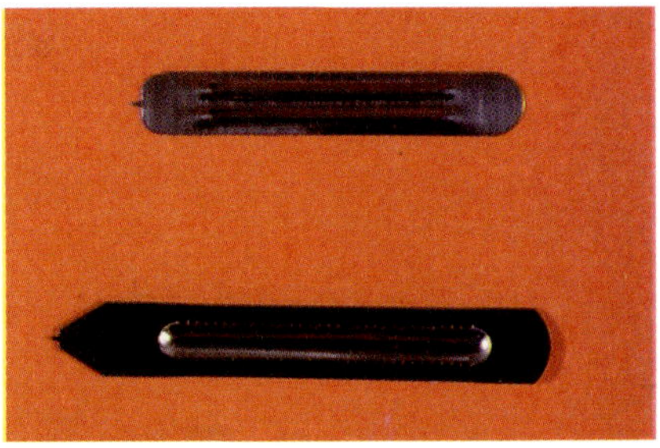

Figura 11.2. Lancetas para la realización del prick-test.

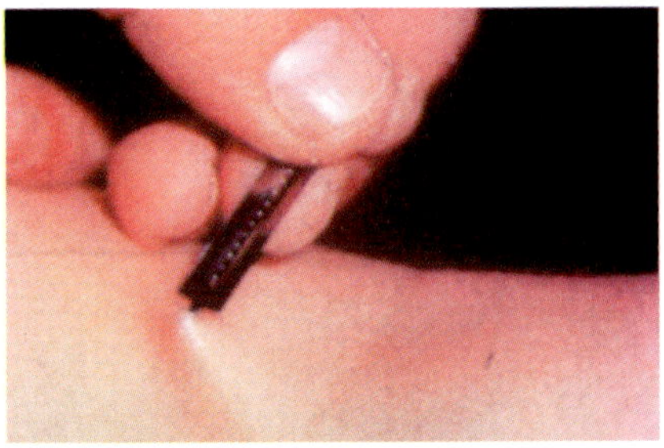

Figura 11.3. Técnica de puntura o prick-test, para efectuar pruebas cutáneas.

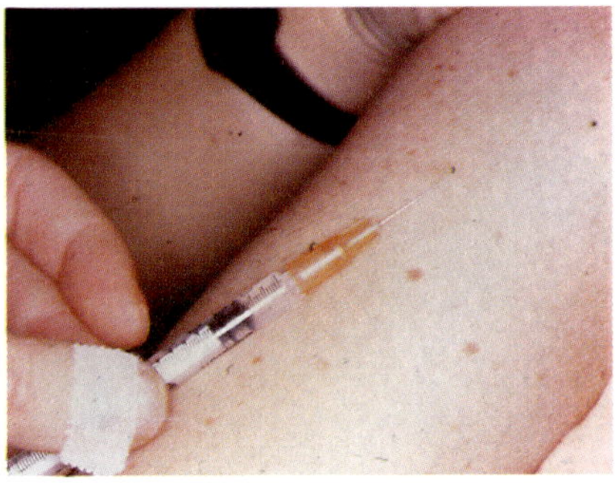

Figura 11.4. Detalle de la intradermorreacción.

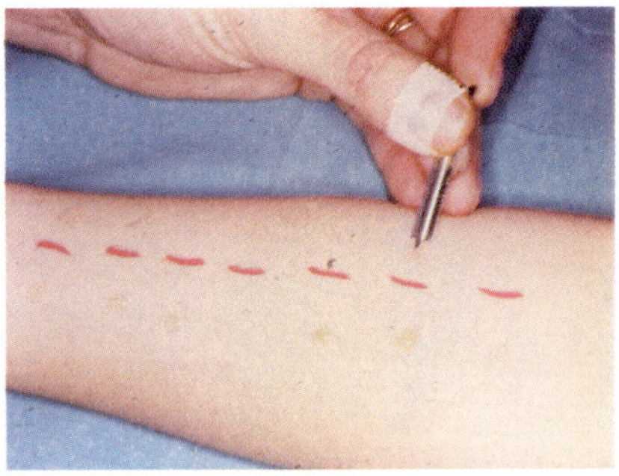

Figura 11.5. Pruebas cutáneas efectuadas mediante la técnica de prick-test.

Los errores más comunes en estas técnicas que pueden dar lugar a falsas interpretaciones se describen en las Tablas 11.1 y 11.2.

TABLA 11.1. Pruebas cutáneas en PRICK

Errores más frecuentes	
FALSOS POSITIVOS	FALSOS NEGATIVOS
– Puntos de pruebas demasiado juntos (< 2 cm) – Producción de sangrado – Difusión de los alergenos en el momento de la prueba o al retirar los restos de la solución alergénica	– Penetración insuficiente de la piel por el instrumento de punción

TABLA 11.2. Pruebas cutáneas intradérmicas

Errores más frecuentes	
FALSOS POSITIVOS	FALSOS NEGATIVOS
– Demasiado proximidad entre pruebas (< 5 cm) – Excesivo volumen inyectado (> 0,05 ml) – Excesiva concentración – Hemorragias intracutáneas	– Inyección subcutánea – Inyección de aire

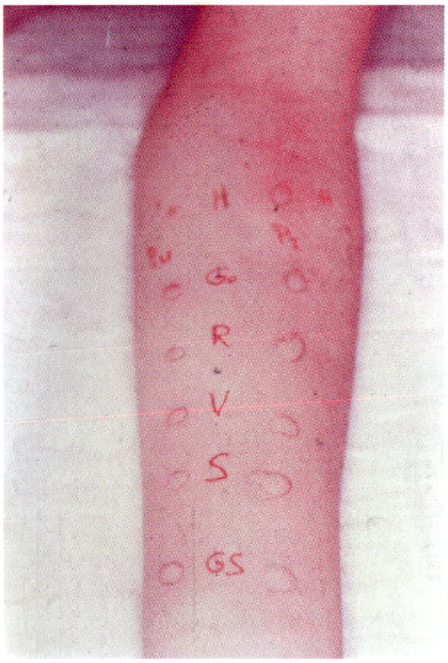

Figura 11.6. Valoración de las pruebas cutáneas en función del temaño de la pápula obtenida.

Valoración

Para la valoración de las PC se debe tener en cuenta que la respuesta inmediata alcanza su pico a los 8-10 min para la histamina, 10-15 min para los secretagogos y 10-20 min para los alergenos. Salvo en algunas patologías concretas, como es el caso de la aspergilosis broncopulmonar alérgica, donde se debe valorar la respuesta tardía, no se suelen recoger este tipo de respuestas pues desconocemos actualmente su significado. Se puede tener en cuenta tanto la pápula como el eritema. El tamaño de la reacción cutánea se puede cuantificar como la media de la suma de los diámetros mayor y menor medidos en ángulo recto, como el valor del área obtenido por planimetría o como el grosor y volumen obtenidos por técnicas de Doppler y ultrasonido. Para su valoración posterior puede delimitarse la pápula con un rotulador y, mediante cinta adhesiva transparente, transferirla a papel (Fig. 11.6).

Cuando el control negativo es totalmente negativo, se considera positiva una SPT mayor de 3 mm de diámetro de pápula o 7 mm^2 de área y, en la ICT, si es mayor de 5 mm. Aunque por el momento, y sobre todo si se trata de extractos no estandarizados, el criterio más utilizado es comparar el tamaño de la pápula con el control positivo (Tablas 11.3 y 11.4). Para que la SPT sea considerada como positiva tiene que formarse claramente una pápula, ya que el eritema aislado puede ser debido a un reflejo neurogénico inespecífico (Fig. 11.6).

TABLA 11.3. PC PRICK e intradérmica

Valoración en relación con la pápula de histamina	
GRADO	% DEL ÁREA de PÁPULA-HISTAMINA
–	tamaño igual control negativo
+	25 %
++	50 %
+++	100 %
++++	200 %

TABLA 11.4. PC intradérmicas

Sistema de King y Norman		
GRADO	ERITEMA	PÁPULA
0	< 5 mm	< 5 mm
+/–	5-10 mm	5-10 mm
1+	11-20 mm	5-10 mm
2+	21-30 mm	5-10 mm
3+	31-40 mm	10-15 mm+seudópodos
4+	> 40 mm	> 15 mm+seudópodos

Las PC se pueden afectar por variables como: la zona del cuerpo donde se realicen (las zonas más sensibles son la parte superior y media de la espalda y la fosa antecubital y cara cubital del antebrazo), la edad (menor sensibilidad en la infancia, pico a los 20-25 años, declina lentamente hasta los 50 y luego rápidamente hasta estabilizarse a los 70), raza (mayor pápula en negros), enfermedades (disminución de la reactividad cutánea en neoplasias, hemodiálisis crónica, eczema, periodo refractario tras la anafilaxia), ingesta previa de medicamentos (son inhibidas por antihistamínicos, antidepresivos tricíclicos, fenotiazinas, clonidina y corticoides tópicos) y ritmo circadiano (máxima respuesta a las 19-23 h y mínima a las 7 h).

La SPT, aunque es menos sensible y más variable que la ICT, es el método de elección para el diagnóstico de la alergia debido a su seguridad, rapidez, fácil realización, eficacia, especificidad y mayor estabilidad de los antígenos. Debido a los potentes extractos estandarizados disponibles comercialmente para la realización de la SPT, la ITC actualmente sólo estaría indicada si la historia del paciente indica una posible sensibilización y la SPT es negativa con un extracto débil, ya que esta prueba tiene mayor sensibilidad cuando se prueban extractos de baja potencia, pero tiene menor especificidad y mayor riesgo de reacciones adversas. La ITC estaría contraindicada en pacientes en tratamiento con inhibidores de las MAO, betabloqueantes, antecedentes de anafilaxia, sintomáticos o si se emplean extractos no estandarizados.

Interpretación

Las PC positivas, una vez descartados los falsos positivos, indican siempre la existencia de IgE específica fijada a los mastocitos cutáneos. La existencia de PC positivas en sujetos sin síntomas clínicos es lo que se denomina sensibilización latente o subclínica, y se ha objetivado que tienen un importante valor predictivo, ya que un número importante de estos sujetos va a desarrollar la enfermedad. Otras veces corresponden a sujetos que ya no tienen sintomatología clínica pero en los que persiste durante años la sensibilización cutánea. Pero realmente su auténtico significado está todavía por dilucidar.

De igual manera las PC negativas en personas con historia muy sugerente de alergia no excluyen enfermedad alérgica.

Las PC con ácaros, pólenes, epitelios de animales, veneno de himenópteros y látex tienen gran sensibilidad, especificidad, y permiten un diagnóstico seguro en la mayoría de los casos.

En alimentos, las PC positivas son indicadoras de alergia en función del alergeno estudiado. Cuando se trata de bacalao, cacahuete, leche, huevo y soja son fiables. Sin embargo, con otros alimentos, sobre todo si tienen reactividad cruzada con pólenes, el valor diagnóstico es más discutido, pues aparecen gran cantidad de positividades sin repercusión clínica, aunque algunos de estos pacientes sí pueden presentar síndrome oral (prurito, eritema y/o edema a nivel labial o en mucosa oral sin otra sintomatología acompañante) o incluso cuadros más graves con alguno de estos alimentos.

Para muchos alimentos, las pruebas con el alimento fresco son mucho más sensibles que los extractos disponibles en el mercado.

En algunas familias de alimentos, como pescados y leguminosas, hay una importante reactividad cruzada cutánea y sólo en un bajo porcentaje se objetiva una reactividad clínica múltiple.

En el caso de los medicamentos, las PC son útiles para aquellos que actúan como antígenos completos por su alto peso molecular (hormonas, enzimas, sueros heterólogos, dextrano y proteínas) o por tener suficiente distancia entre los determinantes antigénicos terminales para poder actuar como antígenos bivalentes (relajantes musculares). Los medicamentos de bajo peso molecular actúan como haptenos y necesitan unirse a una proteína transportadora para poder comportarse como antígenos completos. Las PC para estos fármacos deberían realizarse con conjugados de fármaco-proteína y, hoy día, esto sólo está disponible para la penicilina, siendo, por tanto, para este grupo de fármacos las PC muy sensibles y específicas.

B) Pruebas de provocación

Las primeras referencias sobre las pruebas de provocación de mucosas y vías aéreas se remontan a 1873 cuando Backley se aplicó polen en la mucosa conjuntival y por vía intranasal reproduciendo la sintomatología típica de la fiebre del heno y objetivando la asociación causal entre el polen de la hierba y dicha enfermedad.

Estas técnicas consisten en reproducir de forma controlada la sintomatología en el órgano diana elegido, tras la exposición al alergeno en estudio, estableciendo no sólo la relación causa-efecto sino permitiendo además la medición cuantitativa y objetiva del efecto producido.

Dan información diferente a las pruebas cutáneas y tests *in vitro*, por lo que se ha sugerido que los mastocitos podrían tener diferente sensibilidad en distintas partes del cuerpo o bien que la IgE específica se produciría localmente en el órgano diana.

El desarrollo de las técnicas de rinomanometría y de estudio de la función pulmonar han incrementado la importancia de estos tests para evaluar la respuesta al alergeno y tienen un gran valor en estudios fisiopatológicos, inmunológicos y mecanismos de acción de algunos fármacos.

Pueden realizarse con una amplia variedad de alergenos. Es imprescindible utilizar extractos cuya potencia y estabilidad esté asegurada y que no contengan irritantes ni contaminantes. Se pueden utilizar en polvo, solución y, en algún caso de alergenos ocupacionales, en estado gaseoso.

Las pruebas deben ser realizadas por médicos con una preparación específica y con experiencia en la aplicación de estas técnicas y en el tratamiento de las reacciones adversas. En el lugar donde se realicen debe haber un equipo de resucitación, oxígeno y fármacos apropiados para tratar las complicaciones.

En ellas podemos objetivar una respuesta inmediata, que alcanza su máxima intensidad a los 10-20 min y revierte espontáneamente en 60-90 min, que es producida por los mediadores IgE dependientes liberados y una respuesta tardía, que comienza a las 3-4 horas y alcanza su máxima intensidad a las 4-8 horas, y puede persistir más de 12 horas; está producida por las células inflamatorias atraídas por los mediadores liberados en la fase inmediata. Esta respuesta dual suele ocurrir en el 50 por 100 de los casos. En el resto puede observarse sólo una respuesta inmediata y menos frecuentemente una respuesta tardía aislada.

Los tests de provocación se deben realizar en condiciones basales, con el paciente asintomático, suspendiendo los fármacos que puedan interferir los resultados (antihistamínicos, cromoglicato disódico, nedocromil, corticoides, anticolinérgicos, teofilinas y adrenérgicos) y realizar controles con placebo y la sustancia que se utilice como diluyente.

Su ayuda al diagnóstico etiológico es de considerable valor siempre que se efectúen y se interpreten de forma correcta.

Aportan información sobre la sensibilización específica de órgano y son de mucho valor en las sensibilizaciones ocupacionales.

Indicaciones

— Pacientes con sospecha de sensibilización por historia clínica con estudio complementario no concluyente, por existir una discordancia entre las PC y el RAST o cuando las pruebas son negativas.

— Polisensibilizaciones en las que hay que seleccionar un alergeno basándose en una orientación terapéutica.

— Control de inmunoterapia y otras terapias.

— Identificación de nuevos alergenos, sobre todo en sensibilizaciones ocupacionales, y para establecer una relación causa-efecto.

— Investigación fisiopatológica de la reacción alérgica y evaluación de nuevos tratamientos y agentes bloqueantes, ya que el comportamiento de los fármacos en humanos puede ser diferente a los estudios *in vitro* y en animales.

Existe una buena correlación entre las PC, el RAST y las provocaciones cuando ambos órganos son muy sensibles a los alergenos, la IgE específica es alta y se utilizan alergenos purificados.

Test de provocación conjuntival

Se instila una gota de diluciones progresivas del extracto alergénico estudiado, en el saco conjuntival inferior, y se valora si aparece prurito, lagrimeo, hiperemia conjuntival o mayor turgencia vascular en la esclerótica, rinorrea, obstrucción nasal o estornudos (Fig. 11.7).

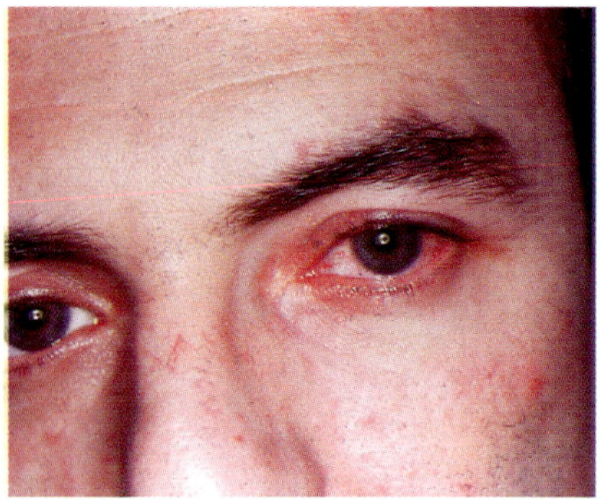

Figura 11.7. Test de provocación conjuntival positivo con Dermatophagoides Pteronyssinus.

Test de provocación nasal

Se basa en la cuantificación de la rinorrea, los estornudos y, mediante rinomanometría, del bloqueo nasal producidos tras la exposición de la mucosa nasal a un alergeno mediante sistemas que impidan lo máximo posible la exposición de las vías aéreas inferiores al antígeno. Los más empleados son la nebulización, la instilación de extractos líquidos, el emplazamiento de discos embebidos con el antígeno en la nariz o la inhalación a partir de una cámara de exposición.

Test de provocación bronquial específica (TPBE)

Son los mejor estandarizados y los más utilizados. La respuesta bronquial se detecta mediante el estudio de la función pulmonar para evaluar la obstrucción de las vías aéreas y otros cambios funcionales.

Los resultados se expresan en porcentajes de descenso respecto a los valores obtenidos con el diluyente que es utilizado como control. Los mínimos cambios aceptados para considerar la TPBE positiva se indican en la Tabla 11.5.

TABLA 11.5. TEST DE PROVOCACIÓN BRONQUIAL

Cambios mínimos aceptados en parámetros pulmonares	
PARÁMETROS	CAMBIOS RESPECTO AL CONTROL (%)
CVF	– 10 %
VEMS	–20 %
FEF 25-75 % ó vmax 50	–25 %
PEFR	–25 %
Raw+	35 %, + 40 %
SGaw	–35 %, – 40 %
CFR	+25 %

Tras la prueba se debe monitorizar al paciente sintomático y objetivar, tanto por auscultación pulmonar como por test de función pulmonar, el retorno a los niveles basales.

Puede haber respuestas inmediatas, tardías, duales, asma recurrente nocturno y asma prolongado en el tiempo en relación con alergenos ocupacionales (Fig. 11.8).

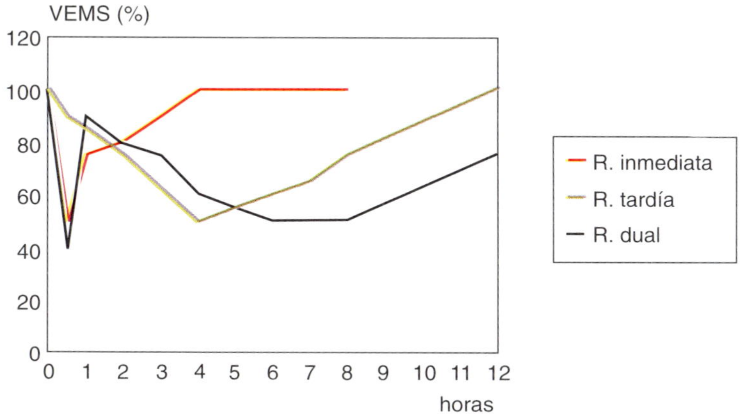

Figura 11.8. Modelos de respuesta bronquial

El alergeno se puede administrar en polvo micronizado, mezclado con lactosa, a través de un turboinhalador o diluido, con un diluyente no irritante, en forma de aerosol que puede ser generado mediante flujo continuo o intermitente. Todas las técnicas consisten en la inhalación de dosis crecientes del antígeno, con monitorización seriada después de cada dosis de la función pulmonar. Permiten identificar la relación entre la concentración del antígeno inhalado y la respuesta bronquial.

Es aconsejable que se realicen siempre a la misma hora de la mañana, entre las 8 y las 10, ya que la respuesta bronquial tiene un ritmo circadiano. Se deben llevar a cabo con el paciente libre de síntomas y auscultación pulmonar normal. Previamente hay que evitar realizar ejercicio físico, la exposición al frío, fumar o ingerir estimulantes (café, té, bebidas de cola, chocolate, etc.), y es preciso suspender los fármacos que puedan alterar los resultados de la prueba).

Para su realización se sigue el esquema indicado en la Figura 11.9. Si el TPBE es positivo se puede tratar con betaadrenérgicos, ya que no inhiben la respuesta tardía. Es aconsejable realizar tratamiento si el paciente siente disconfort, disnea, ruidos torácicos o descenso importante del volumen de aire espirado en el primer segundo (VEMS). De los contrario, se puede observar la regresión espontáneamente del VEMS a sus valores basales aproximadamente en 2 horas.

Exista o no respuesta inmediata se debe realizar un seguimiento espirométrico a intervalos horarios durante las primeras 6 horas. Se considerará una respuesta tardía positiva cuando el descenso del VEMS sea del 20 por 100 y, si

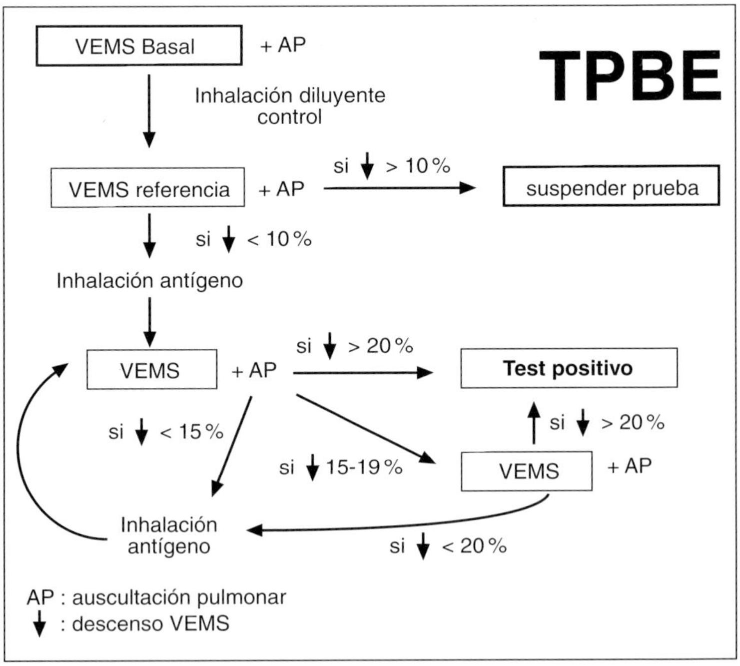

Figura 11.9.

éste es entre el 15-19 por 100, se seguirán realizando controles horarios durante más tiempo para ver la evolución de la reacción. Las respuestas tardías se deben tratar precozmente con betaadrenérgicos y corticoides sistémicos y vigilar al enfermo estrechamente hasta que recupere su valor basal.

Finalizado el test, el paciente seguirá midiendo el flujo espiratorio máximo mediante medidores portátiles de pico flujo cada 2 horas hasta completar las 24 horas.

Contraindicaciones

— Broncoespasmo secundario al diluyente.
— Asma exacerbado.
— Infección respiratoria.
— VEMS menor de un litro.
— Enfermedad sistémica con afectación del estado general o que conlleve riesgos especiales o contraindique el empleo de adrenalina.
— Embarazo.
— Historia de fuertes respuestas a antígenos conocidos.

Test de provocación oral

Se utiliza para el diagnóstico de certeza de la alergia a alimentos y medicamentos debido al escaso valor de las pruebas cutáneas e *in vitro*.

En el caso de los *alimentos*, se dan dosis progresivas crecientes del alimento implicado en el estudio. Se puede realizar por método abierto, dando directamente el alimento implicado, o recurrir al simple/doble ciego utilizando alimentos desecados introducidos en cápsulas o bien ocultos en otros tipos de alimentos (Fig. 11.10).

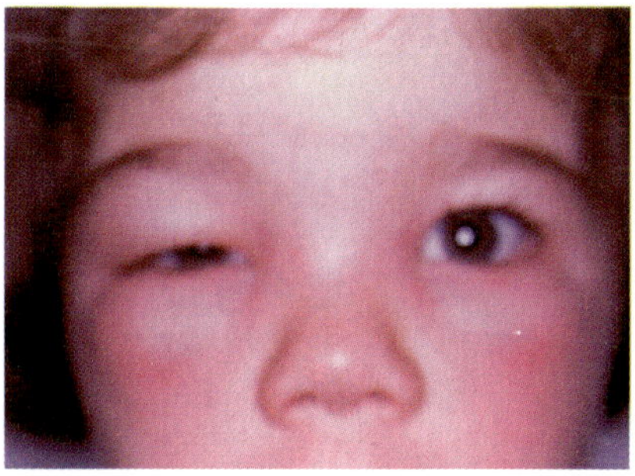

Figura 11.10. **Prueba de provocación oral con manzana positiva, en un paciente con antecedentes de urticaria y angiodema tras la ingestión de dicha fruta.**

Cuando en la historia clínica no existen datos suficientemente claros, se realizan diarios de alimentación-sintomatología y, cuando se establece la sospecha sobre algún alimento, se retira éste de la dieta y si desaparecen los síntomas se reintroduce para comprobar la reaparición de la sintomatología.

Si es imposible identificar el alimento responsable se recurre a dietas de eliminación muy restrictivas, pero siempre bajo control médico muy riguroso y por un periodo no mayor de una o dos semanas. Si se obtiene la desaparición de los síntomas, se van reintroduciendo los diferentes alimentos agrupados en familias a intervalos de cuatro a seis días, eliminando aquellos que vuelvan a reproducir los síntomas.

En el caso de los *medicamentos*, las pruebas cutáneas y el RAST son útiles, están disponibles y tienen valor predictivo sólo para los relajantes musculares y las penicilinas.

Para el resto de medicamentos el único diagnóstico de certeza consistiría en la administración de dosis progresivas crecientes del fármaco implicado, hasta alcanzar la dosis terapéutica o la reproducción de la sintomatología referida por el enfermo.

Se valoran los síntomas objetivos. Los síntomas subjetivos se comparan frente a los obtenidos con placebo o se repite la administración de la dosis a simple ciego para ver si éstos se reproducen de nuevo.

Las *indicaciones* del test de provocación de medicamentos serían:

— Para convencer a un paciente de que no es alérgico y tolera el medicamento.
— Si la historia no es sugerente de una reacción alérgica.
— Cuando la realización del test es la única forma de asegurar la tolerancia.
— Si la necesidad de prescindir de un determinado grupo de fármacos va a condicionar que el paciente no reciba nunca ciertos medicamentos, que se consideran de primera línea para el tratamiento de una enfermedad.
— Cuando el diagnóstico de certeza sea necesario, pues el paciente necesita de forma absoluta la administración de ese fármaco o de otro con el que pueda tener reactividad cruzada o se vaya a proceder a la desensibilización.

Métodos *in vitro*

A) Determinación de niveles de IgE

Los valores de la IgE aumentan desde el nacimiento hasta la pubertad alcanzando a partir de los diez años valores similares a los de los adultos. Aunque estos valores pueden estar condicionados por una serie de factores, los trabajos realizados parecen indicar que la máxima discriminación entre población alérgica y no alérgica se produce cuando se considera el nivel límite de la IgE en 100 UI/ml (en poblaciones sin prevalencia de parasitosis), pero aproximadamente el 20 por 100 de la población tanto sana como enferma tiene unos niveles de IgE atípicos.

Hay que tener en cuenta que la IgE puede estar elevada en enfermedades no alérgicas (Tabla 11.6).

Indicaciones

— Sólo es esencial para el diagnóstico del Sd. HiperIgE.
— Los niveles elevados de IgE en la sangre del cordón umbilical tienen un valor predictivo en el desarrollo de enfermedades alérgicas.
— La determinación seriada de niveles de IgE es valorable para ver la evolución de la aspergilosis broncopulmonar alérgica.
— Realización de estudios prospectivos en niños como indicador de alto riesgo de enfermedad atópica.

TABLA 11.6. ENFERMEDADES NO ALÉRGICAS CON IgE ELEVADA

PARASITOSIS: Ascaris, larva migrans visceral, fasciola, squistosoma, anquilostoma, triquina, filaria, equinococo oncocerco, strongyloides.
INFECCIONES: ABPA, Candidiasis sistémica, coccidiomicosis, lepra, mononucleosis, infecciones respiratorias virales.
NEOPLASIAS: Enf. de Hodgking, mieloma IgE, pos-trasplante de médula ósea, carcinoma bronquial.
INMUNODEFICIENCIAS: S. hiperIgE, S. Wiskott Aldrich, deficiencia selectiva de IgA, S. de Nezelof, S. de DiGeorge.
ENFERMEDADES CUTÁNEAS: Penfigoide bulloso, dermatitis acral crónica, eritema nodoso estreptocócico, otras dermatosis.
MISCELÁNEA: S. nefrótico con cambios mínimos, nefritis intersticial por fármacos, enfermedades hepáticas, fibrosis quística, enfermedad de Kawasaki, poliarteritis nodosa infantil, hemosiderosis pulmonar primaria, S. de Guillain Barré, quemaduras y artritis reumatoide.

— Ayuda en la investigación de inmunodeficiencias.

— Útil para diferenciar enfermedades IgE mediadas de otras que no lo son, cuando dicha discriminación no se puede realizar por otros medios clínicos o de laboratorio. Su valor es limitado pues puede ser normal en enfermedades alérgicas y estar elevada en procesos no atópicos (parásitos, etc.). Sus valores siempre deben ser valorados con precaución y en función de los datos clínicos.

Se puede determinar por:

— *RIA: radioinmunoanálisis*

La IgE sérica se une a una anti-IgE fijada a un disco de papel. La IgE unida se pone de manifiesto mediante la adición de anti-IgE marcada con Iodo-125. La radiación se mide con un contador gamma y es proporcional a la cantidad de IgE del suero.

La diferencia entre los distintos métodos que hay en el mercado se basa en que la anti-IgE marcada con iodo radiactivo sea mono o policlonal y en el tipo de soporte sólido al que esté ligada la anti-IgE (poliestireno, vidrio, celulosa, etc.). Los datos se expresan en UI/ml.

— *ELISA: enzimoinmunoanálisis*

A la anti-IgE unida a la fase sólida se le adhiere a la IgE sérica, y a ésta una anti-IgE marcada enzimáticamente. La enzima liberada, al añadir una sustancia reductora, reacciona con un sustrato cromógeno formando un compuesto coloreado. La coloración se mide por un espectrofotómetro y es proporcional a la cantidad de IgE de la muestra.

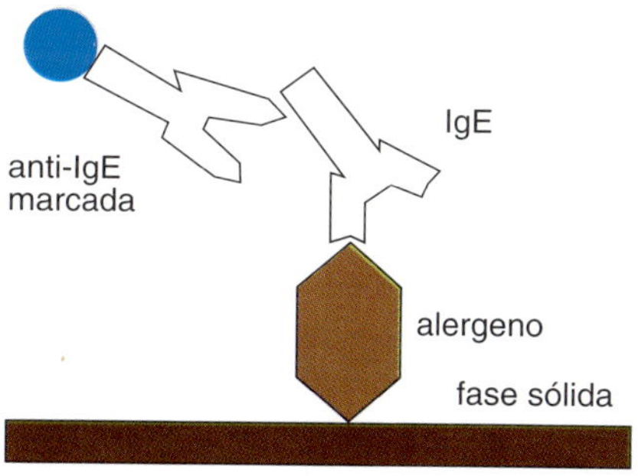

Figura 11.11. Esquema de la determinación de IgE específica por método RIA.

B) Determinación de IgE específica

Al igual que la IgE total, se determina por RIA (Fig. 11.11) o por ELISA (Fig. 11.12). La diferencia estriba en que lo

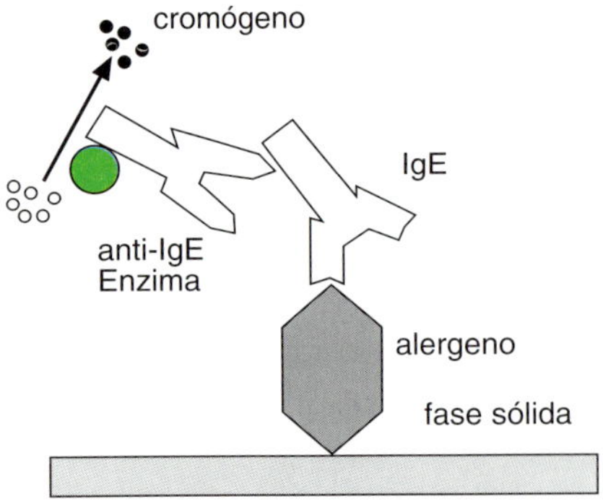

Figura 11.12. Esquema de la determinación de IgE específica por método ELISA.

que se une al soporte sólido es un alergeno en vez de una anti-IgE.

En RIA la técnica más empleada es el RAST (Radio Allergo Sorbent test). Las ventajas del RIA es que es más sensible, más reproductible y se puede emplear con alergenos más impuros.

El ELISA en cambio es más específico, menos costoso y no utiliza materiales radiactivos, pero requiere alergenos muy purificados. Sin embargo, con la aparición en el mercado del CAP (cuyo soporte sólido tiene una configuración tridimensional que permite la fijación de gran cantidad de alergeno y favorece la unión de la IgE específica sérica) con mayor sensibilidad que el RAST y, según los últimos trabajos publicados, tan sensible y específico como las PC, sería actualmente el método de elección para la determinación de IgE específica.

La determinación de IgE sérica no es una prueba diagnóstica esencial, por lo que no debe ser nunca un sustituto de las PC.

Está *indicada* su realización en casos de dermografismo, dermatitis severa, imposibilidad de suspender la medicación que pueda interferir las pruebas cutáneas, si las PC son peligrosas para el paciente por niveles de sensibilización extremadamente elevados o los alergenos no pueden ser utilizados en PC por ser tóxicos, irritantes, insolubles en agua, etc., y para el diagnóstico de infestación por ciertos parásitos.

Aunque menos sensible que las PC se correlaciona bien con éstas y mejor con los tests de provocación. Los falsos positivos son raros y se deben generalmente a fijaciones inespecíficas, en casos de niveles de IgE total sérica excesivamente elevados. También pueden aparecer falsos negativos por anticuerpos de otros tipos de inmunoglobulinas que se unan competitivamente al antígeno impidiendo la unión de la IgE o por falta de fijación del antígeno al soporte.

D) Test de liberación de histamina

Consiste en incubar leucocitos de sangre periférica con diferentes diluciones de un alergeno y medir la cantidad de histamina liberada. Para determinar la concentración de histamina total se destruyen las células con calor o un ácido. Los resultados del test se expresan como porcentaje del total de histamina liberada.

Es un test muy específico y reproductible. Tiene excelente correlación con las PC. Su sensibilidad es similar a la de las PC y al test de provocación bronquial. Es más sensible que el RAST cuando los valores de IgE sérica total son bajos (<50 UI/ml), ya que la mayor parte de la IgE se encuentra unida a las células.

Indicaciones

- — Discrepancias entre PC, IgE y clínica.
- — Monitorización de inmunoterapia.
- — Investigación.
- — Imposibilidad de realizar PC.

E) Test de granulación de basófilos

Los basófilos se visualizan gracias a la coloración rojo-violácea que adquieren sus gránulos metacromáticos tras ser teñidos con colorantes básicos. Al enfrentarse *in vitro* los basófilos de un individuo sensibilizado con el alergeno específico se origina una reacción antígeno-anticuerpo, que provoca la degranulación de éstos y por tanto no podrán ser objetivados tras la tinción con colorantes básicos.

Se concentran los basófilos de la muestra de sangre obtenida y luego se enfrenta la muestra enriquecida de basófilos con distintas concentraciones del alergeno y una sustancia tampón. Tras incubación se tiñen y se cuentan los basófilos. El resultado se expresa como el porcentaje de basófilos que desaparecen en presencia del alergeno con respecto al testigo (sustancia tampón): < 35 por 100: negativo, 35-50 por 100: dudoso, > 50 por 100: positivo.

La correlación de este test es excelente con el RAST a pólenes, ácaros, veneno de himenópteros y equinococo. Con respecto a otros antígenos, depende del extracto utilizado y tiene escaso valor en la alergia a medicamentos.

Los inconvenientes de esta técnica son que requiere sangre fresca, que es muy laboriosa y que es imprescindible personal muy entrenado para llevarla a cabo.

F) Cuantificación ambiental del alergeno

Desde hace unos pocos años existen en el mercado métodos para la valoración cuantitativa y cualitativa de ácaros y epitelio de gato a nivel ambiental, a través de Ac monoclonales. Estaría indicado su realización para establecer la relación causal entre la clínica y la sensibilización demostrada en el sujeto (pacientes con clínica y sensibilización a gato que no tienen gatos en su domicilio, ni contacto con ellos), y para control de las medidas de desalergenización ambiental.

BIBLIOGRAFÍA RECOMENDADA

Artículo de opinión de la EAACI. Estandarización de alergenos y pruebas cutáneas. *Allergy*, 1993, 48 (Supl 14):7-47.

Bousquet J. Métodos «in vivo» para el estudio de la alergia: pruebas cutáneas, técnicas e interpretaciones. En: Middleton E, Reed CE, Ellis EF *et al.* (eds.). *Alergia. Principios y práctica.* Barcelona: Masson, 1992; 396-412.

Hamburger HA, Katzmann JA. Métodos de laboratorio en inmunología. En: Middleton E, Reed CE, Ellis, EF *et al.* (eds.). *Alergia. Principios y práctica.* Barcelona: Masson, 1992; 380-395.

Morales C, Sastre A, Peláez A. Métodos diagnósticos II. Pruebas «in vitro». En: Sociedad Española de Alergología e Inmunología Clínica. *Tratado de alergología e inmunología clínica.* Tomo II, 1995; 333-358.

Naclerio RM, Norman PS, Fish JE. Métodos «in vivo» para el estudio de la alergia: pruebas en mucosas, técnicas e interpretación. En: Middleton E, Reed CE, Ellis EF *et al.* (eds.). *Alergia. Principios y práctica.* Barcelona: Masson, 1992; 413-434.

Sastre A, Morales C, Peláez A. Métodos diagnósticos I. Pruebas cutáneas. En: Sociedad Española de Alergología e Inmunología Clínica. *Tratado de alergología e inmunología clínica.* Tomo II, 1995; 297-331.

Vives R, Hinojosa M, Cistero, AM. Pruebas de provocación bronquial específicas. En: Comité de pruebas de provocación bronquial de la SEAIC. *Pruebas de provocación bronquial inespecíficas y específicas. Monografía III,* 1993; 87-109.

Yunginger JW. Diagnostic testing: Skin tests, total IgE levels and specific IgE antibody levels. En: Kaplan AP. *Allergy,* 1985; 217-232.

12 LA PIEL: ESPEJO DE LA ACTIVIDAD PSÍQUICA

JAVIER DE LAS HERAS CALVO

A) La expresión de las emociones a través de la piel

La piel es el sistema más visible de todo el organismo humano. Sirve de frontera entre la persona y los demás, entre él y el ambiente exterior. Al ser un componente sustancial de la imagen externa, su aspecto está íntimamente ligado a la autoestima personal. Por otra parte, no es raro que mantenga una estrecha relación con el sistema nervioso central, ya que desde el punto de vista embriológico, ambos proceden del ectodermo.

La piel se caracteriza por sufrir fáciles y rápidas transformaciones con los cambios emocionales debidos a miedo, ira, vergüenza, frustración, etcétera, y también en función de los sentimientos y pasiones. Puede afirmarse que ella, junto con la mímica facial, constituyen la mejor expresión corporal de la afectividad.

La vida afectiva está constituida esencialmente por tres tipos de elementos: los sentimientos, las emociones y las pasiones. Todos pueden manifestarse a través de la piel, haciendo que ésta sufra transformaciones de carácter breve o, en ocasiones, más permanente.

Los *sentimientos* se pueden definir como estados del «yo», que nacen de un movimiento interior del que la persona que los siente se cree autora, que no están vinculados necesariamente a estímulos externos, siendo autónomos, difusos y capaces de nutrirse a sí mismos. Los sentimientos se experimentan durante períodos recortados de tiempo; sin embargo suelen estar generados por unos fundamentos afectivos sólidos y permanentes, con lo que se mantienen estables en profundidad, teniendo una proyección amplia en el tiempo.

Las *emociones*, sin embargo, consisten en reacciones físico-psíquicas a determinados estímulos, que surgen como consecuencia de una excitación del sistema nervioso, apareciendo de un modo más brusco y fugaz que

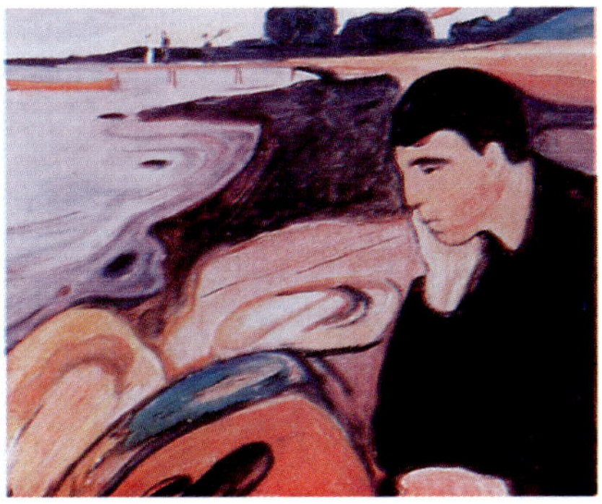

FIGURA 12.1. Ensimismados en sus pensamientos y ajenos a lo que les rodea, algunos sujetos depresivos expresan en el rostro sus más íntimos sufrimientos. Las reacciones depresivas pueden crear disfunciones del sistema inmune, capaces de manifestarse en la piel. *A. M. Tränkler*. Albert Henrich. Colección Thyssen-Bornemisza.

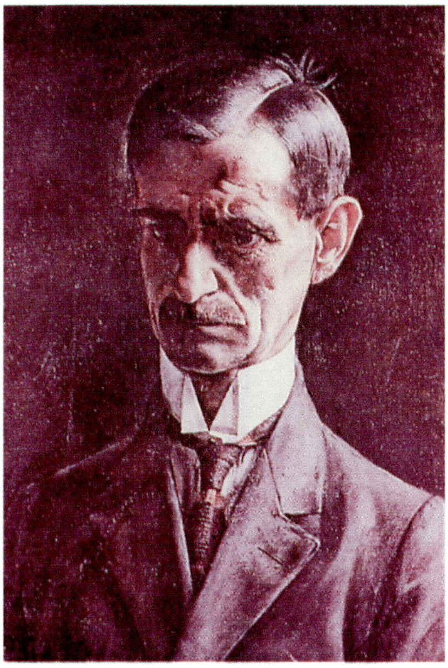

Figura 12.2. La indiferencia y la incapacidad para tomar decisiones sumen al melancólico en una abstracción que le aleja de la realidad; esa propensión a la tristeza puede condicionar la aparición de algunas «psicodermatosis». *Melancolía*. Edvard Munch. R.M.S., Bergen.

los sentimientos. Las emociones dependen directamente de los estímulos que las provocan. Producen modificaciones físicas y psíquicas repentinas y automáticas, tras la aparición de un estímulo concreto, pero desaparecen poco después que éste cese o se logre la adaptación al mismo.

Las *pasiones* son intensas tendencias o inclinaciones, cuyo empuje no es voluntario ni activo, que siempre se dirigen a conseguir el objeto que las nutre, al contrario de los sentimientos, que son capaces de nutrirse a sí mismos. Su empuje no es voluntario, porque surgen independientemente de la voluntad de quien las experimenta, que no se siente autor de las mismas, al contrario de lo que sucede en los sentimientos, dando la impresión de que proceden de fuera del «yo», de que gozan de autonomía propia, imponiéndose de un modo determinante, con lo que esa persona se ve «dominada» por su pasión.

Las pasiones siempre tienden a obtener el objeto que las nutre. Para justificar esta tendencia producen razonamientos nuevos e ideas sobrevaloradas de acuerdo con su objetivo, mientras que eliminan aquellas ideas que están en su contra, intentando así justificar racionalmente su finalidad. El deseo es tan intenso que perturba, por vía afectiva, el discurso lógico del pensamiento, forzándolo a plegarse en esa dirección. También es muy frecuente que las pasiones se vean acompañadas de *proyecciones atributivas inconscientes*, en las que, sin darse cuenta, el apasionado otorga falsos atributos al objeto de la pasión, en relación con el contenido de la misma. La *catatimia* es otro mecanismo psicológico que las acompaña frecuentemente, por el cual se produce una modificación de las percepciones o juicios, en relación también con el contenido de la pasión.

A nivel de la piel, son las emociones las que suelen provocar modificaciones más llamativas, ya que ellas producen los síntomas físicos más frecuentes y aparatosos, si bien las pasiones también pueden ir acompañadas de manifestaciones cutáneas, lo cual es mucho más excepcional cuando se trata de sentimientos. De entre todos los síntomas cutáneos que pueden acompañar a las modificaciones afectivas, los más significativos son la hipersudoración, el rubor, la palidez y la piloerección, ya que la microcirculación, al igual que las glándulas sudoríparas y sebáceas van a verse fácilmente afectadas por la rica inervación existente en la dermis.

La hipersudoración

El aumento de la sudoración o hiperhidrosis, puede ser de carácter generalizado, pero suele localizarse preferentemente en las axilas y palmas de manos y pies.

Es muy frecuente en las emociones de cierta intensidad, debido a la activación del sistema nervioso simpático.

Generalmente se produce de forma transitoria (tras un susto, la presencia de un estímulo fóbico, una situación inesperada, difícil o comprometida, etc.). Sin embargo, existen personas con una hipersudoración más o menos permanente, como consecuencia de alteraciones orgánicas o de una continua activación emocional, debida a un trastorno de ansiedad generalizada, que, a su vez, en un buen número de casos, está provocado por un trastorno de la personalidad.

Las pasiones también pueden provocar hipersudoración, ya que se acompañan de una activación emocional que se acentúa ante la presencia del objeto de la pasión (por ejemplo, ante la persona de la que se está enamorado, o a la que se odia, etc.). Sólo excepcionalmente provocan hipersudoración de un modo prolongado.

Junto a la hipersudoración suelen presentarse otros síntomas emocionales asociados. El más común consiste en la sequedad de mucosas, particularmente de la mucosa bucal, aunque puede afectar también a la conjuntiva y a otras zonas anatómicas del organismo.

La hipersudoración puede provocar a su vez problemas psíquicos, debido a la angustia, malestar e incluso sentimientos de inferioridad que ocasiona el que los demás la perciban, al dar la mano o simplemente al visualizarse en el rostro u en otras partes del cuerpo, que hace que precisamente ésta aumente con la presencia de otras personas, cerrándose así el círculo vicioso.

El rubor y la palidez

El rubor o rubefacción, es decir, la vasodilatación capilar generalizada en el rostro (particularmente en las mejillas), es uno de los síntomas emocionales por excelencia, junto con la palidez o vasoconstricción capilar facial generalizada.

Ante un estímulo emocional, sobre todo si tiene una gran carga afectiva, se puede producir la inmediata modificación del sistema cardiovascular, que opta según cada caso en particular, por la palidez o la rubefacción. Esto es especialmente frecuente entre las personas tímidas, aunque también puede influir el hecho de tener una piel de características constitucionales (y generalmente hereditarias) más transparente a los fenómenos vasomotores. Esta manifestación suele asociarse a taquicardia, palpitaciones y otras modificaciones cardiovasculares, siendo denominada por los especialistas «eritema pudoris vasorreactivo».

Algunos han querido ver en estos fenómenos componentes ancestrales, por los cuales las sensaciones de peligro o vergüenza que provocan ciertas reacciones emocionales se acompañan de la búsqueda de la ocultación, que así se vería simbólicamente favorecida.

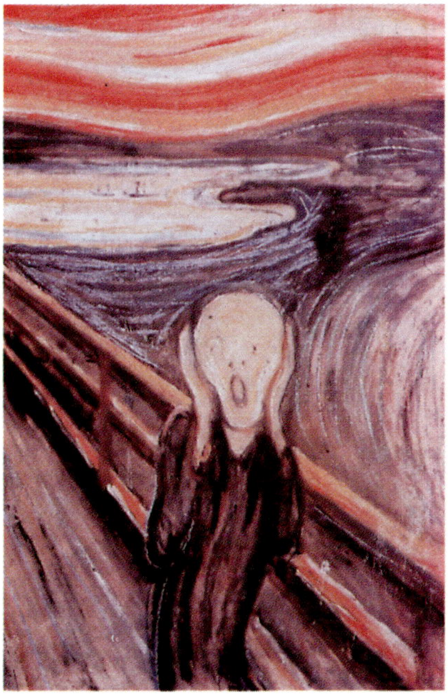

FIGURA 12.3. La desesperación que plasma este óleo puede ser consecuencia del estrés excesivo en que nos hallamos sumidos, capaz de alterar el normal equilibrio del sistema inmune; dicho cambio puede expresarse en forma de afecciones cutáneas tan comunes como la urticaria o el eczema. *El grito*. Edvard Munch. Galería Nacional, Oslo.

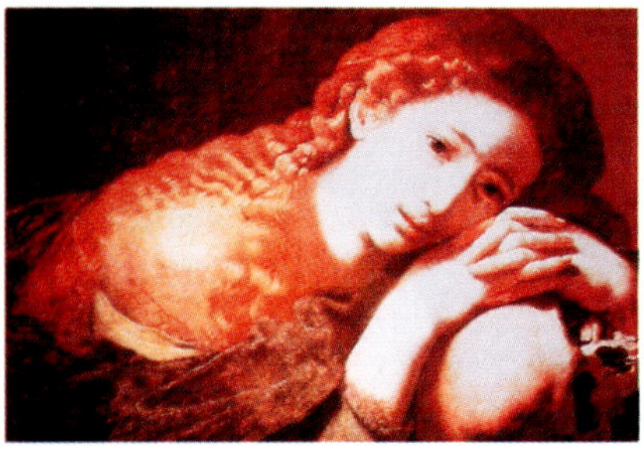

FIGURA 12.4. La tristeza es una de las principales manifestaciones de la depresión. A su vez, la piel puede reflejar en algunas de sus afecciones las frustraciones y las penas más variadas. *Cabeza de aldeana*. Vincent Van Gogh. Museo Von der Heyat, Wuppertal.

Una fácil rubefacción puede dar lugar a sentimientos de inferioridad o a una auténtica fobia al rubor. El temor a ruborizarse delante de ciertas personas o en determinada situación, a veces por lo que puede interpretar el otro, aumenta la ansiedad de expectación, lo cual facilita el enrojecimiento facial, creándose un círculo vicioso que favorece la cronicidad del trastorno.

La piloerección

La erección del vello también puede constituir un modo más de respuesta emocional. Se trata de un mecanismo de defensa fisiológico, de manifestación más evidente entre los animales. En éstos, la piloerección les protege del frío, creando una capa aislante (en el hombre se produce por el mismo motivo), que también sirve para asustar al enemigo, al simular un mayor tamaño corporal y, por tanto, mayor fuerza física. Esto último es particularmente evidente entre los primates, especialmente en el gorila, cuando se prepara para combatir contra su adversario.

El miedo y las sensaciones de peligro o amenaza causan en el hombre algunos síntomas comunes, como la piloerección, a los de la angustia y la ansiedad, que resultan de la activación del sistema nervioso. No en vano se ha descrito clásicamente a la angustia como «un temor indefinido», mientras que el miedo sería «un temor definido», es decir, a algo en concreto.

Influencia de los fenómenos psicológicos en los trastornos alérgicos e inmunitarios. ¿Existe la personalidad alérgica?

El estrés, los conflictos psicosociales que cursan con alta tensión emocional, el aislamiento crónico y, en general, las alteraciones psíquicas, pueden modificar la eficacia del sistema inmunitario, perjudicando las defensas frente a un buen número de trastornos. Es sabido cómo los linfocitos T y todo el sistema inmunitario celular, además de proteger frente a los agentes infecciosos, controlan la hipersensibilidad cutánea retardada, interviniendo en los trastornos autoinmunes.

Por su parte, los linfocitos B, además de contribuir a destruir los gérmenes que causan las infecciones mediante la producción de inmunoglobulinas circulantes, intervienen también en las reacciones de anafilaxia y en los trastornos autoinmunitarios, pudiendo ocasionar la destrucción de los tejidos orgánicos. En este sentido se ha observado cómo la depresión y las reacciones depresivas actúan en función de su gravedad, disminuyendo la actividad de los linfocitos T Killer o «asesinos», los cuales constituyen un índice de la respuesta inmunitaria celular.

Actualmente se cree que el sistema neuroendocrino es el verdadero mediador de estas alteraciones inmunitarias, a través no sólo del cortisol, sino también de las catecolaminas, la testosterona, la hormona del crecimiento, etc., que a su vez se ven reguladas por el sistema nervioso central, estando en investigación la posibilidad de que algunos trastornos psiquiátricos tengan un componente autoinmune.

Algunos autores han postulado diversas teorías que intengtan explicar determinados fenómenos alérgicos mediante interpretaciones simbólicas inconscientes. Por ejemplo, los pacientes con urticaria tendrían un componente exhibicionista localizado en la piel, por el que se manifiestan con su enfermedad y, al mismo tiempo, se defienden por medio de un síntoma que inspira a los demás repugnancia. O bien, que el «síndrome alérgico» puede suponer una especie de equivalente del llanto reprimido, ya que una alergia cutánea puede mejorar con las lágrimas y un ataque de asma puede terminar con unos sollozos. Estas teorías no han sido realmente demostradas.

También se ha dicho que el eczema atópico guarda relación con la expresión o represión de la ira que causa el rechazo materno durante la niñez, o con otros sucesos traumáticos. Que se trata de personas tensas, inseguras, irritables, resentidas, agresivas, hipersensibles y reprimidas, que interiorizan sus problemas y expresan con el rascado sus conflictos emocionales, la ansiedad y la hostilidad. Sin embargo, no se ha podido demostrar la existencia de ningún tipo específico y constante de personalidad en estos pacientes.

Hay que pensar que una vez que aparece la dermatitis en el niño, el problema está en que le inspire a la madre rechazo y que como consecuencia de ello disminuyen las caricias, cuando el niño necesita precisamente más de las normales, debido a las molestias que padece y la ansiedad que le causan. De hecho, las intervenciones destinadas a evitar el rechazo de la madre han producido claros beneficios en estos niños, debido al efecto tranquilizador de los cuidados y caricias maternas, disminuyendo la ansiedad que incrementa el rascado, cerrando así un círculo vicioso.

Tampoco se ha podido demostrar que un determinado tipo de personalidad se pueda corresponder con una mayor predisposición a padecer trastornos alérgicos. Algunos estudios han comprobado que determinados factores psicológicos pueden disminuir el umbral de sensibilidad a los alergenos. Las personas inseguras y dependientes, particularmente en el terreno afectivo, están más expuestas a padecer fenómenos alérgicos, debido a que soportan generalmente altos niveles de tensión emocional y de ansiedad, lo cual les hace más vulnerables, pero no puede decirse, en un sentido estricto, que tengan «una personalidad alérgica», sino solamente que todos aquellos factores, que causen angustia, ansiedad o tensión emocio-

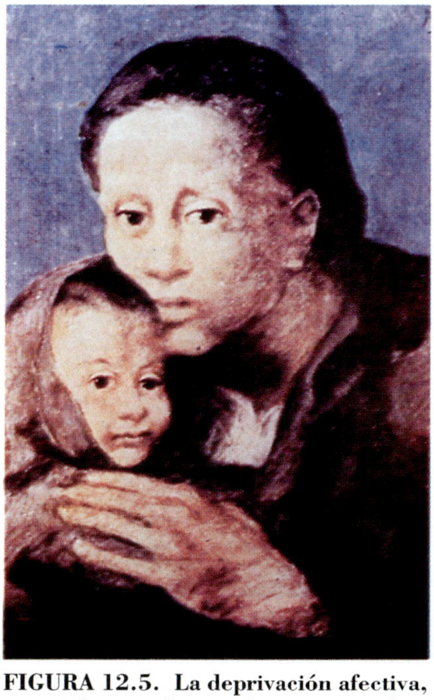

FIGURA 12.5. La deprivación afectiva, especialmente durante la primera infancia, puede favorecer la aparición de las enigmáticas «psicodermatosis». *Madre con niño enfermo*. Pablo Ruiz Picasso. Museo de Arte Moderno, Barcelona.

nal en general, pueden favorecer la presentación de trastornos alérgicos.

Aspectos psicosomáticos de algunas enfermedades alérgicas de la piel

El prurito

El prurito es una de las causas de consulta más frecuentes entre los dermatólogos y médicos generales, que al no encontrar en muchos casos un sustrato orgánico, deciden enviar al paciente al psiquiatra. La sensación de picor llega al sistema nervioso central a través de las fibras aferentes del dolor y, cuando es intensa, puede resultar netamente dolorosa.

El prurito puede ser de etiología local o sistémica. Se manifiesta de forma generalizada, localizada en una zona determinada, o bien ser de localización variable, como si se desplazase de una región a otra de la piel. Produce un círculo vicioso por el cual, al inducir al rascado, se irrita la piel, lo que a medio plazo aumenta la sensación de prurito, que a su vez, al alcanzar un curso crónico, puede ocasionar una excoriación cutánea.

Se ha especulado con que las personas que durante su niñez han tenido un contacto corporal afectivo más limitado, pueden tener disminuido su umbral frente al prurito. Lo que sí ha podido constatarse es cómo los trastornos emocionales pueden disminuir dicho umbral y desencadenar la respuesta de rascado. El prurito forma parte de la sintomatología con que suele manifestarse la ansiedad y, en menor medida, la agresividad. El estrés y las situaciones de tensión emocional cursan frecuentemente con prurito, que suele ser generalizado o de localización variable, aunque en algunos casos se ve limitado a zonas determinadas, particularmente a la región genital o anal, en las que algunos han querido interpretar una conflictividad sexual inconsciente.

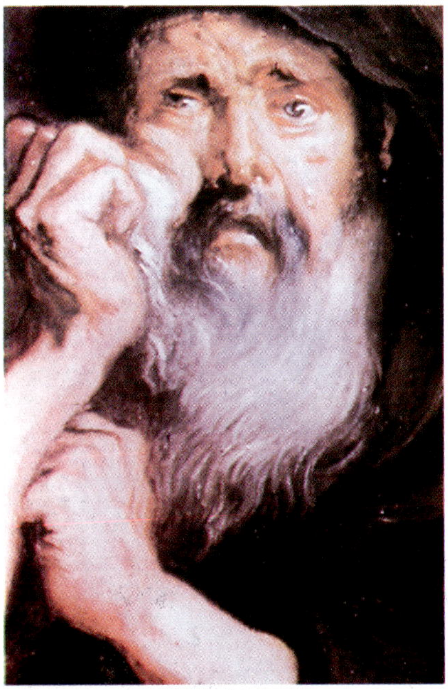

FIGURA 12.6. La pena y la amargura pueden expresar la existencia de un síndrome depresivo, que además puede tener expresividad en el órgano cutáneo en forma de prurito crónico o urticaria. *Heráclito* (detalle). Pedro Pablo Rubens. Museo del Prado, Madrid.

La ansiedad es un síntoma que, en mayor o menor medida, suele estar presente en la mayoría de los trastornos psicopatológicos, por lo que el prurito es también común en ellos, particularmente en los trastornos por ansiedad, de personalidad, depresivos y neuróticos. En las psicosis como la esquizofrenia, puede formar parte de sus alteraciones de la sensopercepción y tener un contenido delirante.

El rascado puede ser también un modo de descargar sobre uno mismo la agresividad, por lo que puede observarse en algunos sadomasoquistas, en trastornos de la personalidad con muy baja tolerancia a la frustración y en procesos depresivos que cursan con intenso sentimiento de culpa.

El eczema atópico

El eczema atópico o dermatitis atópica es un trastorno alérgico bastante frecuente, de presentación familiar. Se manifiesta en forma de prurito desproporcionado con la lesión visible. El rascado agrava la irritación cutánea, cerrándose un círculo vicioso, habiéndose comprobado que estas personas responden con el rascado ante estímulos menores a los de la mayoría. Las emociones producen una excitación del sistema nervioso central, que intensifica las respuestas vasomotora y sudorípara de la piel, más lábiles entre los pacientes atópicos, lo que ocasionaría una alta respuesta de prurito-rascado. Puede resultar curioso que muchas personas normales también reaccionan en momentos de frustración o de alta tensión emocional, rascándose en las zonas de la piel en las que se localiza habitualmente este tipo de eczema.

Algunas teorías psicodinámicas sobre la enfermedad no pasan de ser meras especulaciones, como aquella que afirma que la dermatitis atópica podría simbolizar la necesidad inconsciente de contacto corporal, de modo que con el rascado obtendría el paciente el contacto físico y aproximación que desea de los demás. Lo que sí parece evidente es su íntima relación con el estrés, apareciendo y desapareciendo en muchos casos en razón del nivel del mismo.

Todo factor capaz de provocar tensión emocional o ansiedad puede favorecer la aparición de la enigmática psicodermatosis. Entre éstos se han citado como de especial relevancia las experiencias de rechazo, de pérdida, de frustración, la deprivación afectiva (especialmente durante la primera infancia) y, en general, todas las que tienen un alto colorido afectivo.

Al igual que existe un círculo vicioso a nivel físico (prurito-rascado-prurito), puede describirse otro a nivel psicológico. No se trata solamente de que la ansiedad provoque el prurito y que éste, junto con el rascado, incremente la ansiedad a su vez, sino que además el problema se sitúa a niveles más profundos. La lesión aparece como consecuencia de la tensión emocional; ésta le preocupa por sus consecuencias médicas y estéticas, por el rechazo (real o imaginario) que puede provocar en los demás, lo cual favorece los sentimientos de inferioridad y de inseguridad, creando así una personalidad hipersensible y ansiosa, más vulnerable a los estímulos emocionales, cerrándose el círculo. Como se ha dicho anteriormente, el rechazo materno de los niños eczematosos, particularmente la disminución de sus caricias, agrava y cronifica la enfermedad.

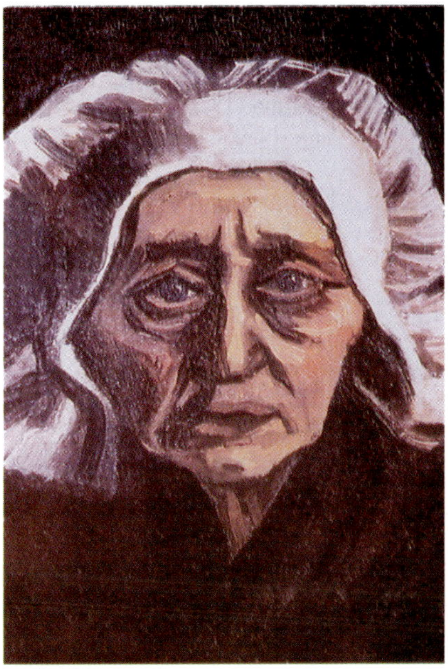

FIGURA 12.7. **En este cuadro el artista ha sabido plasmar con gran realismo el dolor que aflige al personaje por la pérdida reciente de un ser querido. Algunas manifestaciones cutáneas, como ciertas formas de eczema, pueden tener su origen en algún conflicto psicológico.** ***La Magdalena penitente*****. José de Ribera. Museo del Prado, Madrid.**

El eczema dishidrótico

El eczema dishidrótico suele presentarse de forma familiar, habiéndose comprobado que muchos familiares de los

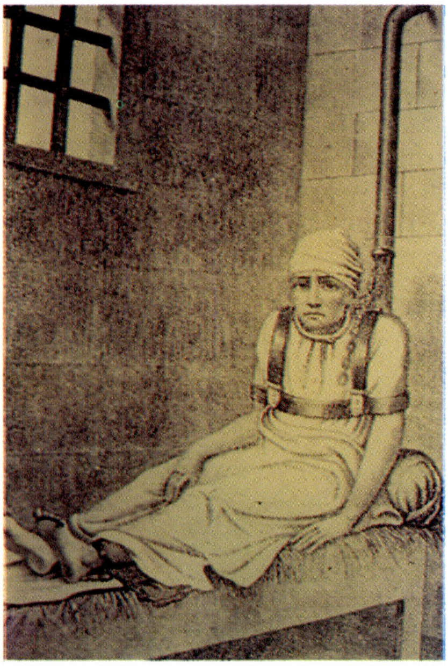

FIGURA 12.8. Actualmente la Medicina dispone de tratamientos eficaces para la mayoría de los desordenes psíquicos, siendo necesaria en algunas «psicodermatosis» la estrecha colaboración entre el psiquiatra y otros especialistas. En el pasado ciertos métodos que se aplicaban a los alienados eran poco ortodoxos, como puede verse en este grabado del libro «Maladies mentales», de Esquirol. Reproducido de Laín Entralgo P. *Historia de la medicina*. Barcelona: Salvat Editores, S. A., 1990.

pacientes también sudan excesivamente en momentos de alta tensión emocional, aunque no padezcan la enfermedad. No siempre estas personas tienen un aspecto externo que deje traslucir su tensión interna, pues incluso pueden dar una primera impresión de absoluto sosiego y serenidad.

La ansiedad generalizada, cuando se presenta en forma crónica, es la principal responsable del trastorno, que suele exacerbarse en periodos en que ésta aumenta debido a alguna circunstancia personal. Dicha carga de ansiedad suele estar a su vez ocasionada por un trastorno de la personalidad, aunque no siempre es así. En muchos casos se trata de personas obsesivas, que padecen un trastorno obsesivo-compulsivo de la personalidad, que se caracterizan fundamentalmente por ser muy analíticos, minuciosos, detallistas, serios, convencionales, ordenados, perfeccionistas, hiperresponsables, previsores, etc. (véase la Tabla 12.1). No obstante, la ansiedad generalizada es propia también de todas las personas con un fondo permanente de inseguridad, provocada o no por una baja autoestima, tal como sucede en la personalidad histriónica, dependiente, hipocondriaca, o evasiva. Para conocer las manifestaciones clínicas de la «dishidrosis» remitimos al lector a los capítulos que tratan de la dermatitis atópica (3 y 4).

El eczema numular

Aunque los aspectos psicosomáticos del eczema numular han sido objeto de menos investigaciones que los de los eczemas anteriormente descritos, también se ha puesto

TABLA 12.1. Principales características de la personalidad obsesiva

– Meticulosidad. Perfeccionismo.
– Escrupulosidad.
– Descuido de lo fundamental por lo accesorio.
– Excesivo afán por el orden
– Tendencia excesiva a la planificación y previsión
– Pesimismo
– Dificultad para adaptarse a situaciones nuevas
– Hiperadaptación social
– Tendencia a la autoacusación
– Hiperresponsabilidad
– Dificultad para delegar responsabilidades
– Estilo de vida austero
– Tendencia a la hipercrítica
– Severidad. Intolerancia. Inflexibilidad
– Alto nivel de exigencia
– Tendencia a pensamientos y análisis exhaustivos
– Inseguridad. Indecisión
– Trato correcto, pero frío y distante

de manifiesto su relación con la tensión emocional y el estrés, siendo característico de varones de edad madura con excesivo sentido de la responsabilidad, o que se encuentran objetivamente abrumados por dificultades, problemas y conflictos durante periodos prolongados de tiempo.

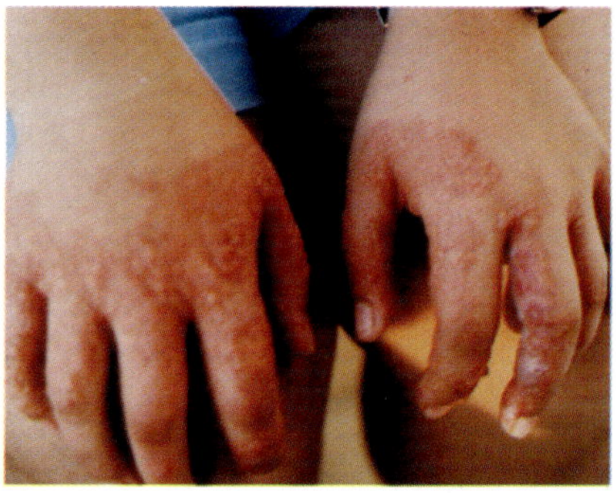

FIGURA 12.9. El eczema dishidrótico, que afecta a las manos y a los pies, suele tener como principal condicionante una excesiva carga de ansiedad. Detalle de las vesículas y ampollas que caracterizan a la dishidrosis. (Cortesía del doctor Roberto Pelta Fdez. Sección de Alergia del Hospital General Universitario Gregorio Marañon, Madrid.)

La urticaria

La urticaria, en algunos casos, también puede tener carácter psicosomático. La ansiedad crónica no es aquí la responsable, sino situaciones de estrés emocional agudo, como consecuencia, generalmente, de conflictos de importante colorido afectivo. En algunos casos se han podido observar ataques de urticaria en pacientes que, presentando un conflicto en un área psíquica particular, se veían obligados a enfrentarse a una situación conflictiva en relación con dicha área.

Utilidad de los psicofármacos y otras técnicas psicoterapéuticas en las enfermedades alérgicas de la piel de carácter psicosomático

Algunos psicofármacos pueden resultad de utilidad como tratamiento coadyuvante de los trastornos anteriormente descritos. Los ansiolíticos disminuyen la tensión emocional que crea el prurito, contribuyendo a que el paciente pueda evitar mejor el rascado, con lo que se rompe con más facilidad el círculo vicioso que perpetúa la lesión. Además, estos medicamentos alivian la ansiedad que puede haber actuado como factor desencadenante y que si continúa presente puede dificultar la evolución favorable de la enfermedad. En general, son preferibles los ansiolíticos que provocan escasa sedación, ya que interfieren menos en las actividades habituales del paciente. También puede resultar de utilidad, a más largo plazo, el entrenamiento del paciente en técnicas de relajación, especialmente en los casos de ansiedad crónica, ya que le ayudarán a rebajar los niveles de la misma.

El insomnio ocasionado por el prurito agrava la sintomatología, tanto por aumentar el tiempo de rascado durante la noche y la ansiedad nocturna, como por aumentar la diurna, por lo que en los casos en los que éste se presente con cierta frecuencia o intensidad, conviene prescribir un hipnofacilitador, de vida corta, si el problema desaparece una vez que se logra conciliar el sueño, o de vida larga, si el paciente se despierta durante la noche como consecuencia del prurito (véase la Tabla 12.2).

Desde el punto de vista psicoterapéutico hay que tener en cuenta que abordar abiertamente con el paciente el

TABLA 12.2. Relaciones ansiedad-insomnio-prurito-rascado y acción de los psicofármacos

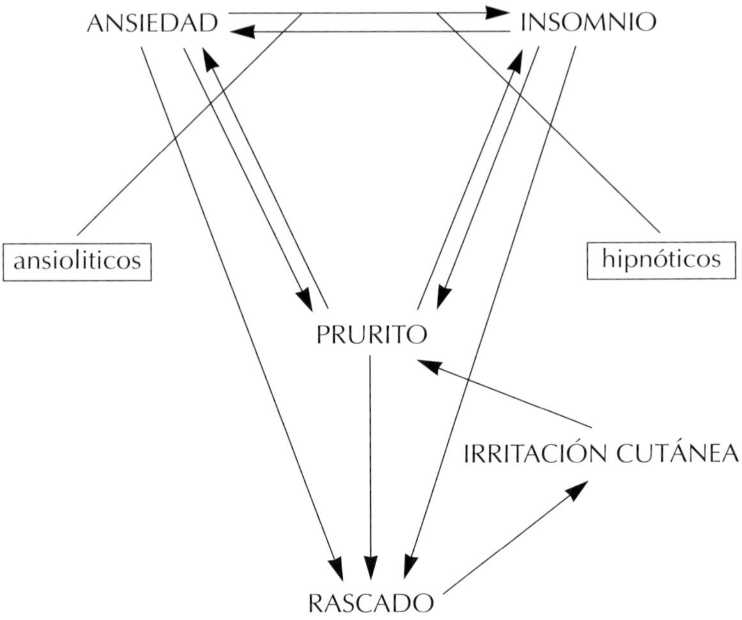

carácter psíquico de estos trastornos puede resultar muy perjudicial, al menos a corto plazo, ya que suelen ser poco proclives a aceptarlo (con lo que creen que el médico se equivoca de diagnóstico y tratamiento) y porque además esto supone en algunos casos dejarles sin el mecanismo psicológico de defensa que puede implicar la conversión somática de los síntomas. Es preferible explicar simplemente que la tensión emocional es perjudicial para el tratamiento y evolución de la enfermedad.

Es importante animar a los pacientes a que mantengan idéntica actividad social a la que desarrollaban antes de la aparición del trastorno, sin verse condicionados por el defecto estético que implique o por el rechazo o temor al contagio que puedan experimentar las personas con las que trate. En muchos casos, advertir abiertamente a los demás de la naturaleza transitoria y no transmisible de la lesión puede servir para tranquilizar a todos y continuar viviendo las relaciones con naturalidad.

En los niños es particularmente importante poner los medios para evitar el rechazo social, especialmente de la madre y personas más próximas, así como de los compañeros de colegio si ya se encuentra en edad escolar.

Si se trata de personas con ansiedad de carácter crónico o en las que se puede intuir la presencia de un trastorno de personalidad, lo cual influye decisivamente en recaídas periódicas de la enfermedad, es oportuno sugerirles la conveniencia de realizar un tratamiento psicoterapéutico.

Manifestaciones dermatoalérgicas de trastornos psicopatológicos

Tal como ya se ha dicho anteriormente, la ansiedad y el estrés, directamente o a través del círculo vicioso del prurito-rascado, favorecen el desarrollo de un buen número de trastornos dermatológicos. Si se tiene en cuenta que la ansiedad constituye a su vez un síntoma corriente dentro de otros síndromes psiquiátricos, se comprende que dichas alteraciones puedan aparecer en un buen número de ellos. Además existen otras alteraciones de la piel más específicas de determinados trastornos psicopatológicos.

Las *neurosis obsesivas*, también denominadas *obsesivo-compulsivas*, se caracterizan fundamentalmente por la presencia de *obsesiones*, es decir, ideas, pensamientos, imágenes, etc., extrañas y absurdas, que persisten en la mente de estas personas, sin que puedan librarse de ellas. Estas obsesiones se acompañan de *compulsiones*, es decir, de conductas repetitivas e intencionadas, que se utilizan como solución para deshacerse de las obsesiones. Suelen tener un carácter absurdo y mágico, que es perfectamente reconocido por el que las padece, a pesar de lo cual les resulta muy difícil dejar de realizarlas.

Uno de los mecanismos obsesivo-compulsivos más frecuentes consiste en la obsesión de estar «contaminado», tras haber tocado cualquier objeto. No se trata de la idea de contagio o infección, sino de suciedad, de estar impregnado de algo repugnante («quién habrá tocado antes ahí»). Como consecuencia, se recurre a la compulsión de lavarse minuciosamente las manos inmediatamente después, lo cual puede ser realizado cien o mil veces cada día. La piel queda entonces lesionada por mero desgaste y puede establecerse una reacción alérgica secundaria por el excesivo uso de productos de higiene personal, potencialmente sensibilizantes.

Esta misma consecuencia puede deberse a otras anomalías psíquicas. Algunos *hipocondriacos* también pueden llegar a producirse lesiones dermatológicas por abuso de desinfectantes o de otras sustancias destinadas a prevenir el contagio o a eliminar supuestas enfermedades. Esta higiene excesiva e inadecuada puede ser también consecuencia de una *fobia al mal olor*, que, como todas las fobias, se fundamenta en un temor totalmente exagerado e injustificado, que se combate con medios desproporcionados. En otros casos, no se trata de tal fobia, sino de un auténtico delirio por el que esa persona se halla fuertemente persuadida, sin justificación alguna, de que emite mal olor, o bien, un olor especial como consecuencia de transformaciones a las que ha sido sometida por otros seres, todo dentro del contexto delirante.

En las *psicosis*, especialmente en la *esquizofrenia*, no son raras las alucinaciones y los delirios de contenido cutáneo. Uno de los más característicos consiste en creer

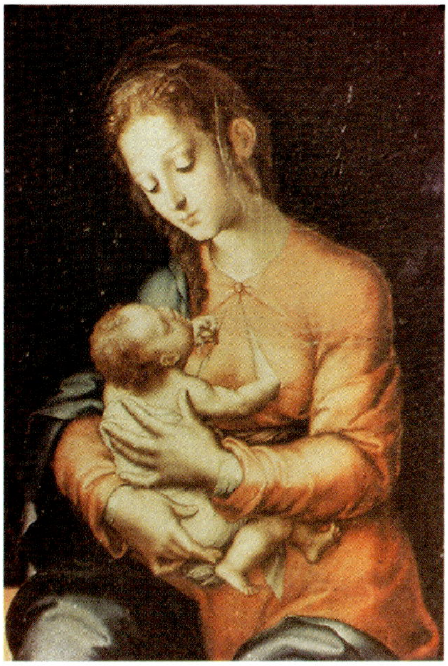

FIGURA 12.10. El rechazo materno de los niños eczematosos, particularmente la disminución de sus caricias, agrava y cronifica la enfermedad. «La Virgen y el Niño. Luis de Morales (1510-1586). Museo del Prado, Madrid.

que se padece una infección subcutánea por parásitos (*delusio parasitorum*), que les conduce al círculo prurito-rascado, ocasionándose secundariamente la lesión. Este tipo de delirios también se han descrito en algunas *depresiones* graves.

Algunas lesiones de la piel pueden verse producidas o agravadas, como resultado de continuas exploraciones corporales destinadas a descubrir posibles anomalías subcutáneas o a investigar las halladas (ganglios linfáticos y otras estructuras normales), que pueden causar una gran preocupación a los *hipocondriacos*. Solamente una parte de estas personas acuden al médico para aclarar sus dudas; otros insisten en dichas exploraciones muchas veces al día, alarmándose cuando surgen los primeros síntomas, provocados realmente por ellos mismos, lo que les va confirmando progresivamente en sus temores, cerrándose un círculo vicioso.

El abuso de productos cosméticos puede ser consecuencia de una *dismorfofobia*, es decir, de una fobia a un defecto corporal. La observación minuciosa de la piel es frecuente entre los *narcisistas* y otros *trastornos de la personalidad* caracterizados por inseguridad, inferioridad o baja autoestima. El descubrimiento de las pequeñas imperfecciones normales de ésta suele conducirles a prácticas higiénicas exageradas o inadecuadas y al abuso de fármacos de aplicación tópica o de cosméticos. El uso desmesurado de cosméticos es también frecuente entre las personas que padecen una *eritrofobia* o fobia al rubor, en su afán por disimular el enrojecimiento facial tan temido.

Por último, cabe señalar que determinados *hábitos motores desadaptativos* también pueden producir lesiones cutáneas como consecuencia de la agresión permanente que suponen para la piel. Sería éste el caso de las «queilitis por mordedura» de los niños que tienen el hábito de chupar e introducir repetidamente el labio inferior dentro de la boca, especialmente cuando se encuentran más nerviosos. Sus características son similares a las de los otros hábitos orales como morderse las uñas («onicofagia»), tirarse del pelo y luego chuparlo o morderlo («tricotilomanía») o chuparse el dedo («dactilomanía»).

BIBLIOGRAFÍA RECOMENDADA

APA. DSM-IV. *Manual diagnóstico y estadístico de los trastornos mentales*. Barcelona: Masson, 1995.

De las Heras J. *Conócete mejor*. Madrid: Espasa Calpe, 1994.

Engels WD. Skin disorders. En: Kaplan HI, Sadock BJ (eds.). *Comprehensive textbook of psychiatry*. Baltimore: Williams & Wilkins, 1985.

Kimball CP. Psychosomatic medicine. En: Houpt JL, Michels R, Cavenar JO (eds.). *Psychiatry*. Philadelphia: JB Lippincott, 1985.

Luban-Plozza B, Poldinger W. *El enfermo psicosomático y el médico práctico*. Basilea: Ediciones Roche, 1975.

Polaino-Lorente A. *Psicología patológica*. Madrid: UNED, 1975.
Rojas E. *La ansiedad*. Madrid: Temas de Hoy, 1991.
Seyle H. *Stress in health and disease*. London: Butterworths, 1976.
Thompson TL. Trastornos psicosomáticos. En: Talbott JA, Hales RE, Yudofski SC (eds.). *Tratado de p siquiatría*. Barcelona: Áncora, 1989.
Whitlock FA. *Psychophysiological aspects of skin disease*. Philadelphia: W.B. Saunders & Co., 1976.

13 ¿SE PUEDEN PREVENIR LAS AFECCIONES ALÉRGICAS?

MANUEL J. DE BARRIO FERNÁNDEZ

La profilaxis constituye un aspecto esencial en el manejo de cualquier patología. En términos genéricos, las medidas preventivas resultarían, teóricamente, más eficaces en aquellas enfermedades en las que en su etiopatogenia desempeñan un papel tanto factores genéticos como ambientales.

La etiología de las afecciones alérgicas es claramente multifactorial, y su expresión fenotípica depende de la interacción, en individuos genéticamente susceptibles, entre el momento y la intensidad de la exposición alergénica y la presencia de factores «adyuvantes» inespecíficos.

La prevención de las alergopatías ha constituido uno de los temas de interés de la medicina preventiva desde que, hace décadas, se introdujo la intervención dietética en los recién nacidos. En la actualidad existen ciertas evidencias de que las medidas de control ambiental pueden disminuir el asma y la rinitis alérgica, mientras que las manipulaciones en la dieta lograrían reducir el riesgo de sensibilización alimentaria, así como la probabilidad de padecer eczema atópico y síntomas gastrointestinales. Estos hechos, unidos al importante incremento en la prevalencia y morbilidad de esta patología, han logrado aumentar el interés sobre la profilaxis en la atopia.

La prevención de las enfermedades alérgicas, mediadas por IgE, puede dirigirse a cualquiera de los 3 estadios de desarrollo de la enfermedad: La prevención *primaria* perseguiría evitar la sensibilización a alergenos a los que está expuesta la población de riesgo, genéticamente predispuesta. La finalidad de las medidas de la prevención *secundaria* sería impedir la expresión de la enfermedad, a pesar de la existencia previa de sensibilización mediada por IgE. Se conoce como prevención *terciaria* el conjunto de medidas encaminadas a suprimir los síntomas en los individuos alérgicos derivados de la exposición antigénica y a agentes irritantes inespecíficos.

Aunque no haya sido firmemente establecido, el riesgo de sensibilización a alergenos parece ser máximo en el primer año de vida, cuando la exposición sucede junto con el desarrollo continuo del sistema inmunitarios de las mucosas. Existen evidencias crecientes, experimentales y clínicas, de que las condiciones bajo las cuales se contacta con un alergeno en la infancia pueden tener consecuencias durante muchos años, quizás de por vida. Por tanto, las medidas preventivas deberían iniciarse prioritariamente en la lactancia, antes o durante el periodo de mayor vulnerabilidad. Pero, con el fin de instaurar medidas preventivas adecuadas debería poder identificarse, tan precoz y precisamente como fuera posible, el riesgo alérgico particular de cada sujeto.

Factores genéticos: predicción del riesgo alérgico

Se han valorado diversos métodos clínicos, bioquímicos e inmunoquímicos para la identificación de individuos con alto riesgo de padecer alergia. Cabe mencionar, entre otros, la historia familiar, la determinación en suero de IgE total y específica y de complejos Ig G-anti IgE, las pruebas cutáneas (prick) de hipersensibilidad inmediata, la cuantificación de niveles de fosfodiesterasa leucocitaria, el estudio de la «liberabilidad» de los basófilos, así como otras pruebas inespecíficas como la eosinofilia sanguínea. Desafortunadamente ninguno de ellos resulta totalmente satisfactorio en cuanto a sensibilidad y especificidad. Además, algunos procedimientos son complicados, costosos y están escasamente estandarizados, por lo que no resultan útiles para ser aplicados en la rutina clínica.

Hasta la fecha, el único método que puede ser recomendado para identificar a los sujetos con riesgo alérgico elevado, antes del nacimiento, es la entrevista cuidadosa de los miembros de la familia (preferible, pero no solamente, la madre), para la obtención de la *historia familiar de alergia*). Sin embargo este método adolece tanto de baja sensibilidad como de escasa especificidad.

Hace años se demostró que cifras elevadas de *IgE en sangre del cordón umbilical* predecían el desarrollo de enfermedad alérgica en los primeros meses de la vida, pero estudios posteriores no pudieron probar que esta determinación fuera útil con fines de detección precoz. En la actualidad el test predictivo más fiable de una futura alergia es la *demostración de anticuerpos IgE en un niño sano*, mediante pruebas cutáneas o serológicas; sin embargo, aunque la presencia de niveles elevados de IgE se asocia fuertemente con la aparición posterior de manifestaciones alérgicas (su especificidad es alta), solamente una minoría de los que realmente desarrollan enfermedad alérgica serían identificados mediante este método (su sensibilidad es baja). Este análisis podría recomendarse para seleccionar candidatos a incluir en estudios de prevención, y no se considera útil, como sucede con otros métodos, para aplicar en programas de «*screeening*» general. Por otra parte, la determinación de *IgE específica* resultaría útil para la aplicación de medidas de prevención secundaria, ya que su presencia implica que la sensibilización ya se ha producido. La hipersensibilidad a alergenos comunes ambientales puede preceder al comienzo de los síntomas respiratorios por periodos de tiempo prolongados. De hecho, la sensibilización a neumoalergenos, particularmente ácaros y dérmicos de animales, es más prevalente en pacientes con asma que en población no atópica, y dicha condición predispone a estos sujetos a reaccionar con obstrucción bronquial cuando se exponen a los alergenos. La historia de alergia en los padres, así como la sensibilización a ácaros, constituyen factores de riesgo significativo para el comienzo de síntomas asmáticos en los primeros años de la vida. En este sentido, el enfoque primario debería dirigirse a la prevención de la sensibilización a los alergenos de los ácaros mediante la ejecución de medidas profilácticas en la infancia o en los primeros años de la edad escolar, para retrasar el comienzo del asma a una edad posterior.

Por otra parte, y desde el punto de vista clínico, de todas las manifestaciones atópicas el eczema sucece habitualmente en los primeros años de la vida y podría, por tanto, usarse como indicador de susceptibilidad incrementada para el desarrollo ulterior de alergia a inhalantes.

En los individuos con predisposición genética atópica, diversos *factores ambientales,* específicos e inespecíficos, determinarían, en último lugar, el desarrollo de las enfermedades alérgicas. La exposición a un antígeno es, en cualquier caso, necesaria para inducción de la formación de anticuerpos *IgE*. Además, la síntesis de *IgE,* así como la sensibilidad a un alergeno particular, puede ser incrementada por factores no específicos.

I. Factores ambientales inespecíficos («adyuvantes»)

Diversos factores ambientales no específicos pueden favorecer la sensibilización a alergenos y el desarrollo de asma en los niños (Tabla 13.1). Es posible que estos factores actúen facilitando la penetración de alergenos, a través de la reacción inflamatoria inducida en las vías aéreas o bien aumentando la presentación antigéncia a las células inmunológicamente competentes.

A pesar de que la incidencia de las enfermedades alérgicas sea superior en las áreas industrializadas que en las rurales, sin embargo no existe una clara relación entre *polución atmosférica* y prevalencia de alergia. Así, aunque la contaminación aérea parece jugar un papel impor-

TABLA 13.1. Factores ambientales adyuvantes asociados con un incremento de la incidencia de alergia y asma

HUMO DE TABACO (exposición pasiva).

POLUCIÓN INDUSTRIAL
- Ozono.
- SO_2.
- Partículas sólidas.

POLUCIÓN URBANA (tráfico rodado)
- No_x.

POLUCIÓN DOMÉSTICA
- Disminución de la ventilación doméstica.
- Emisiones de los materiales de construcción:
  — Formaldehído.
  — Compuestos orgánicos.
  — Radicales.

INFECCIONES DEL TRACTO RESPIRATORIO
- Víricas, pertussis.

tante en el desarrollo de atopia, otros factores, relacionados posiblemente con el estilo de vida, podrían tener más trascendencia. Probablemente el *medio ambiente interior* (doméstico) desempeñe un papel igual, o incluso más importante, en el proceso de sensibilización alérgica. De hecho la concentración de algunos polutantes (NO_x) puede ser superior en interiores. Sin embargo, la fuente más importante de polución en este ambiente es el *humo del tabaco*. El *tabaquismo pasivo* es, con mucho, el factor de riesgo más claramente documentado para el desarrollo de alergia en la primera infancia (Tabla 13.2). Numerosos estudios epidemiológicos han hallado una asociación entre exposición al humo del tabaco y la presencia de sibi-

TABLA 13.2. Posibles mecanismos de acción del humo del tabaco como factor ambiental adyuvante en el proceso de sensibilización

1. EFECTO IRRITANTE DIRECTO SOBRE LAS MUCOSAS, FACILITANDO LA PENETRACIÓN DE ALERGENOS POTENCIALES.

2. ALTERACIÓN DEL ANTÍGENO HACIÉNDOLO MÁS ALERGÉNICO.

3. EFECTO INMUNOMODULADOR DIRECTO (POSIBLEMENTE INICIADO PRENATALMENTE, *IN UTERO*): ELEVACIÓN DE LA Ig E SÉRICA TOTAL.

4. VERDADERA ALERGIA A COMPONENTES DEL HUMO DEL TABACO.

lantes recurrentes, hiperreactividad bronquial inespecífica (HBI) y diagnóstico de asma. También se ha demostrado, en estudios clínicos y de experimentación animal, una asociación entre tabaquismo pasivo y riesgo incrementado de sensibilización a alergenos ambientales.

Por otra parte, el aumento de la *humedad* (relacionado con las modernas técnicas de construcción y las medidas encaminadas a la conservación de la energía) ha propiciado un incremento en la prevalencia de la alergia a ácaros en climas fríos y secos. El aumento de la humedad (por disminución de la ventilación) en combinación con el humo del tabaco implicaría un riesgo incrementado para sufrir enfermedades alérgicas; los niños (particularmente los que tienen historia familiar alérgica) que viven en casas con problemas de humedad y cuyos padres fuman tienen una prevalencia incrementada de asma, al ser comparados con los niños no expuestos a estos factores de riesgo. Además, los *materiales* usados para la *construcción de las casas* puede contribuir a la contaminación interior por su capacidad de emisión de polutantes, sensibilizantes o productos químicos altamente reactivos como el formaldehído, algunos solventes y pinturas o materiales de decoración.

El papel de las *infecciones*, especialmente del tracto respiratorio, como factor de riesgo en el desarrollo de la alergia infantil parece complejo. Las variaciones, en el tiempo, en la susceptibilidad individual a la sensibilización podrían explicarse parcialmente por las infecciones de las vías aéreas, ya que la sensibilización se produce más fácilmente durante la colonización de aquéllas por gérmenes patógenos. Las infecciones inducen reacciones inflamatorias en la mucosa respiratoria que, a su vez, modifican la respuesta inmune local. Hasta qué punto este hecho puede propiciar la sensibilización a neumoalergenos no es enteramente conocido, aunque algunos estudios indican que esto sucede realmente así en algunas viriasis, notablemente en las infecciones por *virus sincitial respiratorio*. En apoyo de observaciones clínicas, en experimentación animal se ha demostrado aumento de la síntesis de IgE tras exposición a alergenos e infección vírica concomitante. Entre los agentes infecciosos la *Bordetella pertussis* es un «adyuvante» bien establecido de la formación de IgE en experimentación animal. Además se ha demostrado que tras la infección por este germen aparecen anticuerpos de la clase IgE frente a la toxina pertusis, lo que puede suceder también después de la inmunización. Esta última observación sugiere que las vacunas podrían constituir un factor de riesgo alérgico, lo que resulta reforzado por el hecho de que el aluminio, que se emplea como adyuvante en muchas vacunas, es uno de los más potentes promotores para inducir la síntesis de IgE en animales. También se ha observado en ciertos pacientes con dermatitis atópica y síndrome de hiper-IgE que el *S. aureus* y la *C. albicans* estimulan la síntesis de IgE específica. Por otra parte, como es bien sabido, las infecciones pueden desencadenar síntomas en los pacientes sensibilizados (alérgicos) y también aumentar, transitoriamente, el grado de HBI (como sucede concretamente en el caso de la tos ferina). Diversos mecanismos podrían estar implicados en la inflamación y génesis de la HBI inducidas por la infección (Tabla 13.3).

Además, algunas drogas administradas a la mujer durante la gestación poseen cierta actividad inmunorreguladora. El empleo de *beta-bloqueantes* —como el propranolol— durante el primer trimestre del embarazo se ha asociado a riesgo incrementado de alergia en los niños. Se ha observado que la administración de *progesterona* se asocia a aumento de los niveles de IgE en sangre del cordón. Además, los *corticoides* reducen, en los linfocitos y

TABLA 13.3. Mecanismos implicados en el desarrollo de inflamación e hiperreactividad bronquial

1. EFECTOS SOBRE EL EPITELIO
   - Denudación del epitelio de la vía aérea.
   - Pérdida de factores relajadores derivados del epitelio de las vías aéreas.
   - Exposición de receptores irritantes y de la tos.
2. EFECTOS SOBRE EL ENDOTELIO VASCULAR
   - Alteración de la permeabilidad.
   - Flujo de proteínas inmunológicas y enzimas.
   - Producción de mediadores inflamatorios.
3. EFECTOS SOBRE EL SISTEMA NERVIOSO AUTÓNOMO
   - Incremento en el tono parasimpático.
   - Alteración de la función del receptor *Beta-adrenérgico.*
4. PRODUCCIÓN DE ANTICUERPOS IgE ESPECÍFICOS FRENTE A VIRUS
5. EFECTO SOBRE MASTOCITOS Y BASÓFILOS
   - Activación directa.
   - Activación por Ig E específica antivirus, productos de degradación del complemento o factores liberadores de histamina.
   - Aumento de la activación inducida por interferón.
6. EFECTOS SOBRE LINFOCITOS
   - Inducción de interferón.
   - Inducción de inmunidad mediada por células.
   - Alteración de subclases de células T.
7. EFECTOS SOBRE LAS MOLÉCULAS DE ADHESIÓN CELULAR
   - Estimulación de la producción de citoquinas.
   - Estimulación de expresión de moléculas de adhesión.
   - Aumento de migración y adhesión de eosinófilos y neutrófilos.
8. ACTIVACIÓN DE NEUTRÓFILOS

monocitos de atópicos, el número de receptores de baja afinidad (tipo II) para IgE, y la *inmunoterapia* disminuye los niveles de IgE específica.

II. Factores específicos: sensibilización alergénica

Para que suceda la sensibilización (inducción de respuesta IgE) es necesaria la exposición antigénica previa. La probabilidad de sensibilización depende del momento y de las condiciones bajo las cuales tiene lugar el contacto con el alergeno. Otra de las características de la formación de IgE en el modelo animal, y en el hombre, es que solamente se precisan dosis extremadamente bajas de antígeno para que tenga lugar la sensibilización; por ejemplo, la ingestión materna de alimentos antigénicos puede, a través de la leche, sensibilizar al lactante.

La síntesis temporal de IgE es parte de la respuesta inmune normal frente a muchos antígenos. En experimentación animal se ha observado que esta respuesta es seguida de supresión de la sensibilidad e inducción de tolerancia tras una nueva exposición al alergeno, aunque en animales con predisposición para la formación de anticuerpos IgE, la exposición antigénica reiterada aumenta la producción de esta clase de anticuerpos. En estos animales, altamente «respondedores», se ha revelado que las células T cooperadoras (TH) que participan en la respuesta inmune son predominantemente del fenotipo TH_2 (segregan fundamentalmente interleucina-4, que a su vez estimula la síntesis de IgE), mientras que en los animales con baja respuesta los linfocitos TH son del fenotipo TH_1 (que forman esencialmente interferón-gamma, citoquina que inhibe la respuesta IgE). Además se ha demostrado que es posible inducir respuestas TH_2 en animales pobremente «respondedores» exponiéndolos a ciertos factores ambientales como, por ejemplo, humo del tabaco.

En el hombre, diversos datos clínicos indican que el proceso es similar al de los animales. Durante el primer año de vida es habitual observar formación temporal de IgE frente a la leche de vaca o al huevo. En los niños no atópicos la respuesta de anticuerpos es corta y los niveles son bajos. Por el contrario, en los niños atópicos los niveles de IgE son más elevados y sostenidos. Observaciones superponibles con respecto a neumoalergenos se han obtenido en niños más mayores. Por otra parte, la existencia en los niños de mecanismos similares a los hallados en los animales es reforzada por observaciones recientes de baja producción de interferón-γ por células de cordón y sangre de niños con historia familiar de atopia, o de niveles elevados de interleucina-4 en niños que posteriormente desarrollan enfermedad alérgica y, por último, de maduración retardada de la función de las células T.

Podría decirse, en conclusión, que: 1) la diferencia entre niños atópicos y no atópicos no es cualitativa sino cuantitativa; 2) la vía predominante de sensibilización varía con la edad (alimentos, primera infancia, e inhalantes después); 3) la diferencia principal entre atópicos y no atópicos puede residir en la distinta capacidad para la inducción de tolerancia.

Intervención sobre los factores de riesgo en el atópico

Durante la vida fetal y la lactancia existe una interacción inmunológica estrecha entre la madre y el niño, a través de la placenta y la leche materna. El conocimiento sobre intercambio de información inmunológica maternofetal es escaso. Recientemente se ha demostrado que, especialmente en niños con historia familiar alérgica, la existencia de niveles elevados de anticuerpos de la clase IgG anti-IgE, en sangre del cordón, se asocia con una menor incidencia de alergia en los primeros 18 meses de vida. Este hallazgo, junto con las variaciones individuales en la composición de la leche humana, indica que la inmunidad materna puede ser un factor «ambiental» importante capaz de influir sobre el riesgo de manifestaciones alérgicas en el niño.

En la *fase prenatal*, estudios randomizados de manipulación de la dieta materna durante el embarazo (fundamentalmente en el último trimestre) han proporcionado resultados negativos con respecto a la prevención de las enfermedades alérgicas en la infancia. Únicamente el *tabaquismo* durante la gestación podría ser un factor significativo de riesgo alérgico para el niño; no obstante, aunque se han publicado trabajos que demuestran asociación entre tabaquismo materno y desarrollo de alergia infantil, los estudios no son concluyentes debido a su diseño. Sin embargo, no existen dudas de que, hasta la fecha, la exposición al humo del tabaco es el factor ambiental más importante de riesgo para el padecimiento de alergia infantil y de enfermedades respiratorias (asma, hiperreactividad bronquial inespecífica y «bronquitis sibilante»; además parece existir una correlación positiva entre tabaquismo pasivo y aumento de la frecuencia de infecciones respiratorias y otitis media. La exposición pasiva al humo del tabaco parece afectar al sistema inmune del niño, posiblemente también prenatalmente, y podría actuar en sinergia con otros factores de riesgo alérgico. Por tanto, durante el embarazo y la infancia debe evitarse el tabaquismo materno (y paterno).

En la *fase perinatal*, la *exposición precoz a alergenos* se ha demostrado que tiene una influencia particularmente importante en aquellos sujetos con una predisposición genética marcada para el desarrollo de alergia. Así, en algunos estudios se ha demostrado una relación entre la *estación de nacimiento* (primavera) y la alergia a ciertos pólenes (gramíneas, abedul, etc.). Igualmente, el contacto prematuro (primera infancia) con animales domésticos y ácaros, por vía inhalativa, así como la ingestión temprana de proteínas alimentarias extrañas, parecen asociarse a un mayor riesgo de sensibilización y enfermedad alérgica que si la exposición sucede posteriormente. Por esta razón se ha recomendado la *lactancia materna prolongada* como medida profiláctica importante en niños con riesgo elevado de padecer alergia. La lactancia materna tiene muchas ventajas sobre las fórmulas lácteas alimenticias, incluidas la nutrición óptima, un menor número de infecciones y también ventajas psicológicas. Sin embargo, las revisiones críticas de los estudios realizados indican que, incluso en las mejores circunstancias, el efecto de la lactancia materna sobre el desarrollo de la alergia alimentaria está limitado a los individuos con alto riesgo alérgico, y parece que simplemente retrasa, más que previene, el comienzo de la alergia alimentaria. Por otra parte, el efecto protector de la lactancia materna podría verse contrarrestado por alergenos que se incorporarían a la leche procedentes de la dieta de la madre; las proteínas alimentarias se excretan a la leche humana en concentraciones de picogramos o nanogramos por litro. La *eliminación de los alergenos alimentarios principales* (leche de vaca, huevos y pescados) *de la dieta materna* durante la lactancia se ha demostrado que reduce el riesgo de alergia alimentaria y de dermatitis atópica (DA), así como la severidad de la enfermedad. Alternativamente se pueden utilizar, con seguridad, fórmulas lácteas hipoalergénicas altamente hidrolizadas, si la lactancia materna es imposible, durante 6 meses o más.

Únicamente la introducción de otros alimentos, diferentes a la leche, después de los 6 meses parece reducir, *aún más*, la posibilidad de desarrollo de alergia en niños de riesgo, ya que la introducción precoz (en los primeros 6 meses) de alimentos sólidos incrementa la prevalencia de DA y alergia alimentaria.

La idea original sobre la prevención de la alergia consistía en que la enfermedad alérgica sería evitada si se prevenía el comienzo de la «marcha alérgica» (Fig. 13.1) en la primera infancia, de manera que si se difería el desarrollo de alergia alimentaria y DA se prevendría la sensibilización a neumoalergenos y la rinoconjuntivitis y el asma en etapas posteriores de la vida. Sin embargo, estudios prospectivos recientes de niños con predisposición genética alérgica, no han confirmado esta hipótesis. Los efectos de la manipulación dietética en las madres lactantes y en los niños se asoció con una incidencia más baja de manifestaciones alérgicas y de anticuerpos IgE detectables frente a alimentos, pero estos efectos se limitaban al

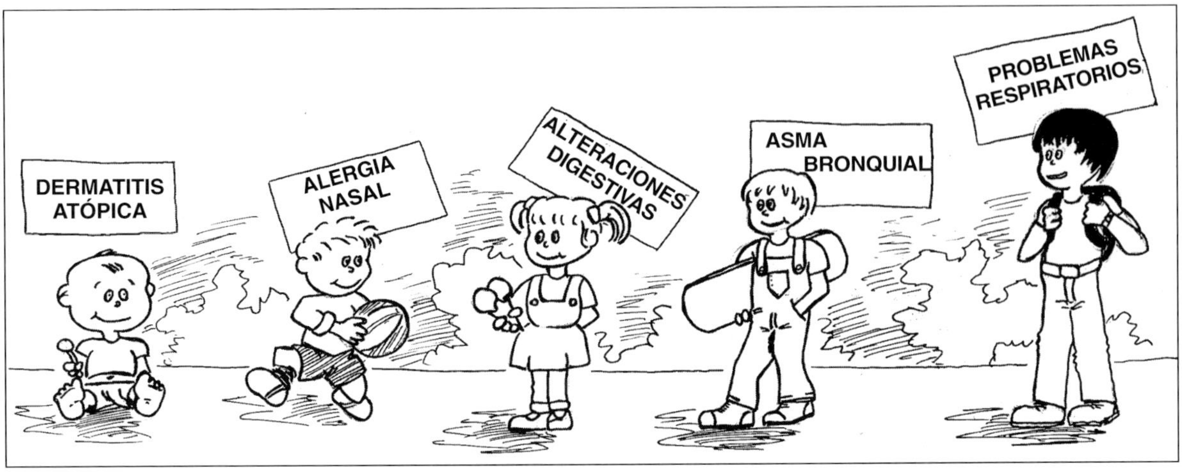

FIGURA 13.1. La «marcha alérgica».

primer o segundo año de la vida, y al desarrollo de eczema, sin modificarse la incidencia de alergia respiratoria en etapas posteriores. Estos resultados no son sorprendentes, ya que estudios experimentales indican claramente que los efectos de la evitación de la exposición alergénica, durante el periodo de especial susceptibilidad en la primera infancia, es *antígeno-específico*; por tanto no cabe esperar que las restricciones dietéticas tengan efecto sobre la sensibilización a alergenos inhalados, ni que reduzcan la incidencia de sensibilización a antígenos alimentarios que no hayan sido excluidos de la dieta. Para evitar la sensibilización a otros alergenos, cualquier persona debería eludir la exposición a cada uno de ellos. Así, para prevenir el asma alérgica deberían evitarse todos los neumoalergenos importantes, o bien debería prevenirse el contacto con los «adyuvantes» favorecedores de la sensibilización. Ninguna de las dos cosas resultaría fácil de alcanzar. Sin embargo, el riesgo de sensibilización a ácaros, en los primeros meses de la vida, parece ser proporcional a su concentración en el polvo del colchón. De ahí la importancia de reducir la humedad en el ambiente doméstico y también, por otra parte, retirar animales de las casas de los niños con predisposición alérgica.

Los estudios de intervención en niños de alto riesgo han demostrado que es posible lograr un retraso en el comienzo de los síntomas (principalmente eczema atópico) y reducir la alergia alimentaria. Además los síntomas son más leves en niños sometidos a regímenes profilácticos. Las recomendaciones actuales para familias con 2 o más miembros alérgicos se presentan en la Tabla 13.4. Estos consejos no deben ser promulgados universalmente, pero sí pueden ser dados a padres especialmente motivados de niños con riesgo significativo de padecer enfermedades alérgicas. La información proporcionada debe de ser

TABLA 13.4. Recomendaciones para la prevención primaria de la alergia

MEDIDAS INESPECÍFICAS
— Evitar la exposición al humo del tabaco (prenatal y postnatalmente).
— Reducir otras fuentes de polución aérea.
— Higiene medioambiental doméstica (ventilación) y laboral (posteriormente).
— Minimizar el riesgo de infecciones (retrasar el comienzo de la guardería, lactancia materna prolongada).
EVITACIÓN ALERGÉNICA (*)
a) *Alergenos alimentarios:*
— Lactancia materna con dieta exenta de alergenos importantes (leche, huevo, pescado).
— Fórmulas lácticas hipoalergénicas (hidrolizados de caseína).
— Retrasar la introducción de alimentos sólidos hasta los 6 meses, y comenzar a introducir primero los menos alergénicos.
b) *Alergenos inhalantes:*
— Alergenos domésticos (evitar animales en el hogar, medidas higiénicas para la reducción de ácaros y hongos).
— Utilización de purificadores o acondicionadores de aire.
c) *Control ambiental ocupacional* (en la vida adulta).

(*) Niños de alto riesgo alérgico.

realista, y las madres deben estar preparadas para que aparezcan síntomas y signos de alergia en los niños, a pesar de sus esfuerzos.

Dermatitis de cuidado: ezcema del pañal, manos de atópico

Dermatitis del pañal

La dermatitis del pañal es una entidad clínica bien conocida (Fig. 13.2), causada por diversos factores (Tabla 13.5). La secuencia de acontecimientos que conducen a la dermatitis del pañal se piensa que se inicia por el aumento, inducido por la humedad, del coeficiente de fricción y abrasión de la piel. A su vez el aumento de la humedad se acompaña de un incremento de la permeabilidad y del número de microorganismos. El pañal es capaz de producir una elevación del pH, por oclusión relativa, lo que puede incrementar la actividad enzimática de lipasas, proteasas o ureasas de bacterias fecales, de las sales biliares, lo que provocaría irritación directa (enzimática) o indirecta, a través de un aumento de la producción de amoníaco o de la propia elevación del pH. Puede además contribuir una acción sinergista entre ciertas bacterias y

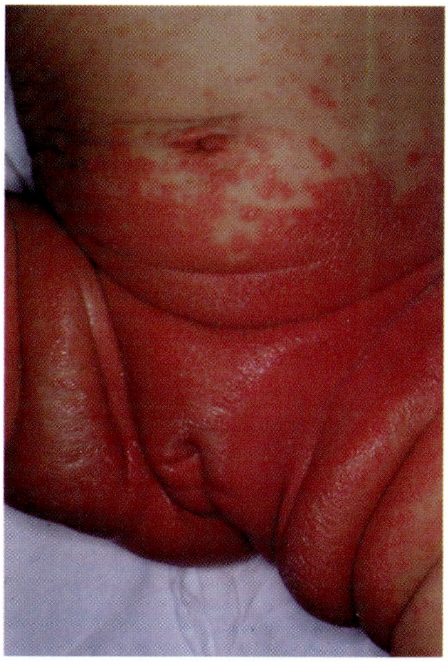

FIGURA 13.2. Dermatitis irritativa del área del pañal. (Cortesía del doctor Gallego, Servicio de Dermatología del Hospital General Gregorio Marañón).

TABLA 13.5. Factores causales en la dermatitis del pañal

a)	Contacto prolongado con orina, heces, detergentes, jabones y antisépticos residuales.
b)	Irritación por la fermentación amoniacal, proteasas de las heces o ingredientes del sudor.
c)	Elevación de la temperatura cutánea, humedad y pH, por inhibición de la transpiración.
d)	Agentes microbianos (piococos, candidas).
e)	Irritación/sensibilización al material del pañal.

C. albicans, constituyendo esta última la causa primaria de ciertas formas severas de dermatitis del pañal.

La dermatitis del pañal afecta a los genitales externos y las nalgas, respetando los pliegues, pudiendo diseminarse a la mitad inferior del abdomen y a las piernas. En los casos leves se observa solamente eritema en la zona del pañal. En caso de descuido las lesiones pueden progresar a edema, vesículas, bullas, piodermitis e, incluso, úlceras herpetiformes.

La DA puede afectar al área del pañal y, basándose exclusivamente en la morfología de las lesiones, no es posible decir si una dermopatía en esta localización corresponde a DA, eczema seborreico, psoriasis, intertrigo candidiásico o piocócico. Signos útiles para el diagnóstico diferencial, que favorecerían el diagnóstico de DA, son: herencia familiar, picor, Ig E elevada, reactividad a alimentos, mientras que el comienzo precoz de la enfermedad sería menos característico.

La DA en el área del pañal constituye un problema terapéutico difícil. Los pañales desechables, fundamentalmente los extraabsorbentes (que contienen polímeros de elevado peso molecular que se gelifican con la hidratación), son superiores para la prevención de la dermatitis, al reducir la humedad y normalizar el pH por la capacidad buffer del poliacrilato sódico. En las lesiones exudativas se recomienda la aplicación de compresas con solución de Burow o suero salino que puede disponerse sobre una capa de corticoides, aunque algunos autores no recomiendan el empleo de esteroides en la región del pañal por su elevado grado de absorción percutánea. No debe olvidarse la utilización de preparados antibacterianos y antimicóticos en las áreas intertriginosas.

Manos del atópico

La dermatitis persistente de las manos puede ser el único resto o vestigio de una diátesis atópica. Aunque previamente se pensaba que la DA respetaba las manos, estudios recientes demuestran que en adultos con dermatitis crónica de las manos [dermatitis del ama de casa (Fig. 13.3) y otros eczemas] existen antecedentes atópicos y de DA con mucha mayor frecuencia que en sujetos normales. La DA de las manos puede ser precipitada por diversos irritantes y sensibilizantes domésticos u ocupacionales. La afectación de las manos en las amas de casa con DA, principalmente debido a irritantes (detergentes, trabajo húmedo), es un problema muy frecuente y bien conocido. Además de la atopia, el sexo femenino y la ocupación constituyen factores de riesgo significativo para el padecimiento de eczema de las manos.

El *eczema del ama de casa* es una dermatitis irritativa que puede suceder en cualquier sujeto que se expone frecuentemente a jabones, detergentes y antisépticos, aunque los atópicos tienen una predisposición especial a padecer este tipo de eczema. Aproximadamente la mitad de los individuos con antecedentes de DA en la infancia desarrollan eczema de manos incluso sin exposición a irritantes en el medio laboral. El porcentaje de afectados se incrementa considerablemente en algunas profesiones (limpieza doméstica, enfermeras u otros profesionales sanitarios, manipuladores de alimentos, peluqueras). A pesar de que, en realidad, el papel desempeñado por los jabones y detergentes en estas dermatitis sea controvertido, sin embargo es recomendable minimizar el contacto con ellos, especialmente en los atópicos o si existen signos de inflamación cutánea (al menos en las fases agudas de la dermatitis). Bajo circunstancias apropiadas, una exposición excesiva al agua, jabón o detergentes, origina cambios en la piel, dependiendo de influencias traumáticas y ambientales como: tiempo frío, baja humedad ambiental,

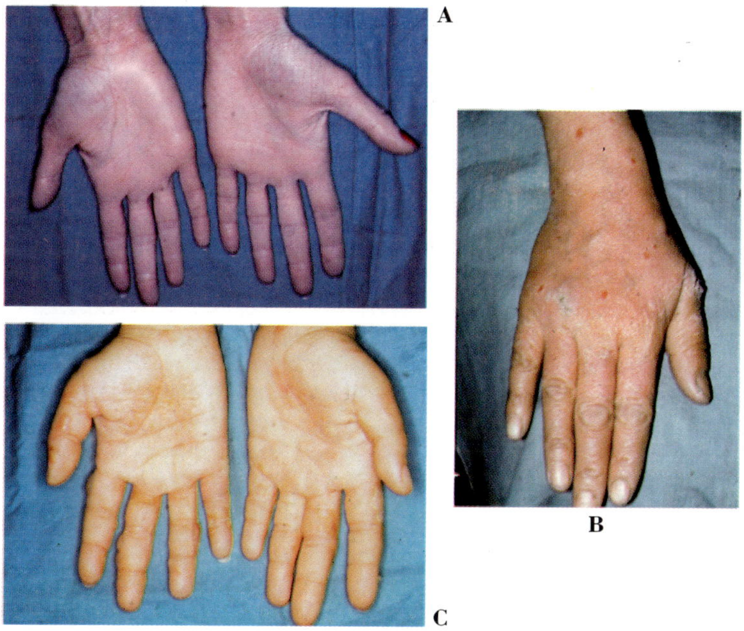

FIGURA 13.3. **A. Dermatitis del ama de casa, prototipo de las dermatitis irritativas. Afecta característicamente a las palmas de las manos. B. Dermatitis alérgica de contacto. Tiende a afectar las caras laterales de los dedos y el dorso de la mano, más que a las palmas. C. Dishidrosis o eczema dishidrótico. Afecta preferentemente las caras laterales de los dedos y las palmas y también, a veces, las plantas de los pies. Un porcentaje importante de pacientes con dishidrosis tiene antecedentes atópicos; de hecho, es considerado por algunos autores como una forma menor o atípica de DA. (Cortesía del doctor Gallego, Servicio de Dermatología del Hospital General Gregorio Marañón).**

alteración de la capacidad de neutralización de los álcalis, estrés emocional, hiperhidrosis, exposición a otros contactantes (vegetales, frutas y otros alimentos) y productos de limpieza (lejías, disolventes, álcalis, abrasivos).

La dermatitis irritativa de las manos se caracteriza por sequedad, cierta fisuración y engrosamiento de la piel. El diagnóstico es de exclusión, y en su tratamiento son esenciales las medidas preventivas con el fin de disminuir las recidivas.

Normas para el cuidado de las manos en los pacientes con dermatitis

Para acelerar la curación y prevenir recaídas de su dermatitis debe recordar lo siguiente:

1.° *Lavado de manos.* Use agua templada y jabón sin ningún perfume, alquitrán o azufre. Emplee poco jabón y aclare sus manos totalmente. Séquelas con una toalla limpia, seca y suave, no olvidando el secado entre los dedos.

Los anillos pueden retener sustancias irritantes, por lo que debe quitárselos cuando realice algún trabajo y siempre que vaya a lavarse.

Hidrátese las manos con frecuencia, alternando cremas hidratantes con emolientes.

2.° Evitará, al máximo posible, el contacto con detergentes y otros agentes de limpieza fuertes (limpiadores de metales, ceras de limpieza de suelos, automóviles, muebles, limpiacristales, etc.). Asimismo deberá eludir el contacto con quitamanchas y disolventes, como petróleo, gasolina, acetona, tricloroetileno, etc.

3.° Procurará evitar la manipulación de productos de peluquería: champú, tintes capilares, lociones, etc. Hágase lavar el pelo por otra persona o utilice guantes de plástico fino de un solo uso.

4.° Evitará el contacto con jugos de tomate, ajo, cebolla, patata, limones, naranjas, verduras, etc., utilizando para su protección guantes de plástico fino de un solo uso.

5.° Protegerá sus manos de la sequedad y fisuras debidas al frío, utilizando guantes de piel sin forro.

6.° Para el lavado de platos y ropas y el manejo de los productos arriba expuestos utilizará guantes de plástico fino de un solo uso. Si alguno de estos guantes se agujereara, cambiélo, pues es peor llevarlos de esta manera que no llevar nada. Guarde lo paquetes y frascos de productos irritantes limpios, sin ningún resto en el exterior de las sustancias que almacenen.

7.° Cuando vaya a emplear los guantes antedichos, durante un tiempo prolongado, debe aplicarse previamente una crema de protección. Evitar las que contienen *lanolina* por su potencial sensibilizante a largo plazo.

8.° Recuerde que la resistencia de la piel está disminuida al menos durante cuatro-cinco meses después de haber desaparecido su dermatitis, por lo que aunque esté completamente curada continuará observando estas instrucciones.

Además, la piel en la DA, en su totalidad, es extremadamente sensible y fácilmente irritable por lo que, debido también a la xerosis cutánea y al prurito atópico, existe una predisposición especial a sufrir dermatitis inespecíficas o irritativas en cualquier localización; por ello conviene seguir las siguientes normas con el fin de prevenirlas, y facilitar así el perfecto control evolutivo de la DA.

Instrucciones a los pacientes con DA para prevenir las dermatitis irritativas

Prendas de vestir. Las que contacten directamente con la piel deben ser suaves y holgadas. Conviene evitar el contacto directo con lana. Todas las prendas nuevas hay que lavarlas antes de usarlas, debiendo realizar un perfecto aclarado para la eliminación completa de jabones o detergentes. Siempre que sea posible, usar calzado tipo sandalia o zapatos perforados (calados). Evitar el empleo prolongado de zapatillas deportivas.

Mobiliario. Mantener las habitaciones, especialmente el dormitorio, lo más ordenado posible. Evitar ropas, alfombras y tapizados que almacenen polvo. Es preferible emplear mobiliario exclusivamente de madera.

Juguetes. Se desaconsejan peluches o muñecos de lana. Preferiblemente los juguetes serán de madera, goma o plástico.

Animales domésticos. No se recomienda tener animales de sangre caliente (perros, gatos, pájaros), y, en cualquier caso, no debe consentirse su entrada en los dormitorios. Se puede permitir tener tortugas o peces.

Polvo, hongos, otros alergenos. Es posible que algunos neumoalergenos desempeñen un papel importante en la etiopatogenia de la DA a través de un mecanismo de hipersensibilidad celular.

Las normas de desalergenización o evitación de estos alergenos se han descrito en el capítulo dedicado a la dermatitis atópica infantil (Capítulo 4). Además han de excluirse de la dieta aquellos alimentos que desencadenen brotes de dermatitis, especialmente cuando existan evidencias de sensibilización.

Sudoración y sobrecalentamiento: Se permitirán las actividades físicas que conlleven mínima sudoración. La natación, particularmente en agua salada, puede practicarse sin problemas en la mayoría de pacientes con DA.

Rascado: El rascado daña e inflama la piel, retrasando la curación. Es menos peligroso frotarse, lo más suavemente posible, o darse palmadas. La aplicación de hielo o agua helada en forma de compresas de algodón, sobre áreas localizadas, puede detener el picor. Las uñas deben mantenerse cortas para evitar excoriaciones de la piel.

Régimen de vida y consejos dietéticos. Debido a que los pacientes atópicos suelen tener tendencia a la xerosis, se aconseja mantener una temperatura ambiental constante, lo más baja posible y que resulte compatible con el confort. El empleo de humidificadores puede resultar útil para la piel seca, aunque se procurará evitar tanto la humedad como la sequedad extremas.

La estabilidad emocional del paciente es esencial. El reposo y la relajación adecuados son importantes. Las vacaciones en un clima cálido o en la playa pueden ser beneficiosas, a no ser que la exposición solar haya provocado previamente exacerbación de la dermatitis o que existiera alergia, clínicamente trascendente, a los ácaros.

Se recomienda, por otra parte, restringir la ingesta de chocolate, fresas, plátanos, crustáceos, picantes, conservas o enlatados, salazones o cualquier otro tipo de alimento que, regularmente, observen que empeora su picor.

Consejos generales para el cuidado de la piel. Con el fin de prevenir la irritación cutánea, el *baño* será de breve duración y no muy frecuente, con agua tibia, empleando jabones suaves (avena o extragrasos) solamente en las zonas que requieran mayor higiene. Se secará con una toalla suave, mediante palmadas (sin frotarse).

Deberá mantener una buena *hidratación cutánea,* empleando leches hidratantes y/o emolientes (vaselina, cremas de urea).

Evitará vestir *prendas* irritantes (lana, nylon, etc.), usando preferentemente tejidos de algodón, empleando para su lavado detergentes suaves y realizando un perfecto aclarado.

La mayoría de los adultos que tienen dermatitis atópica en las manos presentan problemas especiales. Los detergentes y otros productos de limpieza doméstica resultan particularmente peligrosos para la piel atópica. A veces el empleo de guantes recubiertos de algodón resulta inútil debido a que la piel atópica no tolera la oclusión por la retención sudoral y la maceración consiguiente. Las amas de casa que tengan DA en las manos deben usar cepillos de mangos largos para el lavado de la vajilla y para realizar la mayoría de las labores domésticas.

Riesgo laboral para el atópico

Dermatitis de contacto

Los individuos atópicos pueden adquirir una dermatitis de contacto que puede ser irritativa (DIC), alérgica (DAC) o de ambos tipos. La piel de los pacientes con DA, al igual que sucede con la de los niños, permite la penetración de muchas sustancias más fácilmente que la piel del adulto normal. El eczema atópico hace a la piel más vulnerable a los irritantes inespecíficos (calor, humedad, sudoración, polvos, jabones, detergentes fuertes y lana). Sin embargo, la incidencia de DAC en los enfermos con DA es controvertida; de hecho un estudio internacional reveló que en los individuos con DA no es más probable que se desarrolle DAC que en aquellos pacientes que sufren otros tipos de eczema. El riesgo de padecer *enfermedades cutáneas ocupacionales* es, no obstante, superior entre los atópicos que en la población normal. Estos problemas cutáneos afectan particularmente a las manos, y se ha publicado una correlación entre el eczema de manos ocupacional (en general irritativo) y la DA. La afectación tiende, al menos en algunas profesiones, a ser más severa en los que sufren DA y, por otra parte, es más frecuente, entre los atópicos, el cambio de profesión o la pérdida del trabajo por esta patología; además, en los atópicos es más improbable que mejore la dermatitis, al cambiar de profesión, que en los que no lo son.

En general, para sufrir DAC un factor predisponente importante es la presencia de enfermedades cutáneas preexistentes; el proceso inflamatorio subyacente a dermatosis activas compromete la integridad de la barrera epidérmica, lo que aumenta la exposición a los alergenos y agentes irritantes. Otro factor de riesgo individual es la higiene personal, tanto por exceso (con compromiso de la barrera cutánea), como por defecto (al prolongar el tiempo de contacto con irritantes o productos químicos sensibilizantes). Finalmente ciertas condiciones ambientales del medio laboral (temperatura y humedad ambiental, por condicionar el empleo de prendas protectoras y la sudoración, trabajar con sustancias desengrasantes potentes o con irritantes químicos/mecánicos intensos) pueden favorecer el desarrollo de DAC o DIC.

En los casos de DA persistente, insidiosa o que no responde de la forma esperada al tratamiento, es importante investigar la posible existencia de alergenos de contacto; en muchos casos de DA crónica está indicado realizar pruebas de parche con medicamentos tópicos, como por ejemplo los corticoides (Fig. 13.4) y sus conservantes. A medida que se prolonga la cronicidad de la enfermedad, se encuentra con más frecuencia sensibilización de contacto. Clínicamente la DAC en los atópicos puede remedar estrechamente el eczema atópico. Entre los sensibilizantes más frecuentes cabe destacar: níquel, neomicina, perfumes (mezcla de fragancias) y bálsamo del Perú.

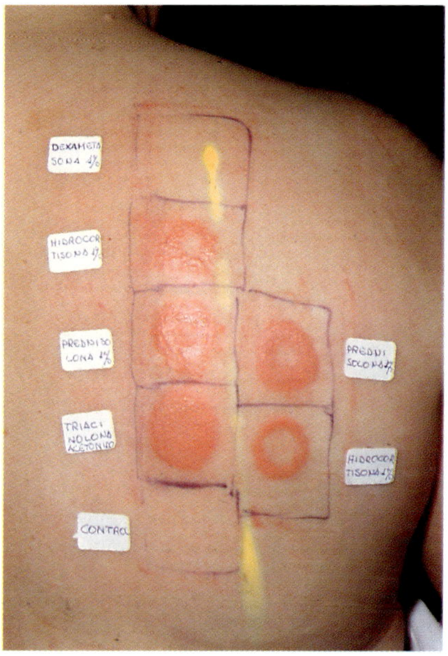

FIGURA 13-4. Prueba del Parche positiva a diversos corticoides, en paciente sensibilizada por la aplicación tópica con fines terapéuticos de estos agentes antiinflamatorios. (Cortesía del Dr. Vigaray, Servicio de Alergia del Hospital Clínico Universitario de San Carlos de Madrid.

Algunos pacientes atópicos, con rino-conjuntivitis y/o asma alérgica, desarrollan granulomas de hipersensibilidad (alergia tipo IV) frente al hidróxido de aluminio contenido, como agente retardante de la absorción, en algunos extractos alergénicos terapéuticos usados en inmunoterapia, lo que puede ponerse de manifiesto mediante una prueba del parche (Fig. 13.5).

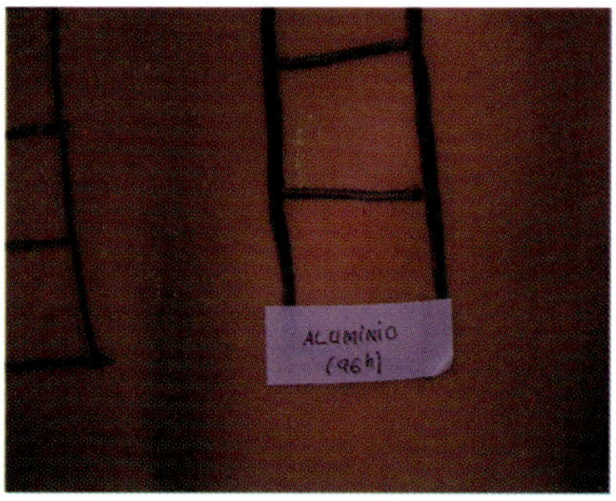

FIGURA 13.5. Prueba del Parche positiva a Aluminio (Sulfato), en una paciente polinica con nódulos subcutáneos en el lugar de la inyección del extracto alergénico (precipitado en hidróxido de aluminio) terapéutico. La positividad de la prueba epicutánea demuestra la existencia de un mecanismo de hipersensibilidad celular (posiblemente granulomatosa) frente al aluminio, que podría ser responsable de la formación de estas lesiones nodulares que se observan en algunos individuos alérgicos sometidos a Inmunoterapia.

La piel inflamada incrementa, por otra parte, la posibilidad de sensibilización (mediada por IgE) a ciertas sustancias, como, por ejemplo, el látex (guantes), en ciertas profesiones (sanitarios, etc.), lo que puede dar lugar a manifestaciones clínicas de anafilaxia localizada (urticaria-angioedema) o generalizada (shock anafiláctico).

Por otra parte, también supone un riesgo para los sujetos con DA trabajar en lugares con neumoalergenos potentes por la posibilidad de sensibilización por vía inhalatativa.

Asma ocupacional

En términos genéricos, la atopia se considera como el factor de riesgo identificable más importante para padecer *asma bronquial.* Por otra parte, la exposición a alergenos y productos químicos sensibilizantes es el suceso más trascedental en la determinación del comienzo del asma, una vez inducida la sensibilización. Además, otros factores como infecciones víricas, humo de tabaco, polutantes ambientales, etc., pueden aumentar la susceptibilidad para

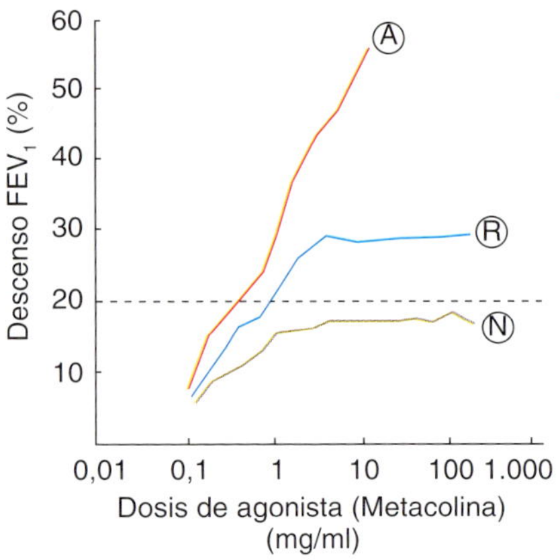

FIGURA 13-6. Curvas dosis-respuesta, en la investigación de hiperreactividad bronquial inespecífica a metacolina. En abscisas se representa la dosis de metacolina, y en ordenadas la respuesta bronquial expresada en forma de porcentaje del descenso del volumen espiratorio forzado en el primer segundo (FEV_1). La línea de trazos determina la positividad de la prueba. La *curva N* corresponde a un sujeto normal (la dosis máxima de metacolina reduce el calibre bronquial en menos del 20%). La *curva A* representa la de un asmático (la metacolina provoca un descenso del FEV_1 superior al 20%); además, a medida que se aumenta la dosis de metacolina la caída del FEV_1 se incrementa, al contrario de lo que sucede en la *curva R* (que corresponde a un paciente con rinitis alérgica), en la que, aunque la metacolina ha inducido una disminución del calibre bronquial superior al 20%, sin embargo aunque se incremente la dosis del agonista la caída del FEV_1 no aumenta (fenómeno de meseta). En un sujeto atópico expuesto a un alergeno potencial –en su medio laboral– puede, teóricamente, modificarse la curva dosis-respuesta a metacolina de la posición N (o R), a la A.

el desarrollo de la enfermedad en los individuos predispuestos.

En cuanto al *asma ocupacional*, la exposición es el factor condicionante más importante en los estudios de prevalencia. Sin embargo, ante el mismo grado de exposición no todos los sujetos desarrollan la enfermedad. Diversos marcadores del huésped (genéticamente determinados) y factores (adquiridos) han sido incriminados en el asma profesional. La *atopia* se ha demostrado que está estrechamente asociada con la sensibilización a agentes ocupacionales de elevado peso molecular (enzimas, harina de cereales, etc.). No obstante el valor predictivo de la atopia en el asma laboral parece bajo. Sin embargo, aunque no está justificado realizar, de rutina, investigación de atopia en las profesiones de alto riesgo, los individuos alérgicos que quieran ocupar ciertos puestos de trabajo deben ser advertidos por anticipado del riesgo que corren, y deben ser sometidos a exámenes regulares de seguimiento (detección de hipersensibilidad e hiperactividad bronquial inespecífica (HBI) en caso de colocación.

El papel de la HBI como marcador en el asma ocupacional requiere más investigación. La atopia es el factor de riesgo más importante conocido en la adquisición de la HBI. Los pacientes no asmáticos, con DA pura o rinitis alérgica, pueden mostrar hiperreactividad bronquial cuando son sometidos a provocación inhalativa con histamina o metacolina. En la mayoría de los estudios la HBI parece ser un fenómeno adquirido más que predisponente. Numerosos estímulos pueden aumentar la «sensibilidad» inespecífica de las vías aéreas (o HBI), transitoria e incluso permanentemente; entre estos agentes destacan, además de alergenos, virus y gases irritantes, diversos productos químicos ocupacionales potencialmente sensibilizantes, pudiendo, algunos de ellos, modificar la posición de las curvas dosis-respuesta a metacolina o histamina desde el rango normal al rango asmático (Fig. 13.6). Además, la inhalación de algunas sustancias en el lugar de trabajo (diisocianato de tolueno) puede modificar la meseta de respuesta máxima de la curva dosis-respuesta, de manera que la inhalación de estos agentes laborales reproduciría las características típicas de la HBI en el asma.

Por otra parte, aunque el efecto del tabaquismo sobre el asma profesional no es claro y parece depender del tipo de agente ocupacional, cuando éste induce asma a través de un mecanismo mediado por IgE (anhídrido tetracloroptálico, por ejemplo), el humo de tabaco puede aumentar la sensibilización.

BIBLIOGRAFÍA RECOMENDADA

Björkstén, B. How to improve allergy prevention. A critical analysis. *ACI News,* 1995; 7: 4-9.

Björkstén B. Risk factors in early childhood for the development of atopic diseases. *Allergy,* 1994; 49: 400-407.

Chang-Yeung M, Malo JL. Epidemiology of occupational asthma. En: Busse WW, Holgate ST (eds.). *Asthma and rhinitis.* Boston: Blackwell Scientific Publications, Inc., 1995; 44-57.

Global Initiative for Asthma. *Global strategy for asthma management and prevention NHLBI/WHO workshop report.* National Institutes of Health. National Heart, Lung, and Blood Institute. Publicación número 95-3659. Enero, 1995.

Halken S, Host A, Nilsson L, Taudorf F. Passive smoking as a risk factor development of obstructive respiratory disease and allergic sensitization. Allergy, 1995; 50:97-105.

Rajka G. *Essential aspects of atopic dermatitis.* Berlin: Springer-Verlag, 1989.

Salvaggio JE, O'Neil CE. Pathogenetic mechanisms in occupational hypersensitivity states. *Immunol Allergy Clin North Am,* 1992; 12:711-729.

Stewart LA. Occupational contact dermatitis. *Immunol Allergy Clin North Am,* 1992; 12:831-846.

Zeiger RS. Development and prevention of allergic disease in childhood. En: Middleton E, Reed C, Ellis EF *et al.* (eds.). *Allergy principles and practice.* St. Louis: Mosby-Year Book, Inc., 1993; 1137-1171.

ÍNDICE ANALÍTICO